Damberg

Chaos Beinverkürzung

Damberg, Rosemarie:
Röntgenfehler Operationsfehler Justizirrtümer Lebensrisiko: Erfahrungen-Meinungen / Rosemarie Damberg

2.Auflage 2OO2
Copyright @ By Rosemarie Damberg
Umschlaggestaltung Rosemarie Damberg
Fotos, Zeichnungen; Autorin
ISBN 3-89811-789-8

Herstellung: Books on Demand GmbH

Rosemarie Damberg

Röntgenfehler
Operationsfehler
Justizirrtümer
Lebensrisiko

Erfahrungen – Meinungen

Mit zahlreichen Fotos, Skizzen und Dokumenten

Inhaltsverzeichnis

Vorwort

Mein Anliegen ist, für das Selbstbestimmungsrecht jedes Menschen ohne Ansehen der Person zu sensibilisieren, sowie gegen jede Art von Mißbrauch und deren Folgen.

Mein gesundes, nicht operationsbedürftiges linkes Bein wurde von meinem Chirurgen operativ geschädigt. Er hatte den Ehrgeiz, als erster in Deutschland eine eben erst in einer regionalen medizinischen Zeitschrift in Amerika veröffentlichte Hüftoperation auszuprobieren. Das hat er mir verschwiegen. Schriftlich erlaubt hatte ich eine Oberschenkelverkürzung von acht Zentimetern. Nach vier Hüftoperationen wurde ich nach einem Jahr Krankenhausaufenthalt entlassen mit einer Beinverkürzung von sechs Zentimetern, einer extremen Fehlstatik des Beines und dem Verlust der inneren Hüftmuskeln, ohne die ein freihändiges Hinsetzen unter anderem nicht möglich ist. Drei seiner Operationen - wie auch Operationen von drei weiteren Chirurgen für Orthopädie - hatten lediglich das Ziel, den verursachten Muskelschaden zu vertuschen.

Mit meinem Buch möchte ich die Stellen erreichen, welche sich hinter sogenannter ärztlicher Selbstkontrolle verschanzen, bzw. hinter einer Unabhängigkeit des Richteramtes, welche im vorgestellten Fall offensichtlich nicht funktioniert hat.

Wünschenswert wäre die Einrichtung unabhängiger Anlaufstellen für Medizin- und Rechtsprechungsgeschädigte, mit erheblichen Befugnissen ausgestattet, sofort und unbürokratisch zur weiteren Schadensabwendung helfend einzugreifen ohne Rücksicht auf die angeblichen Rechte der Schadensverursacher. Schon ein erheblicher Verdacht sollte genügen.

Ich möchte erreichen, daß gelenkerhaltende Operationen nicht zugunsten einer Kunstgelenk-Industrie von Ärzten aufgegeben werden, und daß eine nachweisbar ungenügende bildgebende Hüftdiagnostik eine wesentliche Qualitätsverbesserung erfährt.

Der Mensch darf nicht zum Objekt von Experimenten werden - Das würde die Würde des Menschen, wie sie in Artikel I des Grundgesetzes verankert ist, in horrender Weise verletzen.

Prof Dr. jur Werner Ott

5

I. Die Kindheit

Geboren wurde ich am 11. Mai 1932 in Schweinheim/Unterfranken, heute Aschaffenburg, als erstes Kind meines Vaters Richard Theodor Damberg. An meine Mutter Lina Maria Luise, geborene Krüger, kann ich mich nicht erinnern. Bei ihrem Tode am 17. Januar 1936 war ich noch nicht vier Jahre alt. Sie starb nach der Geburt ihres dritten Kindes an einer Embolie durch eine Operation, einer Mutterbandkürzung. Ein damals gängiger Eingriff zur Empfängnisverhütung. Nach dem Tode meiner Mutter erfuhr meine Familie, daß dieser Eingriff bei Wöchnerinnen ein erhöhtes Risiko der Embolie beinhaltet - mein Bruder Karlheinz war gerade erst am 4. Oktober 1935 geboren worden - und selbst die Tochter des Chirurgen war an diesem Eingriff durch Embolie gestorben. Daß meine Eltern mit diesem von ihrem Arzt empfohlenen Eingriff bewußt ein derart tödliches Risiko für meine Mutter billigend in Kauf genommen und ihre drei Kleinstkinder zu Halbweisen gemacht haben, ist mir nicht bekannt. Meine Mutter wurde fünfundzwanzig Jahre alt.

Mein Vater heiratete Elfriede Bonacker. Sie war ausgebildet in Kinderbetreuung und -erziehung. Um sie in ihrer jungen Ehe etwas zu entlasten, gaben sie meine zweijährige Schwester Liselotte zu ihren Eltern, meinen neuen Großeltern, nach Neuses, heute Freigericht. Hier wurde sie bis zum Abschluß ihrer Schulzeit und Berufsausbildung wie ein eigenes Kind von den Großeltern liebevoll aufgezogen.

Aufgrund der Konfession meiner Mutter - die Krügerfamilie war evangelischen Glaubens -, waren wir Kinder evangelisch getauft. Die Familie meiner zweiten Mutter war katholisch. Wir wurden daher am 16. August 1936 in der Pfarrkirche Neuses in die katholische Kirche aufgenommen und bedingungsweise getauft.

Zur Zeit der Geburt meiner Geschwister wohnten wir in Aschaffenburg, Nelsestraße 5, in einer Etagenwohnung in einem Hinterhaus. Durch einen großen Torbogen im Vorderhaus kam man über einen mit Steinplatten befestigten Innenhof durch einen Hauseingang eines ebenso großen Torbogens in das Hinterhaus. Ich erinnere mich, daß die älteren Kinder dieses Hauses mit mir auf dem Hof spielten, und daß ich sogar einmal bei anderen Hausbewohnern übernachtet habe. Von der Wohnung aus, durch den Stadtpark oder auf einem schmalen Pfad an den Bahngeleisen entlang, konnten wir leicht auf die Ludwigsallee gelangen und die Großeltern Damberg besuchen, die dort in einem stattlichen Mehrfamilienhaus in einer Dienstwohnung zur Miete wohnten. In der warmen Jahreszeit nahm mich der Großvater gerne mit in seinen Garten, den er direkt an der gegenüberliegenden Straßenseite gepachtet hatte.

Der Großvater ist am 18. August 1878 in Ahlen in Westfalen geboren. Er erlernte das Schiffszimmermannshandwerk. 1898 ging er als Schiffszimmermann in die ehemals deutsche Kolonie Togo und wurde dort 1900 zum aktiven Dienst in der Kaiserlichen Marine eingezogen. Auf dem Segelschiff mit Motor „Cormoran" befuhr er die Gewässer Ostasiens. Mehrere Male war er auch in Australien. Nach Beendigung des Militärdienstes wurde er in Wilhelmshaven entlassen und trat in die dortige Kaiserliche Werft ein, wo er wenig später Schiffsbaumeister wurde. Während des ersten Weltkrieges war er hauptsächlich mit der Reparatur von Kriegsschiffen beschäftigt. Von 1919 bis 1927, als Beamter im Wartestand, arbeitete er zeitweise in Duisburg und in Frankfurt am Main in seinem Beruf. 1927 wurde er in den aktiven Finanzdienst übernommen und kam von Frankfurt später nach Aschaffenburg', wo er bis zu seiner Pensionierung im Jahre 1945 tätig war.

Er trat dem Gesangsverein „Eintracht Aschaffenburg" bei, dessen späterer Vorsitzender er war. Viele Jahre war er auch Vorsitzender des Sängerkreises Aschaffenburg, in dem sich 34 Gesangsvereine zusammengeschlossen hatten. Zum 75. Geburtstag bekam er die goldene Ehrennadel des Deutschen Sängerbundes für 50 Jahre aktive Mitarbeit für das deutsche Lied. Im zweiten Weltkrieg war er aktiv im Luftschutz tätig und hat vielen Bedürftigen geholfen.

Die Großmutter Anna Elise Bernhardine, geborene Staschen aus Duisburg, war früh verstorben. Die zweite Frau meines Großvaters, Großmutter Selma, war Berlinerin. Sie hat meinen Vater und seine Geschwister, Tante Maria, Onkel Gerhard und Onkel Heini großgezogen. Onkel Heini verstarb mit zwanzig Jahren in seiner Studienzeit in Bremen an einer Hirnhautentzündung. Großmutter Selma war eine sehr gütige Frau und eine der anspruchslosesten Frauen, die ich je kennengelernt habe. Sie war mir eine liebevolle Großmutter. In ihrer Speisekammer fabrizierte sie eine Dickmilch, welche sie, mit Zucker bestreut, jederzeit als eine köstliche, preiswerte Erfrischung und Leckerei anbot, die mit der heutigen Milch nicht mehr hergestellt werden kann. Leider verstarb auch sie viel zu früh.

Die dritte Frau meines Großvaters, Großmutter Rosa, eine verwitwete Syndikus, brachte zwei erwachsene Söhne, Hans und Anton, mit in die Ehe. Anton verstarb sehr früh an einem Kriegsleiden. Hans baute 1966 in Hösbach bei Aschaffenburg ein Wohnhaus, in welchem die Großeltern ihre letzten Lebensjahre verbrachten. Nach dem Tode von Großmutter Rosa hat Hans den Großvater bis zu dessen Tod im März 1969 mit seiner Frau Anni betreut. Ein leiblicher Sohn hätte den Großvater nicht besser versorgen können. Er wurde neunzigeinhalb Jahre alt.

Mein Vater hatte Tiefbautechnik studiert. 1936 wurde er als Staatsbediensteter nach Landau in die Pfalz versetzt, wo am 24. Dezember 1936 mein Bruder Richard und am 21. Mai 1938 meine Schwester Irene geboren wurde. In Landau wurde ich im April 1938 eingeschult.

In Landau erlebte ich meine erste Liebe zu einem Nachbarjungen, der auf der anderen Straßenseite wohnte. Zu meinem Kummer hat meine Mutter unseren ersten scheuen Kuß beobachtet und mit wenig Zartgefühl zerredet. Überhaupt hatte ich große Probleme durch die zum Teil sehr drastischen Erziehungsmaßnahmen der Mutter. So hat sie mich einmal gezwungen, einen zweiten randvollen Teller Bohnensuppe aufzuessen, weil ich den Teller ausgeleckt hatte. Ich war noch sehr klein und dachte, daß ich sterben würde, weil mir gleich der Bauch platzt. Ich habe nie wieder einen Teller ausgeleckt.

Eine andere Geschichte: Ich spielte im Sandkasten auf dem Hof Sie schickte mich mit der Aktentasche, die mein Vater vergessen hatte, auf dem kürzesten Weg durch den Stadtpark zum Eingang der Kaserne. Sie schärfte mir ein, dort auf den Vater zu warten und auf keinen Fall in die Kaserne hineinzugehen. Ich rannte, so schnell ich konnte los und wartete am Eingang der Kaserne vergebens auf den Vater. Nach einer schier endlos langen Zeit hielt ein Personenwagen, die Frau eines Kollegen meines Vaters stieg aus und überredete mich, trotz schärfstem Verbot der Mutter, mit in die Kaserne und in ihre dortige Wohnung zu gehen. Wir gaben die Aktentasche ab. Danach bewirtete sie mich in ihrer Wohnung mit heißer Schokolade und Keksen. Danach zeigte sie mir im Park eine Stelle, wo ich einen dicken Strauß duftender Veilchen für die Mutter pflücken konnte. Meine Sorgen wegen der Übertretung des Verbotes der Mutter war längst vergessen, als ich erwartungsvoll an der Wohnungstüre klingelte und ihr den schönen Veilchenstrauß entgegenstreckte. Sie hat mich, noch auf dem Treppenabsatz vor der Wohnung derart geschlagen, daß ich zwischen all den schönen Veilchen am Boden lag. Sie hat einfach überreagiert in Sorge um mein unverhältnismäßig langes Ausbleiben. Ich war derart empört, daß ich noch weinte, als mein Vater vom Dienst nach Hause kam. Das Verhältnis zur Mutter war immer problematisch, aber sie hat mich nie wieder geschlagen.

Meine Eltern waren bestürzt, als sie den ersten Passanten auf der Straße mit einem gelben Stern an seinem Mantel sahen. Die ersten feindlichen Flugzeuge erschienen über Landau. Meine Geschwister hatten gerade sämtliche Kinderkrankheiten wie Masern, Röteln, Diphtherie überstanden und zu allem Überfluß auch noch den Vater angesteckt. Mich schickten sie nach Neuses zu den Großeltern, wo ich dann prompt die Masern bekam und in das Krankenhaus nach Hanau gebracht wurde, wegen der Ansteckungsgefahr für ihre Gäste. Sie betrieben einen Gasthof mit Pension.

Ich habe Landau nicht wiedergesehen. Aufgrund der Kriegsgefahr an der Grenze zu Frankreich und aus der Luft hat mein Vater kurz entschlossen die

Wohnung aufgegeben und seine Familie mit Hab und Gut nach Neuses zu den Großeltern gebracht.

Mein Vater wurde zur Wehrmacht eingezogen. Er war als Unteroffizier in seinem Beruf beim Flugplatzbau an der Front tätig. Im März 1940 wurde mein jüngster Bruder Dieter geboren. Den Vater hat er erst 1949 kennengelernt, als dieser aus der russischen Kriegsgefangenschaft nach Hause kam.

Die Mutter mußte uns fünf Kinder alleine großziehen. Dabei wurde sie tatkräftig unterstützt von den Großeltern und ihrer im Haus wohnenden Schwester, Tante Erna. Wir wuchsen in einer intakten Dorfgemeinschaft auf. Ein Dorfbewohner hat sogar Krankenhauskosten leihweise übernommen, als ich mit meiner Osteomyelitis 1946 bei der Krankenkasse ausgesteuert war und meine Familie von der Sozialhilfe leben mußte. Es waren hart arbeitende Menschen, denen man vertrauen konnte. Sie nahmen Anteil am Nachbarn und gaben mir später, als ich erwachsen war, bei jedem Wiedersehen das Gefühl, nach Hause gekommen zu sein.

Der Großvater war in Allendorf in Oberhessen geboren. Er hatte den ersten Weltkrieg mitgemacht. Ein Foto zeigt ihn in Uniform und Pickelhaube. In jungen Jahren, so erzählte er uns Kindern manchmal mit geheimem Stolz, durfte er als einer der ersten einen Personenkraftwagen bei vermögenden Herrschaften fahren. Als Gastwirt begegnete man ihm mit Achtung und Respekt. Mit seiner charmanten Unterhaltung war er bei seinen Gästen beliebt. Im zweiten Weltkrieg war auch er aktiv im Luftschutz tätig.

Als 1945 die amerikanische Besatzung ins Dorf kam, ist er nach der Sperrstunde mit einem Bettlaken in der Hand noch auf die Straße gegangen, und wäre für mich um ein Haar erschossen worden. Ich hatte große Schmerzen und die Krankenschwester mußte zu Hilfe geholt werden. Die erschreckte Ordensfrau befürchtete für ihre Person das Schlimmste, als vor ihrem Ordenshaus zu später Stunde ein Besatzungswagen vorfuhr, um sie abzuholen. Ihre Furcht wich der Erleichterung erst, nachdem sie wieder wohlbehalten in ihr Kloster zurückgebracht worden war. Die Großmutter hat ihr anderen Tags als Entschädigung ein Schnäpschen eingeschenkt, das sie erst trank, nachdem ihr alle Anwesenden den Rücken zugedreht hatten. Alkoholtrinken war den Ordensfrauen verboten, und wir sollten diese Übertretung nicht sehen. Wir Kinder konnten uns keinen besseren Großvater wünschen, begegneten ihm aber dennoch mit dem ihm gebührenden Respekt.

Die Großmutter stammte aus Neuses, wo ihr Vater eine Fleischerei betrieb. Als Hochzeitsgabe erhielt sie von ihm außerhalb des Dorfes ein ansehnliches Grundstück und baute ihr darauf das Wohnhaus, die Aumühle. Die Großmutter war eine große stattliche Erscheinung. Sie war die Seele und der Motor, der die Aumühle erhalten hat. Mit nie versiegender Kraft war sie von morgens bis spät in die Nacht für die Familie und die Logiergäste - Städter, die auf dem Dorf ein paar Tage der Sommerfrische verbrachten - tätig. Sie bewirtschaftete das große Anwesen, lediglich von Tante Erna, in deren Freizeit, tatkräftig unterstützt. Und zur Erntezeit saßen wir alle in Großmutters Wohnküche und halfen ihr bei den Vorbereitungen, Körbe voll Früchte einzuwecken.

Das Anwesen war für uns Kinder ein Paradies, welches wir ohne jede Einschränkung in Besitz nahmen. Vom Norden des großen Anwesens führte eine breite, offene, zwanzig Meter lange Einfahrt von der Straße über die Brücke des Hasselbach zum östlich gelegenen Hauseingang. Vor der Hausfront hatte der Großvater Kastanienbäume gepflanzt, in deren Schatten er Tische und Stühle aufgestellt und seine Gäste bewirtet hat. Auf der Südseite lag der offene Hof. Die Westseite konnte man vom Hof durch eine kleine Holzpforte erreichen, die sich zwischen dem Haus und einer großzügig angelegten doppelten Holzhalle befand, die den Hof zum Nachbargrundstück schützend abgrenzte und bis zum Blumen-, Obst- und Gemüsegarten der Großmutter reichte. Der Garten begrenzte den Hof auf der Südseite und reichte, an der Holzhalle entlang, bis zum Nachbargrundstück und im Süden, bis zu einem Feldweg, auf dem die Bauern zu ihren Feldern fuhren und zur Rast unter den Kastanienbäumen der Großeltern durch ein Türchen durch den Garten auf das Grundstück kamen. Im Osten reichte der Garten noch fünfzehn Meter über das Haus hinaus. Auf der West-, Nord- und Ostseite lag das Grundstück einen halben Meter tiefer und war großzügig als Rasen angelegt, lediglich durch die Einfahrt unterbrochen und den auf halber Strecke vorbeifließenden Hasselbach begrenzt und vor dem Haus und zum Garten durch ein Mäuerchen befestigt.

Im Garten und entlang des Zauns auf der Ostseite standen Mirabellen-, Reneclauden-, Pfirsich-, Walnuß-, Mollebusch- und Kirschbäume, auf dem Hof Wasserlatschen und auf dem Rasen zur Westseite ein alter großer Kirschbaum, auf dessen süße Kirschen selbst unser Waldi, der Dackel, es abgesehen hatte. Im Garten wuchsen Stachelbeeren und rote und schwarze Johannisbeeren.

Am Bach entlang wuchsen blauer und weißer Flieder als Sichtschutz zur Straße, eingerahmt von Tannen. Rechts und links der Einfahrt an der Brücke standen zwei mächtige Lindenbäume. Daran anschließend ein Wall aus Holunder, Schneeball und Heckenrose bis zum Zaun des Nachbarn. Rechts und links der Einfahrt zur Straße hin standen ein paar Apfelbäume auf dem Rasen. Und das Grundstück hinter der östlichen Einzäunung hat die Großmutter intensiv genutzt für den Anbau von Kartoffeln und Gemüse jeder Art. Dort lagen im Herbst prächtige, große, gelbe Kürbisse, die süßsauer eingelegt, eine Delikatesse waren.

Den Mohnanbau, gedacht als Kuchenbelag, hat die Großmutter aber wieder aufgegeben, nachdem mein Bruder Richard eines Abends schlaftrunken ins

Haus kam, weil er, wie sich später herausstellte, im Mohnfeld gesessen und sich mit dem Samen der Mohnkapseln vollgestopft hatte.

Zur Erntezeit haben die Mutter und die Großeltern für die Versorgung im Winter mit frischem Obst bei der Gemeinde noch je einen Apfelbaum ersteigert. Die mitbietenden Dorfbewohner und wir saßen danach in den Bäumen, um die ersteigerten Äpfel zu ernten und zur Einkellerung nach Hause zu bringen.

Die Mutter hat sich im Sommer die Mühe gemacht, Teller und Schüsseln von der zweiten Etage herunter in den Hof zu bringen und mit uns Kindern unter den Kastanienbäumen die Mahlzeit einzunehmen. Manchmal aßen wir auch bei der Großmutter, die im Sommer ihre Küche in den Keller verlegte. Es war ein Raum mit Wandschränken für das Geschirr, einer zwei Meter tiefen Speisekammer und einem Gasherd. Unter dem Protest der Großmutter, rutschten wir einfach durch das offene Kellerfenster mit den Schuhen voran in die Küche. Wenn allerdings die schweren Brauereigäule in der Nähe an dem am Haus angebrachten Eisenring angebunden waren, die dem Großvater die Bierfässer und das Stangeneis brachten, war uns dieser verbotene Weg zu Großmutters Kellerküche aus Respekt vor den Gäulen sowieso versperrt.

Rechts und links des Gartenweges hat die Großmutter Brechende Herzen und allerlei kleine Blumen gepflanzt und auf den vier Ecken der Wegkreuzung dunkelrote Pfingstrosen. Und wenn meine Schwester Liselotte ihr petzte, daß unsere Mutter Rhabarberkompott gekocht hatte, gab es Streit. Denn den Rhabarber, und das wußte die Mutter, hatte die Großmutter als dekorative Zierpflanze in den Blumengarten gesetzt.

In den Schulferien sind wir mit den Dorfkindern in den Wald gegangen und haben Heidelbeeren gesammelt. Wir waren den ganzen Tag im Wald und kamen erst am Abend nach Hause mit Milchkannen voller Heidelbeeren. Und am nächsten Tag gab es Heidelbeerkuchen, den die Mutter auf einem großen Backblech im Backofen des Bäckers abbacken ließ. Wir haben auch dürres Holz und Tannenzapfen im Wald gesammelt und für die Winterbefeuerung nach Hause gebracht. Das trockene Holz und die Zapfen waren bestens geeignet, das Feuer in den Küchenherden und in dem Kachelofen in der Gastwirtschaft schnell in Gang zu bringen. Andere Heizmöglichkeiten hatte das Haus nicht, und die Winter waren damals sehr kalt.

Und so konnte die Mutter uns Kinder ohne Not durch die Kriegsjahre bringen, weil die Großeltern wie selbstverständlich die Früchte ihres Gartens und die Aumühle mit uns teilten.

Im letzten Halbjahr 1944 hatte der Krieg auch unser Dorf erreicht. Als das Waisenhaus in Hanau bombardiert worden war und abbrannte, wehten die verbrannten Fetzen von Rechnungen bis zu uns und machten uns die Folgen des

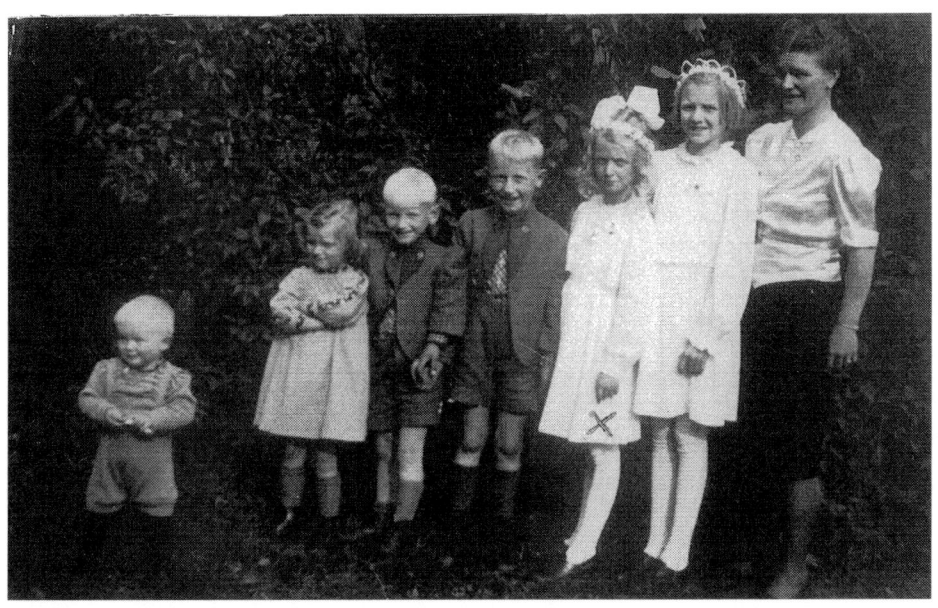

Abb. 1: Die sechs Dambergs-Kinder. Meine Schwester überstreckt Ihr Knie, wie ich das auch konnte, wenn ich meine Sprunggelenke wie sie stellte. Das machte keinen Schaden.

Luftangriffs deutlich, die wir am Horizont als breiten Feuerschein sehen konnten.

Im Nachbarsdorf war ein feindliches Flugzeug abgestürzt. In den Papieren des umgekommenen Piloten fanden sich kartographische Aufzeichnungen, in denen die Aumühle als besonderer Punkt eingezeichnet war. Neuses war in mehreren Nächten mit Leuchtschirmen taghell ausgeleuchtet worden. Und die feindlichen Bomber trafen sich über der Aumühle, wenn sie ihre tödliche Fracht über Frankfurt und Umfeld abgeworfen hatten, um im Verband weiterzufliegen.

Inzwischen war fast jede Nacht Fliegeralarm. Wir sind nur noch mit Trainingsanzügen schlafen gegangen, um bei Alarm schnellstmöglich in den Keller zu gelangen.

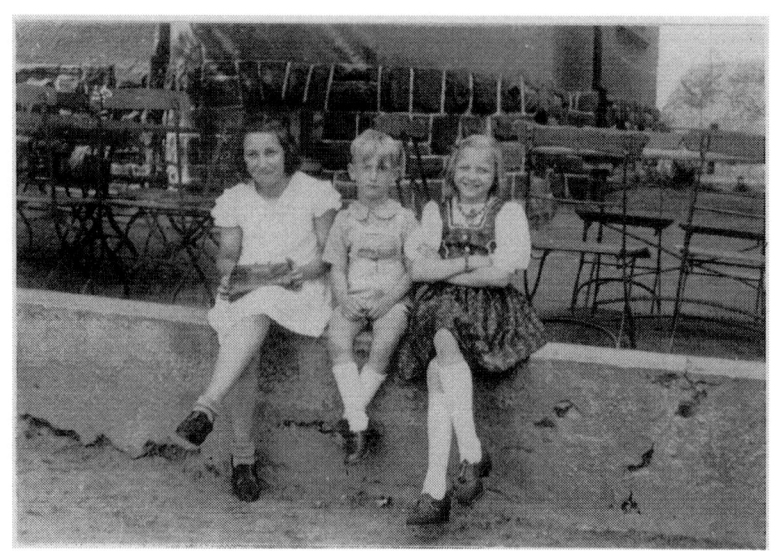

Abb. 2:   Meine Freundin Lore, Bruder Karlheinz und ich im Dirndl.

II. Krankheit

Am 7. Januar 1945 konnte ich am Morgen mit dem rechten Bein nicht mehr auftreten. Das Knie schmerzte und konnte nicht mehr gestreckt werden. Der Hausarzt tippte auf Rheuma und verordnete Wärmepackungen. Das Knie schwoll auf seinen doppelten Umfang an. Ich hatte sehr hohes Fieber und phantasierte. Ein bekannter Homöopath zweifelte, daß das Rheuma sei. Daraufhin hat der Hausarzt punktiert und aus dem Oberschenkel eine Spritze voll grünlichem Eiter herausgezogen. Ich wurde umgehend in das Kreiskrankenhaus nach Gelnhausen überwiesen.

Dort wurde ich operiert. Das Knie wurde an beiden Seiten mehrfach aufgeschnitten und, unter Ätherrausch, mit langen Gazestreifen täglich neu austamponiert, um ein Zuwachsen zu verhindern und der Eiter konnte ungehindert abfließen. Nach vierzehn Tagen mußte ich diese Prozedur ohne Betäubung täglich über mich ergehen lassen. Ich erinnere mich noch, wie ich im Luftschutzkeller, in dem der Verbandsraum untergebracht war, auf einer Trage lag und mit meinen dreizehn Jahren um mich schlug und wie noch nie in meinem Leben geschrien hatte.

Ich hatte eine Osteomyelitis, eine Knochenmarksvereiterung, die innerhalb der Karenzzeit von einem halben Jahr nach der Masernimpfung auftreten kann, wie ich viele Jahre später einmal zufällig erfahren habe.

Ich habe die Luftangriffe auf Gelnhausen miterlebt. Die Krankenschwestern mußten die Kranken durchs Treppenhaus in den Luftschutzkeller tragen, während in nächster Nähe die Bomben einschlugen. Sie haben damals Unvorstellbares geleistet.

Die Mutter begab sich jedesmal in Lebensgefahr, wenn sie mich besuchte. Die Kleinbahn wurde beschossen. Und wenn sie mit dem Fahrrad fuhr, mußte sie sich in den Straßengraben werfen, um von den Flugzeugen aus nicht erschossen zu werden.

Und dann eröffnete ihr Professor W., daß mein Bein amputiert werden muß. Ein Pfleger hatte eine siebzig Jahre alte Patientin auf meinem kranken Bein abgesetzt, so daß der vereiterte Knochen in der Mitte des Oberschenkels durchgebrochen war. Sie hatte einen glatten Unterschenkelbruch, der mit einem Gipsverband versorgt worden war. Ich habe sie später in der Orthopädischen Universitätsklinik Frankfurt, die, ganz in der Nähe, nach Schloß Gettenbach bei Büdingen evakuiert worden war, wiedergesehen.

Die Mutter hatte der Amputation nicht zugestimmt. Der Vater müsse entscheiden und der sei an der Front. Daraufhin, und auch weil Gelnhausen vor dem herannahenden Feind verteidigt und das Krankenhaus geräumt werden mußte, wurde ich, mit dem durchgebrochenen Knochen - nicht etwa auch nach

Schloß Gettenbach in die Orthopädische Klinik -, sondern nach Hause entlassen. Dort hat meine Familie ein Bett im Keller für mich aufgestellt, in welchem wir dann alle bis zum Einmarsch der Amerikaner uns aufgehalten hatten.

Erst nach Kriegsende erfuhren wir dann von dieser Orthopädischen Klinik in Schloß Gettenbach. Ich wurde bei der erstmöglichen Gelegenheit dahin verlegt.

Der kranke Knochen wurde operativ von innen ausgeräumt. Durch das Knie hat Professor Hohmann einen Redontrain, einen dünnen roten Gummischlauch, gelegt, durch den die Absonderungen zu beiden Seiten des Knies abfließen konnten. Das unmenschliche Tamponieren wurde so vermieden. Die durchgebrochenen, vereiterten Knochenenden wurden ein Stück nebeneinander geschoben und zur Ruhigstellung eingegipst.

Erst nach einer Eigenblutbehandlung - nach einer weiteren Operation war immer noch keine Besserung abzusehen - nach welcher sich am Oberschenkel spontan Knochensplitter und ein vergessener Gazestreifen entleerten, trat die erhoffte Heilung ein. Ich wurde nach einem Jahr Krankenhausaufenthalt mit einem Gehgips nach Hause entlassen. Mein Bein war gerettet. Der Preis war eine Beinverkürzung von vierzehn Zentimetern und ein steifes Knie. Ich habe nie aufgehört den Ärzten Professor Hohmann und Dr. Mosebach zu danken, die mich durch ihr Können und ihren Einsatz vor einer Beinamputation in einer Zeit bewahrt hatten, in der es keine entsprechenden Medikamente gab. Sie schickten mich zu dem Orthophädieschuhmacher Schlüter nach Nidda. Schlüter hatte auf eine von ihm entwickelte Längenausgleichsprothese, eine Innenschuhprothese, fünf Goldmedaillen, zwei Staatspreise, zwei Ehrenpreise und einen Grand Prix erhalten. Mit dieser Innenschuhprothese, die unter dem Strumpf getragen wurde, wurden zwölf der vierzehn Zentimeter Beinverkürzung ausgeglichen. Zwei Zentimeter wurden nicht ausgeglichen, damit ich mit dem steifen Knie nicht an jeder Unebenheit stolperte und das Bein besser durchschwingen konnte. Das Gehen mit den fehlenden zwei Zentimetern war so, wie Kinder manchmal spielerisch mit einem Bein auf der Straße und einem Bein auf der Bordsteinkante gehen. Es war bestens durchdacht mit der geringstmöglichen Gehbehinderung.

III. Berufsausbildung

Da die Innenschuhprothese erst bei Vorlage von Schuhen fertiggestellt werden konnte, und für den Kauf von Schuhen monatelang kein Bezugsschein zu bekommen war, konnte ich meine Lehre als Damenschneiderin erst mit siebzehn Jahren am 1. April 1949 beginnen. Nach dreijähriger Lehrzeit war ich Gesellin im Damenschneider-Handwerk und bekam meine erste Arbeitsstelle mit einem Stundenlohn von siebenundfünfzig Pfennigen in Bonn, wohin meine Familie umgezogen war, nachdem mein Vater eine Anstellung als Bundesbediensteter erhalten hatte. Mein Vater finanzierte mir eine Nähmaschine, die ich Monat für Monat mit fünfzig Mark abgestottert hatte. Mein Vater starb im Frühjahr 1958 an einem Herzinfarkt. Er ist sechsundvierzig Jahre alt geworden.

Anfang 1960 habe ich bei der Handwerkskammer zu Köln einen eineinhalb Jahre dauernden Lehrgang belegt. An vier Tagen in der Woche habe ich in Bonn als Änderungsschneiderin gearbeitet, um meinen Unterhalt zu verdienen und am fünften Tag war ich nach Köln zum Lehrgang gefahren. Dort habe ich mich auf die Meisterprüfung vorbereitet. Meine Berufsausbildung war dann mit der Erlangung des Meistertitels im Damenschneiderhandwerk am 18. Juli 1961 abgeschlossen.

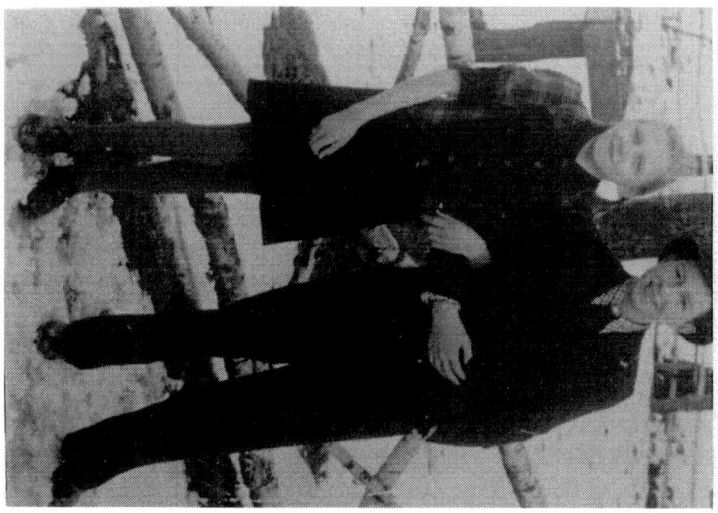

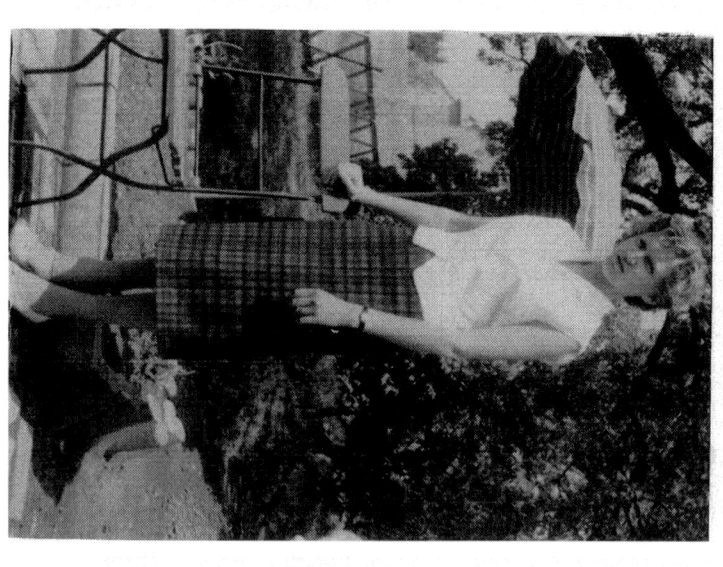

Abb. 3: Rosemarie Damberg wenige Tage vor Ausbruch der Osteomyelitis

Abb. 4: einige Tage nach Abschluß der Berufsausbildung als Damenschneidermeisterin mit Innenschuhprothese

IV. Lebenslinien

Ich habe mich selbständig gemacht und bei meinem Bruder Karlheinz, der das Elternhaus geerbt hatte, zur Miete gewohnt. Im Mai 1965 bin ich in eine größere Wohnung umgezogen. Wenige Wochen vor der Hochzeit einer Kundin, ich sollte das Braut- und Brautmutterkleid anfertigen, erkrankte ich an einer akuten Blinddarmentzündung und mußte operiert werden. Die hohen Blutsenkungswerte hatten Auswirkungen auf das rechte Knie. Ich bekam Schmerzen und die Verfärbung der Narben war ein deutliches Anzeichen, daß sich eine Entzündung wie bereits früher einmal entwickelte. Damals bildete sich ein Abszeß, der operiert werden mußte. Mein Blinddarmchirurg verordnete Binotal 500. Die Entzündung bildete sich zurück und ich konnte doch noch, wie versprochen, die Hochzeitskleider für meine Kundin nähen.

1947 hatten meine Ärzte versichert, daß die Osteomyelitis ausgeheilt sei, im Gegensatz zu einer chronischen Erkrankung. Sie mochten aber für die Zukunft nicht ganz ausschließen, daß sich Entzündungen aus eventuellen Verkapselungen aktivieren könnten. Das Binotal hatte derart stark am Knochen gezwickt und gezwackt, daß ich nach Abschluß der Behandlung überzeugt war, daß ich für alle Zeit geheilt bin. In den letzen vierzig Jahren ist nie wieder eine Entzündung aufgetreten.

Unmittelbar nach der Einnahme von Binotal 500 - ich hatte versäumt, die erforderliche Menge an Flüssigkeit zu mir zu nehmen -, wurde ich depressiv. Meine Hausärztin verordnete ein Mittel, welches eine stark dämpfende Wirkung auf mein Nervensystem hatte. Dagegen ankämpfend mußte ich aber meinen Unterhalt verdienen. Die Ärzte der Neurologischen Universitätsklinik machten auf mich einen äußerst ratlosen Eindruck, so daß ich auf eigene Kosten einen weiteren Facharzt konsultierte. Dieser stellte mir eine langwierige kostenintensive psychiatrische Therapie in Aussicht. Durch seine Diagnose angeregt, hatte ich zunächst den Versuch mit einer Kur wahrgenommen. In dieser Kur hatte ich keine Depressionen.

Täglich bekam ich das Mittel gegen Depressionen, welches ich für spätere Erfordernisse gehortet hatte. Dabei hatte ich nicht bedacht, daß ich damit die ärztliche Beurteilung der Kur im Hinblick auf die Erkrankung leider verfälscht hatte. Ich hatte nie wieder eine Depression. Aber es gab später Momente, wo ich diesbezüglichen ärztlichen Fehldiagnosen entgegentreten mußte.

Da ich im Falle von Krankheit als Selbständige finanziell nicht abgesichert war, meine Krankengeldversicherung hat alle mit der Osteomyelitis in Zusammenhang zu bringenden Krankheiten von der Versicherung ausgeschlossen, hatte ich meine Selbständigkeit aufgegeben. Ich konnte eine Stelle als Telefonistin im Bundesinnenministerium erhalten.

Der Verlust meiner beruflichen Selbständigkeit und der Verlust der mit meinem Handwerk verbundenen Erfolgserlebnisse und Freiheiten, war zwar schmerzlich, aber meine finanzielle Sicherheit war einfach notwendig. Das Arbeitsklima war angenehm, und die Tätigkeit ist mir nicht schwergefallen. Und zur Not halfen die Kolleginnen und Kollegen weiter.

In jenen Jahren wurde ich auf Veröffentlichungen der Zeitschriften Quick und Constanze aufmerksam, über operative Beinverkürzungen von bis zu zwölf Zentimetern. Professor Küntscher hat bereits auf dem Chirurgenkongreß 1940 den nach ihm benannten Küntscher-Nagel vorgestellt, der, in die Markhöhle eines gebrochenen Röhrenknochens eingeführt, diesen viel schneller und komplikationsloser heilen läßt. Eine weitere Erfindung des Professors, eine Knochen-Kreisinnensäge, ein genial erdachtes Instrument, mit dem Röhrenknochen der Beine von innen zerteilt werden können. Der Arzt macht oben am Oberschenkel einen nur zwei Zentimeter großen Schnitt durch Haut, Gewebe, Fettschicht und Muskeln bis auf den Knochen, bohrt hier ein Loch und führt die Säge - an biegsamer Antriebswellen - in die Markhöhle ein. Das Ganze geschieht unter ständiger Röntgenkontrolle, d. h. der Arzt kann auf dem Röntgenschirm verfolgen, wo und wie er die Säge ansetzen muß. Zur Verkürzung wird der Oberschenkelknochen in einem Abstand von mehreren Zentimetern mit je einem oberen und unteren Schnitt völlig durchsägt, das abgesägte Stück - ebenfalls vom Innern des Knochens her - mit einem Instrument gespalten. Dann werden die freien Knochenenden zusammengeschoben und schließlich der Küntscher-Nagel eingeführt, damit der verkürzte Knochen einen Halt hat und schnell zusammenwächst. Nach erfolgter Heilung wird der Nagel wieder entfernt. Das gespaltene, übriggebliebene Knochenstück wird teils komplikationslos vom Gewebe aufgesogen, teils dient es zusätzlich als eine Art Stütze rund um die Bruchstelle. Das Zuviel an Muskeln und Bindegewebe schrumpft im Laufe der Monate. „Drei Tage später läuft die Frau ohne diesen schrecklichen Stelzstiefel herum und gibt mir vor Freude einen Kuß!" sagte Professor Küntscher.
Diese Berichte haben mich von nun an nicht mehr losgelassen. Ich hatte zwar keinen derartigen schrecklichen Stelzstiefel, sondern die elegantere Lösung der Innenschuhprothese von Schlüter. Der Nachteil war, daß sich am Vorfuß vermehrt schmerzhafte Schwielen bildeten und, mit zunehmendem Alter, der durch die Prothese eingeschnürte Fuß Anzeichen von Durchblutungsstörungen zeigte, so daß ich nach einer Lösung suchte, wie ich den Fuß ohne diese Einschnürung beim Gehen wieder normal belasten könnte.
Im April 1970 habe ich Dr. D. konsultiert. Meine Vorstellung war eine Verkürzung des Oberschenkels von acht Zentimetern am gesunden Bein. Die vier

restlichen Zentimeter wollte ich durch eine Schuhsohlenerhöhung ausgleichen. Der Arzt meinte, daß der Eingriff machbar sei. Er bewunderte meinen schönen langen Schenkelhals auf dem Röntgenbild, was, wie ich erst Jahre später erarbeitet habe, bereits der erste ärztliche Irrtum war. Denn, Röntgenaufnahmen zeigen nicht ein Abbild des Knochens. Sie zeigen lediglich Projektionen davon, ähnlich wie ein Schatten, der mal länger oder kürzer erscheint, je nachdem wie tief oder hoch die Sonne über dem Menschen steht, durch den der Schatten verursacht wird.

Um beim Röntgen auf einem Bein das Becken waagerecht halten zu können - meine Muskeln waren für diese Prozedur nicht trainiert - bin ich etwas in die Hocke gegangen, d. h. das Bein wurde regelwidrig statt in gestrecktem Zustand, in einer Hüftbeugung geröntgt, so daß sich der Schenkelhals länger auf dem Röntgenbild darstellte, als er in Wirklichkeit war.

Dr. D. konnte das nicht wissen, weil er lediglich einen Röntgenauftrag erteilt hatte und beim Röntgen nicht selbst dabeigewesen war. Ich kann nicht ausschließen, daß der Arzt nach meiner stationären Aufnahme eine erforderliche Kontrollaufnahme noch veranlaßt hätte. Was schon deshalb angebracht war, weil das Becken, trotz meiner Stabilisierungsversuche, zwei bis drei Zentimeter rechts tiefer gerutscht war. Was auch eine Regelwidrigkeit darstellte, verbunden mit dem Risiko eines fehlerhaften Röntgenbefundes.

Zu meinem Anliegen und der Frage, welcher Spezialist den operativen Eingriff mit Erfolg ausführen kann, hatte ich danach die Direktoren der Orthopädischen Kliniken in H., M., H., sowie Dr. F. in B. in gleichlautenden Schreiben um ihre Meinung gebeten. Sie hielten das Vorhaben grundsätzlich für möglich. Häufig haben sie derartige Operationen ausgeführt. Dr. F. rechnet mit einer ungefähr sechswöchigen stationären Behandlung bei komplikationslosem Heilungsverlauf. Die Kosten werde im allgemeinen die Krankenkasse tragen.

In meinem Schreiben hatte ich ausdrücklich vermerkt, daß der operative Eingriff an meinem gesunden Bein kein Experiment werden sollte. Womit ich zum Ausdruck brachte, daß ich dabei kein Risiko eingehen wollte.

Zunächst konsultierte ich Dr. S., welcher nach der Küntscher-Methode Oberschenkelverkürzungen operiert und veröffentlicht hatte. Mein erster Eindruck von ihm war der eines Kranken, aufgrund seines sehr weichen Händedrucks und Gesichtes. Ich hatte dort eine Patientin kennengelernt, welche, wie ich später erfahren habe, ohne den Eingriff wieder nach Hause gefahren ist. Sie war aus der Narkose erwacht und mußte feststellen, daß sie nicht operiert worden war, weil ein Operationsinstrument nicht funktionierte. Woraufhin sie einen Schock erlitt und das Krankenhaus verließ. Sie wollte sich nun von Dr. B. in S. in der Nähe von Münster operieren lassen. Als ich ihren Operationstermin erfuhr, ließ ich mir ein paar Tage später einen Konsultationstermin bei Dr. B. geben.

Am 1. März 1971 konsultierte ich Dr. B. in S. Zunächst wurde ich von einem Assistenzarzt untersucht, befragt und auf seine Anordnung geröntgt, d. h. eine Beckenübersicht wurde angefertigt.

Zwischenzeitlich machte ich bei der Patientin, Frau Z., einen Krankenbesuch. Sie hatte die Oberschenkelverkürzung sehr gut überstanden und befand sich, so kurz nach der Operation - die Fäden waren noch nicht gezogen - in einem ausgezeichneten gesundheitlichen Allgemeinzustand. Ihre Informationen waren derart positiv, daß meine angeborene Vorsicht und Skepsis bereits positiv beeinflußt wurde.

Der Arzt Dr. B. sah sich die Röntgenaufnahme an, ließ mich im Unterrock einmal hin und her, barfuß mit Innenschuhprothese, durch das Arztzimmer gehen. Er sagte, es gäbe die Nagelung und die Verplattung. Er würde mit Platten arbeiten. Acht Zentimeter Oberschenkelverkürzung sei, aufgrund der Muskelverhältnisse, die äußerste Grenze dessen, was operativ machbar sei. Das operative Risiko für mich sei gegenüber anderen operativen Eingriffen nicht erhöht. In den vierzehn Tagen vor der Operation nach der stationären Aufnahme, könne ich mich auch noch anders entscheiden, d. h. mich gegebenenfalls nicht operieren lassen. Benötigt wurde von meinem Hausarzt noch ein Befundbericht über meinen allgemeinen Gesundheitszustand. Und für die Vormerkung für ein Krankenbett und die Operation sollte ich noch eine schriftliche Operationseinwilligung zusenden.

Wie ich leider zu spät erfahren habe, hätte ich beides von Dr. B. verlangen müssen. Er war kriegsbeschädigt, schwerhörig und konnte aufgrund dessen die für derartige Eingriffe erforderliche elektrische und wassergekühlte Knochensäge nicht benutzen. Er hat die Knochen seiner Patienten mit Hammer und Meißel zerhackt und mir - und wie ich hörte mindestens einer weiteren Patientin - schwersten, inoperablen Gesundheitsschaden zugefügt.

Bei jener Patientin wollte er, nach einer Hüftversteifung, unter Narkose eine Kniemobilisation ausführen. Die Patientin war mit der Kniebeweglichkeit zufrieden. Der Arzt nicht. Als sie aus der Narkose erwachte, hatte sie eine Knieversteifung und ein zwölf Zentimeter verkürztes Bein. Der Arzt hatte ihr das Knie gebrochen, mit diesen schlimmen Folgen für sie. Ein nicht schwerhöriger Arzt hätte meines Erachtens die im Knie entstehenden Geräusche so frühzeitig wahrnehmen und derartige Folgen für seine Patientin vermeiden können.

Als ich dieser Patientin am 22. September 1971 bei meiner stationären Aufnahme begegnete, ging sie, an zwei Unterarmstützen und einer Schuhsohle von zwölf Zentimetern, mühsam, mit sehr kleinen Schritten an mir vorbei. Wären wir in diesem Augenblick ins Gespräch gekommen, wäre mir mein Schicksal erspart geblieben. Ich wäre umgehend nach Hause gefahren.

Die von mir schriftlich erlaubte Oberschenkelverkürzung von acht Zentimetern, welche Vertragsgrundlage war, hat der Arzt auch nicht ausgeführt. Statt dessen hat er - wie ich erst durch die Aussage von Gutachtern in einem Gerichtsverfahren 1983 erfahren habe - eine in Deutschland nicht bekannte, aber in Amerika, in einer regionalen Fachzeitschrift[1] gerade erst veröffentlichte Operation ausgeführt, die bei Verkürzung des Oberschenkels „und notwendiger Korrektur des Schenkelhalswinkels wegen vorhandenem Valgus, d. h. pathologisch steilem Schenkelhalswinkels für erfolgversprechend gehalten wird. "

Als Folge dieses von mir nicht erlaubten und nicht bekannten Eingriffs wurde ich gehunfähig, litt unter unbeschreiblichen Schmerzen bei der Belastung des Beines. Die inneren Hüftmuskeln Iliaca und Psoas, welche in einer gemeinsamen Sehne, dem Iliopsoas, am kleinen Rollhügel, dem Trochanter minor, ansetzen, waren unwiederbringlich zerstört. Das heißt, seither kann ich mich nicht mehr freihändig hinsetzen, weil der Iliopsoas am Bein nicht mehr vorhanden ist, dessen Funktion es ist, bei diesen Vorgängen das Hüftgelenk, d. h. Bein und Becken, zu stabilisieren.

Den internistischen Befund meines Gesundheitszustandes andererseits hätte er auch in seinem Krankenhaus veranlassen können. Ich bin davon überzeugt, daß Dr. B. den erbetenen Befundbericht meines Hausarztes als kollegiale Rückversicherung für den Fall des ärztlichen Behandlungsfehlers benötigte. Dr. B. hat später beantragt, daß mein Hausarzt und weitere Ärzte als Zeugen vor Gericht zu seinen unwahren Schutzbehauptungen gehört wurden, daß ich bereits von diesen Ärzten über die Art des Eingriffs und dessen Risiken aufgeklärt worden sei.

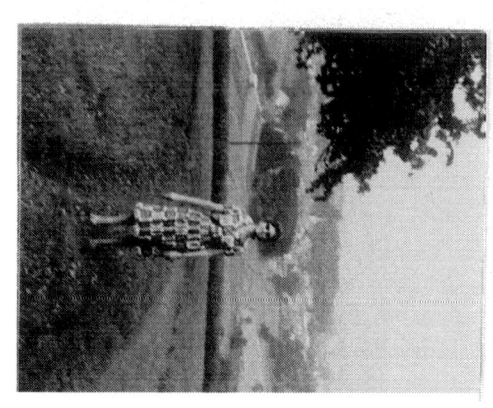

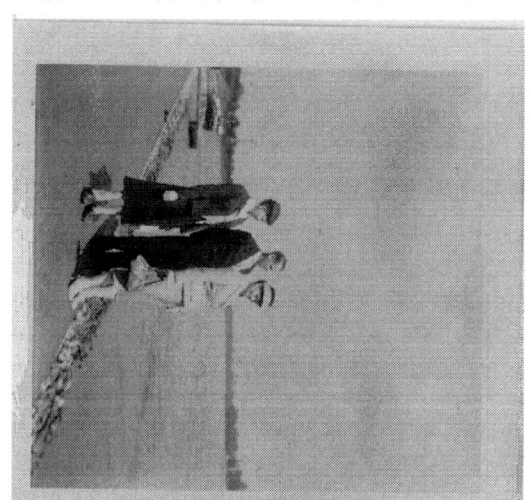

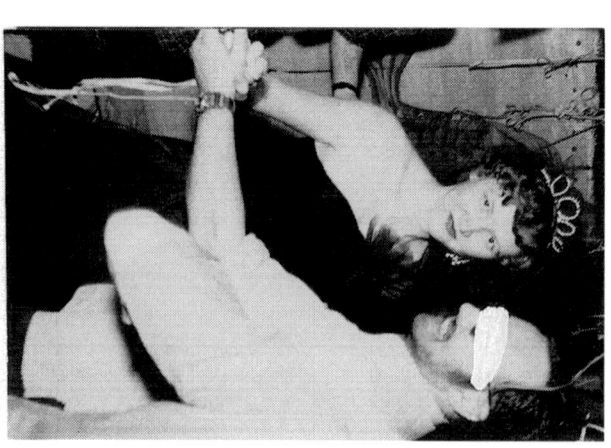

Abb. 5 - 7: Einige Freizeitfotos mit Innenschuhprothese

V. Oberschenkelverkürzung und 1. Korrekturoperation

Am 22. September 1971 wurde ich stationär für die Oberschenkelverkürzung aufgenommen.

Am 23. September wurden zwei Röntgenaufnahmen von meinem gesunden linken Bein angefertigt, eine sogenannte a.p.-Aufnahme, d. h., das Bein wurde von vorne nach hinten geröntgt, und eine sogenannte Lauenstein-Aufnahme. Wie ich erst viele Jahre später erfahren habe, waren bereits die Beckenübersicht vom 1. März 1971 wie auch die Aufnahmen vom 23. September 1971 regelwidrig angefertigt worden (siehe Kapitel XII.).

Die Beckenübersicht zeigt ein längs- und querverdrehtes Becken, d. h., die rechte Hüftpfanne schwenkt zwei Zentimeter tiefer und der Steißknochen projiziert sich ein Stück neben die Symphyse, d. h. neben die Mittelnaht zwischen den beiden Beckenhälften.

Die a.p.-Aufnahme wurde ähnlich erstellt, so daß der linke Hüftkopf nur knapp von der Hüftpfanne bedeckt erscheint. Der Schenkelhalswinkel erscheint zu steil, weil das Bein regelwidrig in Außendrehung statt in leichter Innendrehung geröntgt worden war (siehe Abb. 8).

Die Lauenstein ist regelwidrig als Seitenaufnahme geröntgt worden. Gemäß der Anweisung der Röntgenassistentin, das Bein in der Hüfte so weit wie möglich zu spreizen, hatte ich den Oberschenkel in Seitenlage auf den Röntgentisch gelagert unter unbewußter Seitverdrehung meines Beckens. Das brachte mir die Anerkennung der Röntgenassistentin ein: „Sie haben aber ein bewegliches Hüftgelenk." Die Vorschrift für die Lagerung bei Lauenstein besagt, daß das Becken achsengerecht, waagerecht, die Hüfte soweit gebeugt und wenig gespreizt sein muß, daß der Fuß auf dem Röntgentisch steht, so daß die obere Begrenzungslinie des großen und des kleinen Rollhügels auf der Abbildung auf gleichem Niveau liegen müssen, und der Schenkelhals in ganzer Ausdehnung sichtbar wird, Zimmer, Brossy[2] (siehe Kapitel XII).

Bei der Lauenstein vom 23. September ist zu sehen, daß das Becken rechts wesentlich tiefer als die linke Seite und auch in der Höhe verdreht gelagert geröntgt worden war und der große Rollhügel bis zum Hüftkopf hinaufreicht und den Schenkelhals in ganzer Ausdehnung überdeckt, während der kleine Rollhügel erst weit unten im Schaftgebiet des Oberschenkels hervorschaut, ähnlich einer Fehlaufnahme bei Zimmer, Brossy.

Dr. B. hat dieses regelwidrig angefertigte Röntgenmaterial zur Grundlage seiner Operation gemacht, nämlich einer Hüftverstümmelung, meines gesunden Beines. Hätte er regelgerechte Kontrollaufnahmen machen lassen, hätte er erkennen müssen, daß ich ein normales Hüftgelenk hatte und sein Plan einer

Hüftoperation kontraindiziert war. Das heißt neben meiner schriftlichen Einwilligung in eine Oberschenkelverkürzung von acht Zentimetern war sein Plan einer Hüftoperation auch aus medizinischer Sicht verboten.

Ich wußte von alledem nichts. Ich wußte nicht, welch verheerendes Unglück für meine Gesundheit und mein Leben sich über meinem Kopf zusammenbraute. Ich wartete arglos darauf, daß Dr. B. sich mit mir über den von mir gewollten und bekannten Eingriff unterhalten würde. Für den Krankenhausaufenthalt - welchen ich mit sechs Wochen veranschlagt hatte - hatte ich meinen Jahresurlaub genommen, so daß ich die Fragen des Stationsarztes nach meinem Befinden als reine Höflichkeitsfloskeln abgetan habe. Ich kam überhaupt nicht auf die Idee, diesen jungen Arzt nach der Operation zu fragen. Erst sehr viel später habe ich erfahren, daß er ein Assistenzarzt war mit dem Ziel, seinen Facharzt für Orthopädie zu machen, so daß auch verständlich ist, daß er Dr. B. als Chefarzt kritiklos gegenüberstand und ich als Patientin der von ihm geleiteten Krankenstation ohne jede Warnung ins Unglück stürzte. Ich denke, daß solche Stationsärzte fachlich und gegenüber ihren Patienten auch verbal völlig unqualifiziert sind.

Als dann endlich die Chefarztvisite war, war das kleine Zweibettzimmer derart mit mir unbekannten weißbekittelten Personen überschwemmt, daß niemand zusätzlich hineingepaßt hätte. Dr. B. forderte mich auf, einmal zu gehen. Innerlich aufgebracht, weil mich die Stationsschwester just eben erst mit den Worten ins Bett gescheucht hatte, „die Patienten müssen bei der Chefarztvisite im Bett liegen", habe ich, vor all den fremden Menschen so schnell es eben möglich war, meine Innenschuhprothese wieder angeschnürt und bin, in der gedrängten Enge des Raumes ein paar Schritte gegangen. Danach mußte ich mich auf Geheiß des Dr. B. auch noch im Bett hinlegen. Und dann sagte er den denkwürdigen Satz: „Wir können das Bein noch mehr kürzen, sie brauchen sich nur zu entscheiden!" Mir fiel in meiner Dummheit nichts anderes ein als die Antwort: „Ich bin mit einer Kürzung von acht Zentimetern einverstanden."

Kaum waren die Damen und Herren gegangen, geriet ich derart in Panik, daß ich meine Koffer packen und nach Hause fahren wollte. Ich suchte die Stationsschwester, um mir die Leiter zum Hochschrank zu borgen und meinen Koffer herunterzuholen. Ich fand weder die Schwester noch die Leiter.

Ich setzte mich ins Treppenhaus, um die Schwester abzupassen. Das Warten schien mir endlos. Ich hörte keinen Menschen. Allmählich beruhigte ich mich, und mein Verstand gewann die Oberhand über mein Gefühl der Panik. Ich sagte mir, daß ich in einem katholischen Ordenshaus sei. Daß Dr. B. ein erfahrener Chirurg sei. Daß Frau Z. den Eingriff problemlos und unbeschadet überstanden hatte und daß es ganz normal ist, vor der Operation in Panik zu geraten. Und so faßte ich wieder Mut, und das Verhängnis nahm seinen Lauf.

Am 6. Oktober 1971 wurde mein gesundes linkes Bein operiert. Als ich spät am Abend aus der Narkose aufwachte, stand der Stationsarzt an meinem Bett. Ich war ob soviel Fürsorge gerührt.

Als ich in dieser Nacht das nächste Mal erwachte, hing mein operiertes Bein aus dem Bett heraus und schmerzte sehr. Ich habe mein zweites Bein darunter-geschoben und das operierte Bein wieder auf die Beinschiene gehievt. Eine Krankenschwester sah ich in dieser Nacht nicht.

Anders als die Patientin Frau Z. mußte ich viele Wochen flach im Bett lie-gen und im Intimbereich wie ein Säugling versorgt werden. Dabei wurde ich, anders als bei Säuglingen, von hinten nach vorne abgewischt. Abgesehen da-von, daß die schwieligen Hände der Stationsschwester in meinem Intimbereich bereits peinvolle Schmerzen verursacht haben, kniff ich alle meine Muskeln so fest es ging zusammen, um mich durch diese Art der Unhygiene vor einer Bla-sen- oder Nierenentzündung zu schützen.

Diese Tortur hörte erst auf, nachdem durch die Zusammenlegung der Frau-en- mit der Männerstation in dem inzwischen fertiggestellten Anbau fortan die Stationsschwester der Männerstation die Leitung der Station übernahm. Auf meinen Hinweis auf meine hilflose Lage und die Frage, wie sie die Intimpflege der männlichen Patienten regelt, hat sie umgehend für Abhilfe gesorgt. Ich be-kam eine Eisenstange über die Länge meines Bettes, an welcher ich mich hoch-ziehen und meine Probleme bei der Intimpflege ohne fremde Hilfe bewältigen konnte. Nach späteren Operationen habe ich nie wieder etwas derart Unhygie-nisches und Peinigendes erlebt.

Kurz nach der Operation wurde mit krankengymnastischen Übungen zur Verkürzung und Kräftigung meiner Beinmuskulatur begonnen. Ich konnte das Bein nicht hochheben, obwohl ich alle meine Körpermuskeln anspannte und mich dabei unmenschlich angestrengt habe. Daß ich dabei die Luft anhielt und preßte, was gesundheitsschädlich ist, störte weder die Krankengymnastin noch die Ärzte.

Nach ein paar Wochen durfte ich erstmals sitzen und auf der Bettkante üben. Dabei erlitt ich eine Art elektrischen Schlag durch mein Bein. Am näch-sten Tag wiederholte sich dieser Vorfall. Meine Leisten brannten wie Feuer, als hätte man Pfeffer hineingestreut. Ich habe sie mit meinen Waschlappen ge-kühlt. Der Stationsarzt meinte so nebenbei, das Brennen käme von dem Trochanter. Das machte mir den Vorfall auch nicht verständlicher. Ich rief zu Haus an und bat meine Schwester, sich zu erkundigen, was ein Trochanter ist. Wie ich erst Jahre später anhand von Röntgenaufnahmen erkannt habe, hatte eine aus dem Knochen herausragende Spitze einer Metallschraube meinen Beinnerv zweimal angestochen und das Symptom eines elektrischen Schlages ausgelöst. Zu meinem Glück wurde der Nerv nicht geschädigt.

Wenige Wochen nach Beginn der Krankengymnastik starb plötzlich meine Krankengymnastin. Es wurde gemunkelt, daß sie an Drogen gestorben war. In meiner schlechten gesundheitlichen Verfassung war der Wechsel derartiger Bezugspersonen - der Stationsarzt hatte bereits, ohne Ankündigung, unmittelbar nach meiner Operation seinen Urlaub angetreten und war durch einen mir fremden Arzt ersetzt worden - eine zusätzliche Belastung zusätzlich zu meinen erheblichen Sorgen um mein Bein.

Meine Bettnachbarin Frau F. hat sich nach meiner Operation rührend um mich gekümmert, obwohl sie, wegen eines rheumatischen Knies gerade selbst frisch operiert worden war. Ihr Mann war Vertreter für Operationsmaterial und kannte aufgrund dessen eine ganze Anzahl von Chirurgen persönlich, unter denen er dann gerade Dr. B. als Chirurg für das Knie seiner Frau ausgewählt hatte. Wie ich später hörte, war auch diese Knieoperation kein Erfolg. Frau F. mußte in einem anderen Krankenhaus noch einmal am Knie operiert werden.

Nach endlosen Wochen wurden dann die ersten Gehversuche angeordnet, obwohl die Fraktur immer noch keinen Ansatz einer Verknöcherung zeigte. Ich bekam entsetzliche Schmerzen an den Handgelenken und Schwielen an den Handinnenflächen, weil ich praktisch nur auf den Händen balancierte. Das operierte Bein sollte ich noch nicht belasten, und das behinderte rechte Bein war überhaupt nicht muskulär trainiert und der Fuß, auf welchem ich zuvor nur in Spitzfußstellung in der Innenschuhprothese gegangen bin, schmerzte in der ungewohnten normalen Belastung unerträglich. Hinzu kamen schmerzhafte Schwielen auf den Hammerzehen.

Meine frühzeitige Bitte an Dr. B., die Hammerzehen zu operieren, hatte dieser mit den Worten abgelehnt: „Das ist eine undankbare Aufgabe, das lassen wir lieber den Kollegen machen." Diese Hammerzehen sind bis heute nicht operiert worden.

Letztendlich haben mich die durch sie verursachten ständigen Qualen nach Jahren auf eine Lösung gebracht. Ich habe den Fuß mit Gipsbinden abmodelliert. Die so erhaltene Form habe ich mit Moltofill, einer Spachtelmasse, ausgegossen. Und nun dehne ich jeden neuen Schuh mit dem Gipsfuß so lange auf, bis meine Hammerzehen genügend Platz finden und der Schuh nicht mehr drückt. Bis heute ist dieser schwerstbehinderte Fuß, seit der Operation vom 6. Oktober 1971, mein einziger Halt beim Stehen und Gehen.

Wochen nach der Operation wurde mir mitgeteilt, auf den Röntgenaufnahmen sei zu sehen, daß der kleine Rollhügel abgerissen ist. Meine Schwester hatte inzwischen in Erfahrung gebracht, daß der kleine Rollhügel für den Treppensteigermuskel sehr wichtig sei. Ohne ihn könnte man keine Treppe freihändig gehen. Er müsse so schnell wie möglich wieder befestigt werden. Dr. B. hingegen unternahm nichts dergleichen.

Hinzu kam, daß mich die Stellung des Beines beunruhigte. Früher hatte das Bein eine leichte X-Beinstellung im Knie. Jetzt ging das Bein schräg nach oben wie ein O-Bein, durch das man einen Fußball hätte hindurchschieben können. Die Knieachse stand nicht mehr waagerecht, sondern schräg.

Die für mein Wohlbefinden und der Kräftigung dienende Wassergymnastik hat Dr. B. kurzerhand gestrichen, als er hörte, daß die Hilfspersonen mich einmal ins Wasser fallen ließen und ich mit dem operierten Bein an der Schwimmbeckenwand entlang geschrammt war und daß sie ein anderes Mal das operierte Bein haben fallen lassen in der irrtümlichen Meinung, sie müßten das behinderte Bein festhalten.

In meiner immer größer werdenden Beunruhigung rief ich meine Schwester an und bat sie, mich da wegzuholen. Ich dachte, ich würde nie wieder gehen können. Ich hatte unbeschreiblich schlimme Schmerzen. Meine Schwester war im Bundesinnenministerium beschäftigt und hat sich in ihrer Sorge und Unerfahrenheit an den Ärztlichen und Sozialen Dienst der Obersten Bundesbehörde gewandt. Dieser hatte ohne mein Wissen die Behandlungsunterlagen von der Kurklinik hinzugezogen, in welcher ich wegen der Depression gewesen war. Aufgrund dieser Informationen wurde meiner Schwester der Rat gegeben, „mich mal schön dazulassen, die Ärzte wissen schon, was sie tun."

Auf Veranlassung meiner Schwester schrieb ich am 27. März 1972 an den Stationsarzt Dr. Bi.: „Können Sie bitte meinem Personalarzt einen Befundbericht schreiben. Er benötigt ihn zur Vertretung meiner Interessen gegenüber meiner Dienststelle."

Parallel dazu habe ich bei Dr. B. Rücksprache genommen und gefragt, ob die operative Befestigung des abgerissenen kleinen Rollhügels nicht dringendst erforderlich sei. Er meinte lakonisch, der Eingriff sei längst überfällig. Er wolle ihn kurzfristig einplanen.

Bei dieser Gelegenheit zeigte er mir die Röntgenaufnahme vom 6. Oktober 1971, an welcher ich sehen konnte, daß der kleine Rollhügel mit einem langen Knochenspan vom Oberschenkel abgespalten war. Zwei Zentimeter über dem unteren Ende des Spans drückte eine Metallschraube durch den Oberschenkel hindurch mit ihrer Spitze den Knochenspan weg. Das Spanende war regelrecht abgeknickt. Offensichtlich war die Oberschenkelverkürzung hinter diesem Knochenspan durchgeführt, so daß sich der kleine Rollhügel nicht mehr in Höhe seines ursprünglichen Ansatzes, sondern um den verkürzten Betrag des Oberschenkels sich höher befand. Er befand sich zwischen Bein und Becken, wo er bei der geringsten Bewegung des Hüftgelenkes eine Blockierung des Gelenkes verursacht hätte und von dem dünnen Knochenspan, an welchem er obenaufsaß, abgerissen worden wäre.

Tatsächlich hat Dr. B. mit dieser Röntgenaufnahme mir einen nachoperativen Zustand des Beines vorgetäuscht und verschwiegen, daß er mich am 6. Oktober 1971, nach Vorlage dieser Röntgenaufnahme - welche auf einer anderen Etage als des Operationstraktes angefertigt wurde -, ein zweites Mal operiert, den Knochenspan entfernt und den kleinen Rollhügel, oder was er dafür ausgab (siehe Kapitel XII, XIII), mit zwei Schrauben am Oberschenkelknochen angeschraubt hat.

Diese zwei Operationen mit allen Folgen, für meinen Organismus, wie Blutverlust und zweimalige Narkose, erklären, warum ich, im Gegensatz zu Frau Z., wochenlang flach im Bett liegen mußte und mich nicht erholen konnte. Ich meine auch, daß ich nach diesen zwei Eingriffen, nicht auf das Krankenzimmer, sondern auf eine Intensivstation unter fachliche Beobachtung und Betreuung gehört hätte. Schließlich fällt ein operiertes Bein - wie geschehen - nicht so ohne weiteres aus dem Bett.

Der Operationsbericht vom 6. Oktober 1971 lautet: „... Vorgesehen ist die Entnahme eines 6 cm langen Knochenstücks, außerdem soll wegen der Coxa valga Stellung mit Antetorsion noch eine Varisierung und Derotation erfolgen.

Deshalb wird zunächst unter Bildwandlerkontrolle bei Innendrehung des Beines der Klingenmeißel in den Schenkelhals eingeschlagen. Im Anschluß daran wird zunächst subtrochantär osteotomiert. Dabei stellt sich der Knochen als sehr spröde dar, distal der Osteotomiestelle spaltet sich der Oberschenkelknochen auf etwa 4 cm Länge, dabei bleibt ein spitzer Knochenstachel im Bereich des Trochanter minor (kleiner Rollhügel), der in toto (Gänze) abgesprengt wird, stehen. Nach Festlegen der distalen (unteren) Osteotomiestelle mit dem Meßband (6 cm), gelingt dies nach mehrfachem Vorbohren ohne Schwierigkeiten. Im Anschluß daran Abtragung der Knochenspitze am Trochanter major (großer Rollhügel) und Fixierung desselben mit einer Corticalisschraube. Jetzt wird eine 100 Grad, 6 Loch Winkelplatte in den Schenkelhals eingeschlagen, im Anschluß daran durch Stauchen des Oberschenkels fester Kontakt der Osteotomiestelle hergestellt, und die Platte mit 5 Corticalisschrauben am Oberschenkelschaft fixiert...." (siehe Anhang S. 161).

VI. 2. Korrekturoperation

Die Operation erfolgte am 7. April 1972.
Am 11. April 1972 - wovon ich nicht informiert wurde - schrieb Dr. B. an den Ärztlichen und Sozialen Dienst der Obersten Bundesbehörden: „Sehr geehrter Herr Kollege! Wir berichten über Frau Damberg..., welche sich vom 22.09.71 bis auf Weiteres in unserer stationären Behandlung befindet.
Die Patientin liegt bei uns wegen einer Verkürzungsosteotomie des linken Beines. Das rechte Bein ist nach einer Osteomyelitis, die sie als Kind durchgemacht hat, gegenüber dem linken um 14 cm verkürzt.
Wir nahmen nun am 6.10.71 eine Verkürzungsosteotomie am linken Oberschenkel vor. Der postoperative Verlauf war glatt und komplikationslos.
Während der Operation, bei der wir eine Verkürzung von 6 cm vornahmen, ist der linke Trochanter minor abgerissen. Wir fixierten ihn mit einer AO-Schraube an seiner ursprünglichen Ansatzfläche.
Bei der folgenden Nachbehandlung hat sich der Trochander minor aus der AO-Schraube gelöst und sich unter dem Adamschen Bogen des linken Schenkelhalses zurückgezogen. Dadurch kam es zu einer Bewegungseinschränkung vor allem zu einer Beugebehinderung im linken Hüftgelenk. Wir nahmen damals am 7.4.72 eine Reoperation vor und fixierten den Trochanter minor mit 2 AO-Schrauben in Höhe der Osteotomie. Zur besseren knöchernen Durchbauung der Anlagefläche haben wir die Corticalis (Knochenhaut) mit dem Meißel aufgeraucht.
Eine genaue Mitteilung über den Entlassungstermin von Frau D. können wir zu diesem Zeitpunkt noch nicht machen... Mit kollegialer Hochachtung Dr. B. "
Am 17. Juni schrieb ich an Dr. B.: „Leider bin ich der Überzeugung, daß die Verkürzungsosteotomie vom 06.10.71 kein Erfolg ist. Sie haben mir das gesunde Bein so verändert, daß die leichte X-Stellung des Beines im Kniegelenk nun als O-Stellung abrollt. Je mehr ich das Bein belaste, um so mehr bekomme ich Beschwerden im Knie. Ich fürchte um mein Knie.
Ich war gegen eine Veränderung meiner stabilen Hüfte. Es ist bedauerlich, daß man diesen Wunsch nicht akzeptierte. Die Statik des Beines scheint meinen Körper nicht mehr voll zu tragen. Ich möchte Sie höflichst bitten, zu überlegen, wie ich die normalen Funktionen meines Beines wiederbekommen kann..." (siehe Anhang S. 162).

Der Operationsbericht vom 7. April 1972 lautet: „Trochanter minor Revision links... In Allgemeinnarkose unter Exision der alten Oberschenkelhautnarbe teils scharfes teils stumpfes Vordringen auf den Femur (Oberschenkelknochen) und Darstellung der gesamten Plattenlänge unter Entfernung des Narbengewebes und danach großzügige Darstellung des Adamschen Bogens von ventral (Bauchseite) her zur Inspektion des hochgerutschten Trochanter minors, der sich auch zum Teil bindegewebig in seiner neuen Lage adhaerent zeigt und an seiner Basis bestmöglichst davon befreit wird. Danach gelingt eine manuelle Redression nach distal in Höhe der Osteotomiestelle, die sich nicht als vollständig knöchern durchbaut zeigt. Die oberste Corticalisschraube wird entfernt, der Trochanter major (minor) nach distal gezogen und an den Oberschenkel angelagert. In dieser neuen Stellung Eindrehen einer langen Corticalisschraube in den Trochanter minor hinein, eine zusätzliche 2. Schraube wird kurz oberhalb des Osteotomiespaltes zur zusätzlichen Sicherung mit eingeschraubt, wobei diese aber mir ihren Windungen die erste gesetzte Schraube erfaßt und nicht in Gänze eingedreht werden kann. Sie verhindert aber seitliche Wackelbewegungen..." (siehe Anhang S. 162)

VII.   3. Korrekturoperation

Die Operation erfolgte am 23. Juni 1972.
Der Eingriff hat mich äußerst geschwächt. Ich sah eine Zeitlang alles doppelt.
Und ich fühlte mich physisch gefährdet.
   Am 17. Juni 1972 schrieb ich an den Direktor der Orthopädischen Universitätsklinik in K.: „Bitte, können Sie meinen Fall übernehmen? Durch Ver-
mittlung einer Bekannten, die ihr Bein mit Erfolg vier Zentimeter kürzen ließ,
kam ich nach S. - leider gab es keinen Arzt, der mir ein Krankenhaus vorgeschlagen hätte, man scheute wohl die Verantwortung. Hier in S. versprach man
mir, den Oberschenkel 8 cm zu kürzen. Ich wurde am 6.10.71 operiert. Mitte
Dezember sprang ein Trochanter ab und zog den Treppensteigermuskel mit
nach oben - wodurch sich dieser Muskel nicht verkürzen konnte. Ab Februar
durfte ich mit halber Belastung laufen, ab März mit Krücken und Ende März
hatte ich ein stabiles Gefühl in der gesamten Muskulatur. Am 7. April wurde
ich zum 2. Mal operiert. Der Trochanter wurde an seinem alten Platz wieder
angeschraubt und wuchs auch an. Seit Anfang Mai lief ich wieder und sah nun
vor dem Spiegel, daß das Bein schräg von oben nach unten lief. Da ich nun
schon an einer Krücke lief und das Bein gut belastete, verkantete sich das Knie,
da dieses ja nun schräg belastet wurde.
   Mein gesundes Bein hatte einen fast senkrechten Oberschenkelhals, und ich
konnte sehr gut laufen, und nun hat man daraus einen fast waagerechten Oberschenkelhals gemacht.
   Nachdem ich schriftlich erklärte, daß das Bein in dieser Statik nicht voll
belastbar ist, wurde ich am 23. Juni erneut operiert. Den alten Zustand des
Oberschenkelhalses hat man leider nicht mehr erreicht. Wenn ich die Füße
10 cm auseinanderstelle, steht das Bein gerade. Außerdem wurde das Bein
durch die Umstellung wieder 1 ½ cm länger. Wodurch die ganze Prozedur unsinnig wurde, da das zweite Bein sowieso noch 4 cm kürzer war, und ich nun
eine Erhöhung von 5 ½ cm brauchte.
   Bitte, Herr Dr., können Sie meinen Fall übernehmen? Ich habe kein Vertrauen mehr und möchte auch näher nach Hause, da ich leider wenig Besuch
bekomme und das Ganze doch sehr viel Kraft und Ausdauer kostet. Man hat
hier sehr gute Erfolge in Endoprothesen. Ich hatte allerdings sehr viel Pech. ...“
   Am 20. Juli 1972 antwortet der Klinikdirektor: „Ihren Brief vom 17.07.72
habe ich bekommen, kann mir aber natürlich nur teilweise ein Bild von Ihrer
Situation machen. Auf der anderen Seite kann ich mich nicht in eine fremde
Behandlung einmischen. Es wird sich empfehlen, eine Untersuchung zu ver-
einbaren, wenn Sie aus S. entlassen worden sind, denn, ohne Sie gesehen und

die besondere Situation bei Ihnen überprüft zu haben, kann man keine genauen Aussagen machen...“

An Dr. B. schrieb ich am 17.7.1972: „Setzen Sie sich bitte dafür ein, daß ich ein Bett in der Orthopädischen Klinik in K. bekomme. Ich kam nach S., weil ich darauf vertraute, daß Sie die Erfahrung besitzen, mir den linken Oberschenkel 8 cm zu kürzen.

Heute, nach einem ¾ Jahr, habe ich eine Verkürzung von 6 ½ cm und muß für den Rest meines Lebens orthopädische Schuhe tragen. Dafür haben Sie mir meine gesunde stabile Hüfte zerstört. Das Knie hat einen Defekt, weil es von Februar bis Juni verkantet belastet wurde. Den für meine Balance wichtigen Stand des Beines haben sie nicht wiederhergestellt, so daß ich mein Körpergewicht von einem Bein aufs andere verlagern muß und ein ruhiges, normales Gehen undenkbar ist Ich habe einen gesundheitlichen und finanziellen Schaden. Wenn ich eine Treppe hochgehe, dreht der Schenkel nach links heraus. Versprochen hat man zu Hause auch, daß man das Bein 8 cm kürzen kann. Aber es sollte für mich kein Experiment werden.

Ich kam nach S. mit einem geraden aufrechten Gang und konnte die Treppe zu D I freihändig ohne Anstrengung hochlaufen.

Ich hatte eine Chance, um die Sie mich durch Ihre Eigenmächtigkeit (Veränderung meines Standbeines und Zerstörung meiner Hüfte) gebracht haben. ...“ (siehe Anhang S. 163)

Am 2. September 1972 wurde ich nach Hause entlassen. Meine Schwester holte mich mit dem Pkw ab. Eine Fahrt mit dem Zug - mit welchem ich vor einem Jahr mit zwei Koffern alleine nach S. gekommen war - war undenkbar. Ich konnte mich nur mühsam an zwei Unterarmgehstützen unter unbeschreiblichen Schmerzen im Knie und dem Oberschenkel und dem allein belasteten rechten, behinderten Fuß ein paar Schritte fortbewegen.

Der Operationsbericht vom 23. Juni 1972 lautet: „Auswechseln der AO-Platte und erneute Fixierung des Trochanter minor mit Zug und Periosschraube. Beseitigung der Adduktionsstellung des Oberschenkels. Lösung der AO-Platte und Einbringen einer neuen Winkelplatte von 130 Grad. Die Osteotomiestelle erweist sich als teilweise fest, das Bein läßt sich aber trotzdem genügend aus seiner bisherigen Adduktionsstellung in Mittelstellung bringen. Eine Überprüfung des Trochanter minor zeigt, daß dieser inzwischen an seinem alten Platz verblieben ist. Er wird erneut mit einer Zug- und Corticalisschraube fixiert. Der Iliopsoasmuskel erscheint genügend stark gespannt...“ (siehe Anhang S. 162).

Und der Entlassungsbericht wurde an den Ärztlichen und Sozialen Dienst der Obersten Bundesbehörden in Bonn gesandt, nachrichtlich an den überweisenden Hausarzt. Er lautet: „...Wir berichten Ihnen über Ihre Patientin R.D..., die sich vom 22.9.1971 bis zum 2.9.1972 in unserer stationären Behandlung befand. Die Vorgeschichte ist Ihnen bekannt.

Wir führten bei der Patientin eine Verkürzungsosteotomie des linken Beines durch, am 6.10.1971. Der postoperative Verlauf war komplikationslos. Jedoch war bei der Operation der linke Trochanter minor abgerissen. Wir hatten ihn mit einer AO-Schraube an der ursprünglichen Ansatzfläche fixiert. Bei der folgenden Nachbehandlung löste sich jedoch der Trochanter minor erneut aus der Schraube. Das führte zu einer deutlichen Bewegungseinschränkung, vor allem im Hinblick auf die Beugebewegung im linken Hüftgelenk. Wir waren daher gezwungen, am 7.4.1972 eine Re.-Operation durchzuführen und nahmen hierbei gleichzeitig eine Korrektur des Schenkelhalswinkels vor. Wir fixierten diesmal den Trochanter minor mit zwei AO-Schrauben. Die nachfolgenden röntgenologischen Kontrollen zeigten einen knöchernen Kontakt zwischen Trochanter minor und Femurschaft. Die Beweglichkeit im linken Hüftgelenk zeigte keine Einschränkung mehr, auch das Stand- und Gangbild war nach entsprechender Korrektur durch orthopädische Schuhzurichtung zufriedenstellend. Komplizierend wirkte sich während des stationären Aufenthalts eine auftretende Cystopyelitis aus (?), die mit einem massiven Urinbefund einherging.

... Wir entließen die Patientin in ihre hausärztliche Behandlung und empfehlen eine Wiedervorstellung in einem ½ Jahr. Zu diesem Zeitpunkt könnte auch die Platte bereits wieder entfernt werden, da die Osteotomiestelle einen guten knöchernen Durchbau zeigt. ...“

In den nächsten Tagen zuhause fühlte ich mich wie erschlagen. Vor einem Jahr habe ich noch mein Fahrrad selbst, ohne fremde Hilfe, die Kellertreppe hinuntergetragen. Und nun mußte ich Hilfen organisieren, die mir Lebensmittel einkauften und die Wohnung reinigten. Gegen den Rat meines Hausarztes habe ich am 2. Oktober 1972 meinen Dienst im Bundesinnenministerium wieder aufgenommen. Mein Schwager hatte sich dafür eingesetzt, daß mich die Fahrbereitschaft der Dienststelle abholte und wieder nach Hause fuhr, welche die Strecke für einen leitenden Angestellten sowieso fahren mußte. Parallel dazu habe ich mich auf die Führerscheinprüfung am 22.02.1973 vorbereitet, was nur möglich war, weil mein Fahrlehrer für den praktischen und theoretischen Unterricht mich von zu Hause abholte und wieder nach Hause brachte. Ich verdanke meinem Fahrlehrer insoweit eine unschätzbare Freiheit, trotz außergewöhnlicher Schwerstbehinderung aufgrund des erworbenen Führerscheins mit einem Personenkraftwagen die erforderliche Mobilität zur Bewältigung meines Lebens bis heute erlangt zu haben.

Eine weitere Erleichterung war, daß mir die Kollegen eine warme Mahlzeit aus der Kantine der Dienststelle mitbrachten, wenn ich die wenigen Schritte bis dahin aufgrund meiner Schmerzen nicht bewältigte.

Nachsatz: Wenn ich im Aufzug nach unten fuhr, hob sich mein Becken jedesmal vom linken Bein ab, d. h., ich stand nur noch auf dem schwerstbehinderten rechten Bein, als hätte ich links kein Bein.

Für die Notwendigkeit eines Pkw und einen entsprechenden staatlichen Zuschuß für dessen Erwerb bescheinigt der Facharzt für Orthopädie in S. am 22.2.1973: „Sie hat eine erhebliche Verformung und Verkürzung des re. Beines nach Osteomyelitis, eine Versteifung des re. Kniegelenkes, einen maximalen Spitzfuß re., erhebliche Beschwerden an dem allein belasteten Vorfuß, der völlig kontrakt und mit Schwielen besetzt ist. Sie hat ferner nach einer Verkürzungsosteotomie des li. Oberschenkels eine erhebliche Gebrauchsbehinderung des li. Beines, es besteht eine Insuffizienz des Hüftgelenkes, es bestehen Kniebeschwerden, so daß die Patientin nicht ohne Stock und fast nur über kleine Strecken gehen kann..." (siehe Anhang S. 174).

An meinen Hausarzt schreibt er: „...Es könnte also sein, daß die Behinderung der Patientin im wesentlichen dadurch zustande kommt, daß der Iliopsoas, der am Trochanter minor ansitzt, nicht zu seiner ausreichenden Wirkung kommt..."

Auf meine dringendste Bitte um ärztliche Hilfe, antwortet ein Arzt aus K., Professor für Orthopädie und Chirurgie: „Bitte haben Sie Verständnis dafür, wenn ich Ihre eingehenden anatomisch untermauerten Überlegungen vom 30.5. nicht in allen Punkten beantworte. Wir haben uns ja schon lange darüber unterhalten. Ich will versuchen, es so gut wie möglich zu machen und Ihrem Bein normale Belastungsfähigkeit und Stellung zu verschaffen. Da ich jedoch in Kürze in Urlaub gehe und selbstverständlich den Eingriff selbst durchführen möchte, bitte ich Sie, sich bis Mitte Juli zu gedulden. Dann dürfen Sie uns zwecks Aufnahme 'löchern'."

VIII. 4. Korrekturoperation

Die Operation erfolgte am 13. August 1973, einem Freitag. Die nachoperative Behandlung war, bis auf eine Hyperventilation, unauffällig.

Das Bein konnte ich allerdings nur in erheblicher Hüft- und Kniebeugung, d. h. auf einem dicken Kissen lagern. Eine gestreckte Lagerung war unmöglich. Entsprechend konnte ich im Stehen und Gehen lediglich bei gebeugter Hüfte und gebeugtem Knie meinen Körper in Spitzfußstellung des operierten Beines abstützen. Wollte ich das Bein normal, d. h. gestreckt, benutzen, rotierte es 35 Grad nach innen und verursachte im Hüftgelenk einen unbeschreiblich hohen und spitzen Schmerz. Ursache ist der zwischen Becken und Bein befindliche kleine Rollhügel, der Trochanter minor, über welchen das Bein bei jedem Schritt mit vollem Kontakt hinwegrotiert, wie über einen Kieselstein im Getriebe.

Prof. L. sagt, „ich soll mich zunächst an den veränderten Zustand gewöhnen", und entläßt mich mit einer zusätzlichen Schuherhöhung von zwei Zentimetern, d. h., mit insgesamt 7 Zentimetern Schuherhöhung am 3.10.1973 nach Hause.

An den Hausarzt schreibt er: „...Eine von der Patientin zuletzt dringend geäußerte Operation im Sinne einer Totalprothese wird von uns zur Zeit wegen des jugendlichen Alters der Patientin strikt abgelehnt...." Dabei läßt der Arzt - wie bereits der erste Chirurg - außer Betracht, daß derartige Totalprothesen von ihrer Beschaffenheit her nicht geeignet sind, meine individuelle Lauftechnik, beim Gehen aus dem linken Hüftgelenk das Becken und das Bein auf der anderen Seite hochzuheben, um das steife Knie auszugleichen.

Der Operationsbericht vom 13.08.73 lautet: „Entfernen der liegenden Implantate. An der Stelle, an der ursprünglich der Trochanter major angelagert war, wird derart osteotomiert, daß um knapp 10 Grad valgisiert werden kann. (Aufrichtung des Schenkelhalswinkels) und andererseits das obere Fragment um ca. 25 Grad rückgedreht werden kann. Die Revision ergibt, daß der Trochanter minor mit dem oberen Fragment knöchern fest vereinigt ist. Es wird deswegen darauf verzichtet, den minor abzumeißeln und neu zu befestigen..."

Diesen Operationsbericht habe ich erstmals mit Schreiben vom 25.8.1981 zur Kenntnis nehmen können.

Am 1. Februar 1974 schreibt Prof. L.: „Nachdem ich ausgiebig über Sie nachgegrübelt habe, bin ich bereit, Sie im April nochmals stationär aufzunehmen. Ein operativer Eingriff ist ja schon zwecks Entfernung der Klingenplatte zu erwägen. Wahrscheinlich wird, Ihrem Wunsche entsprechend, dabei nochmals ein erneuter Knochenschnitt zwecks Beseitigung des noch von Ihnen beklagten Drehfehlers durchgeführt..."

Am 25. November 1974 schreibt er: „...Sie kamen zu mir, da Sie nach der anderenorts ausgeführten Verkürzungs-Osteotomie am linken Bein mit der gewonnenen Stellung nicht zufrieden waren. Obwohl es schwer zu objektivieren war, worin die Ihres Erachtens nach anormale Stellung des Beines begründet war, habe ich auf Ihr Drängen hin nochmals einen Knochenschnitt durchgeführt und dabei eine kleine Stellungsänderung mit dem Ziel ausgeführt, den Schenkelhalswinkel etwas aufzurichten und das obere Fragment zurückzudrehen (wohin zurück?). Sie selbst hatten, wie Sie mir sagten, das Gefühl, daß Ihr Bein eine falsche Drehstellung hätte..."

Ich hatte nach alledem kein Vertrauen mehr zu den fachlichen Fähigkeiten meines zweiten Beinchirurgen, welcher in K. als „der" Hüftspezialist überhaupt galt.

Ich konsultierte einen Arzt in F., Professor für Orthopädie und Chirurgie, am 6. September 1974. Dieser führt zur Diagnose aus: „Innendrehfehlstellung beidseits ... Beckenkippung".

Im Krankenblatt steht: „Damals wurde auf den Röntgenbildern bereits festgestellt, daß wahrscheinlich der Trochanter links am Schambeinast feststeht und dadurch die Außenrotation und Adduktion sowie den Gang erheblich stört."

IX. 5. Korrekturoperation

Die Operation erfolgte am 26. Februar 1975 in der Orthopädischen Universitätsklinik.

Als ich zu mir kam und mich im Bett zurechtrückte, war mein Bein genauso verkehrt wie vor der Operation. Damit ich das Bein nicht nach innen drehen kann, hatte der Chirurg an der Ferse der Gipsschale, in der das Bein lag, ein ca. dreißig Zentimeter langes Stück Rundholz, so dick wie ein Spazierstock, quer zum Bein mit eingegipst. Um mir im Liegen das Becken an der Wirbelsäule nicht zu verdrehen und abzuknicken, habe ich das Gipsbein mit dem Querholz nach innen gedreht, gelagert. Bei der Chefarztvisite habe ich das Problem angesprochen. Daraufhin wurde das Holz umgehend wieder entfernt. In dem Krankenblatt vom 12. März 1975 steht: „Trotz mehrmaligen Gesprächen mit der Patientin ist sie völlig uneinsichtig." (Siehe Anhang, S. 122).

Ich hatte eine vorgedruckte Erklärung und Operationseinwilligung mit der handschriftlich vermerkten Art des Eingriffes unterschrieben: „Korrekturosteotomie li. u. Plattenentfernung....". Dennoch war ich davon überzeugt, der Chirurg würde den Drehfehler des Beines bei der Operation erkennen und ihn beseitigen.

Am 18. März 1975 wurde ich entlassen, ohne jede Besserung meiner Gehprobleme, mit Ausnahme, daß der Trochanter minor, oder was man dafür ausgab, entfernt worden war und, infolgedessen, das Bein nicht mehr, mit einem unbeschreiblich hohen und spitzen Schmerz bei jedem Schritt, über diesen Fremdkörper hinwegrollen mußte, wie über einen Kieselstein im Getriebe. Und erstmals seit dem 6. Oktober 1971 hatte ich kein Winkeleisen im Knochen. So daß der Knochen erstmals wieder sich kräftigen, d. h. Kalzium hätte aufbauen können, wenn ich in der Lage gewesen wäre, entsprechende Gehübungen zu machen. Was leider nicht der Fall war.

Der Operationsbericht vom 26. Februar 1975 lautet: „... Zunächst Entfernung der Platte, was ohne Mühe gelingt. Dann Aufsuchen des Trochanter minors. Bei der Rö.-Kontrolle und vor allem klinisch zeigt sich, daß er nicht - wie vermutet - knöchern angewachsen ist, sondern eine pseudarthrotische Verbindung zum Schaft eingegangen ist. Praktisch kein Kontakt des Psoas zu diesem Trochanter, der im übrigen vergrößert ist. Entfernung des Trochanters. Danach ist eine freie Beweglichkeit des Beins im li. Hüftgelenk nach allen Richtungen möglich..."

Als ich mich von der Operation und den damit zusammenhängenden Aufregungen und Enttäuschungen einigermaßen wieder erholt hatte, wollte ich das diagnostische Problem selbst in die Hand nehmen.

Ich hatte festgestellt, daß das Bein, seit dem Eingriff vom 13. August 1973, 35 Grad innenverdreht war. Drehte ich das Bein 35 Grad nach außen bis zur normalen Beinmittelstellung, wurde meine linke Beckenseite um die senkrechte Körperachse herum 35 Grad nach hinten gedrückt. Die rechte Beckenseite schwenkte dabei um denselben Betrag nach vorne.

Ich besorgte mir in dem Troisdorfer Wald eine Astgabel. Diese stellte ich in eine hohe Kabadose, deren eine Seite ich entfernt hatte, so daß sie an dieser Seite offen zugänglich war. An der gegenüberliegenden Dosenwand habe ich aus Moltofill um das obere Ende der Astgabel herum eine passende Pfanne modelliert. In unmittelbarer Nähe der Gabelung habe ich die Astgabel in Längsrichtung markiert und danach waagerecht durchgesägt. Die Markierung diente dazu, die Astgabel wieder in den ursprünglichen Zustand zu bringen. In dem oberen Teil der Astgabel habe ich, im Sinne der von mir ausgemessenen Innenverdrehung des Beines, eine weitere Markierung, 35 Grad entfernt von der ersten Markierung, eingezeichnet. Stellte ich nun die Astgabel auf den Dosenboden und das obere Ende in die Moltofillpfanne, gab es mit der Dose kein Problem. Drehte ich nun den oberen Teil der Astgabel im Sinne des Operationsberichtes vom 13. Oktober 1973, 35 Grad zurück nach vorne, bei gleichem Stand des Fußteils der Astgabel in dem Dosenboden, verdrehte sich die Rückwand der Dose um 35 Grad links nach hinten. Drehte ich nun das Fußende der Astgabel 35 Grad nach innen, stand die Dose wieder in ihrer ursprünglichen geraden Stellung, während die gesamte Astgabel 35 Grad innenverdreht war.

Auf diese Weise habe ich mich, mit Hilfe der Astgabel in der Kabadose, davon überzeugt, daß mein Bein tatsächlich, durch operative Verdrehung des Oberschenkels gegenüber dem oberen, in der Hüftpfanne sich bewegenden Teil 35 Grad innenverdreht war, d. h., daß es folglich genauso wieder operativ 35 Grad nach außen gedreht werden muß. Und, daß die Meinung der Ärzte unrichtig ist, daß diese Innenverdrehung muskulär sei.

Noch während des stationären Klinikaufenthalts hatte ich am 14. März 1975 Prof. Sch. das weiterhin bestehende Problem meines Beines aufgezeigt und darum gebeten, mich für eine Korrektur des Beines vorzumerken, in Unkenntnis der nicht seriösen negativen Äußerungen über meine Person in den Krankenblattunterlagen (siehe Anhang S. 122/123).

Am 25. Juni 1975 schreibt er: „Sie schneiden in Ihrem letzten Brief vom 13. Juni 1975 wieder eine ganze Reihe von Problemen an, die wir ja zum Teil schon mündlich besprochen haben.

Ich bin der Auffassung, daß wir den ganzen Fragenkomplex noch einmal miteinander diskutieren, wenn Sie hier endgültig zur erneuten Umstellung aufgenommen sind. ... Ich bin davon überzeugt, daß es eine Methode geben muß, Ihnen so zu helfen, daß Sie wieder vernünftig gehen können."

X.   6. Korrekturoperation

Die weitere Operation in der Orthopädischen Universitätsklinik in F. erfolgte am 16. September 1975. Auch diesmal mußte ich, als ich zu mir kam, mich im Bett zunächst zurechtrücken. Ich hatte sofort zunehmend stärker werdende Schmerzen an der Ferse des operierten Beines. Mehrfache Versuche der Krankenschwester, mir Linderung zu verschaffen, schlugen fehl. Es wurde immer unerträglicher. Die Ferse lag viel zu fest auf der Unterlage. Erst als meine Ferse in einen Polsterring gelegt wurde, verspürte ich endlich Erleichterung. Daß die Ferse zu fest auflag, kam von der Hüfte, welche wieder einen ähnlich engen Eindruck machte wie mit dem kleinen Rollhügel im Hüftbereich, vor dem Eingriff vom 26. Februar 1975.

Ich habe Prof. Sch. sofort darauf aufmerksam gemacht, daß der Eingriff keine Besserung gebracht hat. Daraufhin wurde ich ohne Notwendigkeit auf der Intensivstation belassen. Das hatte den Nachteil, daß ich keine im erforderlichen Maße therapeutischen Maßnahmen erhielt, regelmäßig mit frischoperierten Patienten zusammen war, und Besuche waren auch nicht erlaubt. Als meine Freundin Carola aus Bonn mich besuchte, hatten die Krankenschwestern ein Einsehen und schoben mein Bett auf den Flur hinaus, der sowieso nicht sehr geräumig war. Die Schwestern waren überhaupt derart freundlich, daß ich die Intensivstation, trotz aller persönlichen Kümmernisse und Sorgen, direkt als wohltuend empfunden habe und mich nicht gewehrt habe, dort zu bleiben.

Nach siebzehn Tagen wurde ich auf die Privatstation des Klinikdirektors verlegt. Die Stationsärztin empfing mich mit den Worten: „Was macht sie für einen bösen Blick!" Dieser Spruch wurde zu ihrer täglichen Begrüßung. Am sechsten Tag faßte ich mir ein Herz und sagte zu ihr: „Wenn Sie ständig den bösen Blick sehen, gehen Sie doch zu einem Psychiater und belästigen Sie nicht Ihre Patienten damit." Sie drehte sich auf dem Absatz herum, verließ das Krankenzimmer und ich fand mich in allerkürzester Zeit auf der Station meines Chirurgen wieder, wo ich meines Erachtens auch hingehörte. Ich hatte noch nie zuvor und auch nie wieder danach eine derartige Unhöflichkeit begangen. Es plagten mich auch nicht die geringsten Gewissensbisse. Diese Ärztin hatte das verdient.

Sie hat sich dann gerächt, indem sie im Krankenblatt vermerkt, daß ich bei der operativen Nachbehandlung nicht mitmache, uneinsichtig sei, alles besser wisse und am 3. Oktober 1975 das Laufenlernen im Gehwagen verweigert hätte (siehe Anhang S. 122/123).

Demgegenüber steht am 31. Oktober und am 5. November 1975 im Krankenblatt des Chirurgen, „... die Osteotomiestelle ist noch nicht belastungsstabil." Erst am 21. November 1975 darf ich ab sofort teilbelasten (siehe Anhang S. 123).

Am 27. November 1975 halten meine Ärzte mein Gangbild bei Zuhilfenahme von Unterarmstützen als zufriedenstellend und entlassen mich aus der stationären Behandlung.

Ich war hingegen keineswegs zufrieden. Ich lief nur noch auf der Fußspitze, die Hüfte und das Knie gebeugt, um meinen Körper aufrecht abzustützen. Das Knie schmerzte wie nie zuvor und mußte mit täglichen Fangopackungen beruhigt werden. Und im Liegen hatte ich in der Hüfte ein derart enges Gefühl, daß ich nicht wußte, wie ich das Bein legen sollte. Ich schlief nur noch mit einem dicken Kissen unter dem Knie, d. h. in einer erheblichen Hüftbeugung.

Außerdem erscheint seit dieser Zeit auf den Röntgenaufnahmen ein Lendenwirbel erheblich eingedrückt. Die Krankengymnastin hatte meine Oberschenkel auf der Unterlage festgehalten und mich veranlaßt, meinen Oberkörper aus dem Liegen aufzurichten. Dabei hatte sich meine Rückenmuskulatur spontan derart verspannt, daß durch Aufeinanderstoßen zweier Wirbelkörper der Wirbelschaden wohl entstanden ist. Der Schmerz war derart unerträglich, daß ich minutenlang nur wimmern konnte. Danach wurde diese Übung nie wieder von mir verlangt.

Auf meiner Operationseinwilligung vom 15. September 1975 stand handschriftlich, „Art des Eingriffs; Varisation - 30 Grad, Extension - 20 Grad, Rotation - 35 Grad, Unterstellung". Nicht einverstanden bin ich mit einer Hüftversteifung oder Endoprothese. Das Wort „Unterstellung" hatte ich damals als „Umstellung" gelesen. Umstellung der Hüfte war mir ein Begriff, Unterstellung hatte ich noch nie gehört.

Der Operationsbericht vom 16. September 1975 lautet: „... Darstellung des intertrochanteren Massivs. Lösung des vastus lateralis L-förmig von seinem Ursprung. Superiostal wird er nach medial zu weggehalten. Markierung des Schenkelhalses in seinem Verlauf. Es zeigt sich jetzt doch eine Fehlstellung i. S. der IR von gut 30 Gr. Durchführung der intertrochanteren Osteotomie nach Placierung eines Plattensitzinstrumentes. Entnahme eines medialen (Richtung Körpermitte) Keiles wegen der vorhandenen Beugekontraktur von gut 20 Gr. Und schließlich Korrektur der Innendrehfehlstellung unter Außendrehung des Beines von gut 30 Gr. Fixation mit 90 Grad Platte, 10-55 Klingen. Die Adaption erfolgt unter Druck. Nach Fixation guter Lauf. Radiologisch gute Stellung..."

Am 15. Dezember 1976 habe ich die operative Entfernung des Metalls in einem Bonner Krankenhaus ausführen lassen, weil ich zu Prof. Sch. in F. das erforderliche Vertrauen nicht mehr hatte. Der Chirurg war qualifiziert. Die Krankenhausatmosphäre war ohne jeden Abstrich äußerst wohltuend freundlich und ausgeglichen, nach all dem Streß, Kummer und Leid bei den früheren stationären Klinik- und Krankenhausaufenthalten.

XI. 7. Korrekturoperation

Die Operation erfolgte am 15. November 1977 in der Orthopädischen Universitätsklinik in E.

Ich wachte aus der Narkose auf, als die Visite ins Zimmer kam. Ich hörte den Chirurgen, Prof. H., sagen: „Jetzt will ich ihnen einmal erklären, was wir bei der Operation gemacht haben. Wir haben das Bein operativ 15 Grad nach innen gedreht, dann aber auf 12 Grad reduziert." Ich bin davon überzeugt, daß ich - das erste mal in meinem Leben - vor Schreck in Ohnmacht gefallen bin. Ich habe nicht mehr gehört, was der neue „Hüftspezialist" sonst noch gesagt hat.

Als ich danach das nächste Mal aufwachte, mußte ich, wie bereits nach den früheren Eingriffen, zunächst meinen Körper im Bett zurechtrücken. Ich hatte durch die unrichtige Lagerung bei der Operation noch Monate unerträgliche Schmerzen im Lendenwirbelbereich. Dann stellte ich fest, daß das Bein noch immer genauso innenverdreht war, wie vor der Operation. Um mir etwas Erleichterung zu verschaffen, habe ich den Unterschenkel aus dem Bett hinaushängen lassen. Im Bett war es nicht möglich, das Bein ausgestreckt zu lagern. Der Hüftbereich war viel zu eng. Wenn ich im Bett saß, verhinderte der dicke Verband um den Oberschenkel und Hüfte, daß ich mich hinlegen konnte. Ich mußte zuerst die Hüfte anbeugen, danach war es möglich, mich hinzulegen, ohne durch die Unterlage und den Verband daran gehemmt zu werden. Ich bin davon überzeugt, daß dieses Symptom nur deshalb auftreten konnte, weil der Oberschenkel viel zu weit hinten war.

Meine Ärzte zweifelten an meinem Verstand, als sie von mir hören mußten, daß die Operation keine Verbesserung gebracht habe und daß mein Bein nun noch mehr als zuvor innenverdreht sei. Sie sahen doch, daß ich mit gestreckter Hüfte im Bett lag. Sie sahen nicht, daß dabei mein Unterschenkel aus dem Bett heraushing. Das blieb ihren Augen verborgen aufgrund der daraufliegenden Bettdecke. Dabei fällt mir ein, daß der Chirurg am Vorabend der Operation im Gipsraum meine Wirbelsäule über Bildwandler angesehen und aufgrund des bis zum Boden reichenden Nachthemdes nicht gesehen hat, daß ich nur deshalb verhältnismäßig gerade gestanden habe, weil ich in Hüft- und Kniebeuge, auf der Fußspitze mein Becken, meinen Körper abgestützt habe. Hätte er mir gesagt, ich solle mit beiden Füßen und gestreckten Beinen mich fest auf den Boden stellen, hätte er sehen können, daß sich das Becken um seine Längsachse dreht, links 35 Grad nach hinten, rechts 35 Grad nach vorne, und hätte seine -

mir nicht bekanntgemachte - Operationsplanung noch einmal überprüfen müssen.

Anders als bei früheren Gelegenheiten wurde ich bereits am dritten Tag nach der Operation vor das Bett gestellt. Das frühzeitige Aufstehen regte den Kreislauf an, förderte meine Kräftigung und verkürzte die Verweildauer in der Klinik.

Am 8. Dezember 1977 wurde die Hüfte geröntgt. Als ich das Ergebnis der Operation darauf sah, wurde mir derart übel, daß ich befürchtete, einen Herzinfarkt zu bekommen.

Der Chirurg hatte den Knochenschnitt zwei Zentimeter über den früheren Knochenschnittstellen ausgeführt. Dabei hat er das untere Knochenfragment um die Hälfte nach innen Richtung Becken verschoben, so daß dieses Knochenstück, genau wie der frühere kleine Rollhügel, nach innen gegen das Becken ragt, mit dem Risiko eines unerwünschten Kontaktes mit dem Becken beim Gehen, mit der individuellen Lauftechnik für das steife rechte Knie. Das heißt, er hat die Zusammenhänge mit dieser Lauftechnik völlig unberücksichtigt gelassen.

Hinzu kommt, daß der Hüftkopf viel zu tief in der Hüftpfanne steht und auch aus diesem Grund das erforderliche rechtsseitige Neigen und Heben des Beckens aus Gründen der knöchernen Gelenksverhältnisse behindern kann.

Auf späteren Röntgenaufnahmen der Lauenstein-Technik erscheint das gesamte Massiv des großen Rollhügels, des Trochanter major, weit nach hinten, hinter den Oberschenkelknochen projiziert, und dabei den ganzen Schenkelhals überdeckend (siehe Anh. Abb. 27 + 25), Röntgenaufnahmen vom 26. Juni 1978 und 19. Oktober 1978. In Verbindung mit den Symptomen des Hüftgelenks und Beines heißt das, man sieht das Ergebnis eines operativ erheblich innenverdrehten Beines und einen pathologisch kleinen Schenkelhalswinkel. Denn eine operative Innenverdrehung des körperfernen Oberschenkels bringt dieses Knochenmassiv am Oberschenkel entsprechend mehr in Richtung hinter das Bein. Das heißt, das Ziel meines Operationswunsches auf Wiederherstellung des Beines hat der Chirurg nicht realisiert. Am siebenten Tag nach der Operation bekam ich eine Penicillinallergie. Auf der Station waren bereits derartige Allergien aufgetreten. Trotzdem wurden bei mir die Penicillindosen von täglich 40 mg nicht vorsorglich abgesetzt. Auf meinen Wunsch, hat der Stationsarzt diese Allergie zwar in meine Unfallschutzkarte eingetragen, es fehlt aber die Unterschrift des Arztes. Für den Notfall wäre es auch hilfreich gewesen, wenn die genaue Bezeichnung des Penicillin vermerkt wäre, um auf ein anderes Präparat ausweichen zu können.

Nach entsprechendem Muskeltraining - wenn ich nicht irre, mußte ich jedesmal unterschreiben -, wurde ich stationär entlassen und von meiner Familie am 15. Dezember 1977 nach Hause geholt. Meinen Pkw hat ein Medizinstudent gegen ein kleines Entgelt zurückgefahren. Er war, ohne nach dem Benzinstand zu sehen und ohne sich den Tankschloßschlüssel geben zu lassen, losgefahren. Wegen Benzinmangel ist er dann im Lastgang über die Autobahn gefahren und mußte zum Tanken das Tankschloß aufbrechen. Und ich war für seine Gefälligkeit sehr dankbar und hatte ein schlechtes Gewissen, daß ich den jungen Menschen in diese Schwierigkeiten gebracht hatte.

Viele Monate später erinnerte ich mich - was ich bei all dem Streß in der Klinik vergessen hatte -, daß ich die Narkoseärztin vor Einleitung der Narkose sinngemäß eindringlich gebeten hatte, meinen Chirurgen auf ein nicht besprochenes Problem aufmerksam zu machen. Daß ich nämlich die Hüfte bewußt gebeugt halte, um mein Becken zu stabilisieren. Und daß ich befürchte, daß, wenn ich, aufgrund der Narkose, mein Bein ausstrecke, das Becken verkippt und das Bein in die Hüftpfanne des verkippten Beckens hineinoperiert wird, wie das anscheinend bei früheren Operationen bereits geschehen war. Daß er folglich das Becken für die Operation zuerst waagerecht lagern müsse und, um dies zu können, müsse zuerst das Hüftgelenk in Beugung gebracht werden. Ich bin davon überzeugt, daß mein diesbezügliches Ansinnen ignoriert und mein Bein in Narkose in eine Hüftpfanne bei längs- und querverkippten Becken hineinoperiert wurde, welche, bei waagerecht gelagertem Becken räumlich völlig anders steht bzw. liegt. So daß ich im Ergebnis bis zum heutigen Tage ein derart verkipptes Becken habe, wenn ich das Bein strecke, siehe Körperfotos im Anhang, Abb. 33, 34, 36.

Und in den angefertigten Krankenblättern werde ich als eine außerordentlich schwierige Patientin geschildert und, daß der Chirurg von allen Voroperateuren umfangreiche Behandlungsunterlagen und die Warnung vor einer weiteren Operation erhalten hat und daß ich den ersten Chirurgen zur Anklage gebracht habe, weshalb sie selbst eine umfangreiche Akte angelegt haben, siehe Anhang S. 126-128.

Der Operationsbericht vom 15. November 1977 lautet: „... In Rückenlage zunächst nochmals Untersuchung der Patientin. Es zeigt sich, daß eine geringe Beugekontraktur besteht. Im übrigen ist die Außenrotation gegenüber der Innenrotation um etwa 15 Grad vermehrt ... Abschieben des narbig veränderten Vastus lateralis. Umfahren des cox. Femurendes mit Knochenhebeln. Bei der Untersuchung findet man nun, daß der Trochanter minor oder zumindest Teile davon an der unteren Begrenzung des Schenkelhalses ziemlich weit ventral (Richtung Bauch) sitzt. Der Ileopsoas ist hier aufzufinden. Er ist ziemlich stark gespannt und wohl im wesentlichen für die Beugekontraktur und für die Einwärtsdrehung verantwortlich. Nunmehr wird ein Kirschnerdraht in die Achse des Schenkelhalses eingeschossen.

Auch zeigt sich die bereits rechnerisch ermittelte Retrotorsion (Außendrehung) von etwa 5 Grad. Nunmehr Einbohren eines 2. Kirschnerdrahtes in der Höhe der geplanten Osteotomie. Es zeigt sich, daß diese Osteotomie im oberen Bereich des Trochanter minor zu liegen kommt. Nunmehr Einbohren eines weiteren Kirschnerdrahtes im rechten Winkel zum Femurschaft, aber axial im Verlauf des Schenkelhalses. Einschlagen eines Kinderplattensitzinstrumentes über diesen Draht. Sodann intertrochantere Osteotomie entlang eines Kirschnerdrahtes, 1,5 cm distal des Plattensitzinstrumentes. Mobilisierung des Iliopsoas, von seinem Ansatz am proximalen Fragment. Hier wird ein kleines durch die Osteotomie abgetrenntes Stückchen des Trochanter minor entfernt. Es zeigt sich, daß das Hüftgelenk selbst völlig frei beweglich ist. Nunmehr Ausschlagen des Kinderhüftplatteninstrumentes und Einschlagen eines Plattensitzinstrumentes mit einer Einschlagtiefe von 50 mm. Es wird, nachdem Rotationsmarken gelegt waren und eine Drehkorrektur von 15 Grad als günstig erkannt ist, das distale Fragment um 15 Grad gegenüber dem proximalen einwärts rotiert. In dieser Position wird das Plattensitzinstrument entfernt und eine Doppelwinkelplatte mit großer Unterstellung und 50 mm Klingenlänge eingeschlagen. Sicherung im proximalen Fragment durch eine Corticalisschraube parallel zur Klinge. Diese Platte wird nun mit Verschiebung des Schaftes nach dorsal (hinten) um etwa 8 mm und einer Medialisierung des Schaftes um etwa 15 bis 20 mm mit einer Schraube im Adaptionsgleitloch fixiert.

Es zeigt sich, daß die Einwärtsrotation etwa 20 Grad beträgt, deshalb wird die Schraube nochmals gelöst und unter Verringerung der Drehkorrektur auf knapp 15 Grad erneut eingebohrt. Diesmal einwandfreie Stellung. Die Innenrotation und Außenrotation ist nach Entfernen aller Knochenhebel und Schluß der Wunde gleich. Eine Beugekontraktur besteht nicht. Es wird nun die Platte mit den dynamischen Schrauben gespannt. Die Osteotomie ist geschlossen und absolut stabil. Von der vorderen Kante des proximalen Fragmentes wird ein Streifen abgesägt und unter die Ausschwingung der Platte zur schnelleren Verknöcherung eingebolzt..."

Am 19. Oktober 1978 habe ich in einem weiteren Krankenhaus die Metallteile operativ entfernen lassen, nachdem mein Vertrauen in den vierten Hüftchirurgen in E. nicht mehr tragfähig war.

Ich habe Bittbriefe an die meisten deutschen Kliniken und an ausländische Ärzte gesandt, mein Bein wiederherzustellen und z. T. gebeten, mir zuvor mitzuteilen, wie mein 45 Grad knöchern innenverdrehtes Bein diagnostiziert werden kann. Leider ohne Erfolg, siehe Anhang S. 128-143.

Und die Bundesärztekammer schreibt am 8. Dezember 1986, daß ich mich damit abfinden muß, daß mein Bein nicht wieder hergestellt wird.

XII. Orthopädisch-chirurgische Operationsversuche?

Ich hatte gegenüber dem ersten Chirurgen, Dr. B., in eine Oberschenkelverkürzung von 8 Zentimeter eingewilligt. Frau Z. hat mir später nochmals bestätigt, daß er bei ihr eine Oberschenkelverkürzung ausgeführt hat. Dr. B. wußte, daß ich auf ihre Empfehlung mit meinem Anliegen zu ihm gekommen war. Und es war ihm bekannt, daß das Bein gesund war, wie er in einem späteren Gerichtsverfahren notgedrungen zugeben mußte. (OLG Hamm, Öffentl. Sitzung vom 2.3.79, AZ.: 9 U 282/76.)

Für meine, im Grundgesetz verbriefte Freiheit des Selbstbestimmungsrechts aus Artikel 2 GG, war er verpflichtet, mir gegenüber mitzuteilen, daß er, wegen einer Schwerhörigkeit, die erforderliche wassergekühlte, elektrische Knochensäge nicht benutzen kann, meine Knochen mit Hammer und Meißel zerhackt und im übrigen eine Hüftoperation geplant hat.

Hätte er mich darüber aufgeklärt, hätte ich mein, für das behinderte zweite Bein absolut erforderliche, gesunde Bein den damit verbundenen Risiken nicht ausgesetzt und mich nicht von ihm operieren lassen.

Durch sein pflichtwidriges Verschweigen hat er mir einen unvorstellbar schweren Gesundheitsschaden und eine damit verbundene Lebensbeeinträchtigung zugefügt und letztlich den unbestreitbar möglichen Erfolg meines Anliegens zunichte gemacht.

Es gab damals bereits die Operationsmethode, vier Zentimeter aus dem gesunden Oberschenkelknochen herauszusägen und das entnommene Knochenstück - nachdem die Fraktur belastungsfähig verheilt ist - als Verlängerung in den zweiten Oberschenkel einzusetzen. Der entnommene Knochen wird, bis zum Eingriff am zweiten Bein, in einer Bauchfalte der Patientin deponiert. Ich wäre lediglich um vier Zentimeter kleiner geworden. Die zu langen Muskeln konnten in kürzester Zeit schrumpfen und wieder die erforderliche Kraft gewinnen. Durch die Verlängerung des zweiten Oberschenkels wäre der, durch die frühere Osteomyelitis mit Knochenbruch und Verkürzung, auf ca. 164 Grad verbogene Oberschenkel gestreckt worden mit dem therapeutischen Erfolg einer Entlastung des von dem erheblichen Bogen betroffenen Hüft- und Sprunggelenks. Daß diese Methode der Lösung des Problems nach vorheriger umfassender Beratung, Operationsplanung und sorgfältigster Ausführung zum gewünschten Erfolg geführt hätte, davon bin ich überzeugt.

Am 1. Juli 1996 wurde in einem der Fernsehsender eine Oberschenkelverkürzung einer Frau Birgit Gruda vorgestellt, welche mit Erfolg von 190 auf 179, d. h. um elf Zentimeter verkürzt wurde. Die Knochen hat der Arzt, Dr. Grutscha, mit Nägeln und Verriegelungsschrauben befestigt.

Ich hatte damals die Operation an beiden Beinen nicht weiter in Erwägung gezogen, weil mir ein Eingriff plus Metallentfernung als das geringste Risiko erschien.

Die von Dr. B. an meinem Bein geplante und durchgeführte varisierende intertrochantere Verkürzungsosteotomie, d. h. eine Hüftoperation mit Verkleinerung des Schenkelhalswinkels und Verkürzung des Oberschenkels war kontraindiziert. Das Bein war gesund und voll gebrauchsfähig und die vorhandene Statik und Biomechanik war erforderlich, um mit dem zweiten behinderten Bein behinderungsfrei gehen zu können.

Für die von mir erlaubte Oberschenkelverkürzung bedurfte es keiner besonderen Röntgendiagnosen. Es genügten Aufnahmen, auf welchen der Arzt die Länge und die Qualität des Knochens hinlänglich bestimmen konnte, an welcher die Entnahme des Knochens am günstigsten erschien, und die Durchführung und Heilung mit größtmöglicher Sicherheit erwartet werden konnte. Dr. B. hat zwar in den Krankenunterlagen am 23. September 1971 meinen Hinweis notiert „rechts besteht eine Beinverkürzung von 14 cm, gewünscht wird eine Verkürzungsosteotomie von 8 cm, es bleibt dann noch 6 cm Differenz, 2 cm sind auch jetzt nach Ausgleich für das steife Kniegelenk rechts vorhanden und weitere 4 cm müßten mit Schuhausgleich später versorgt werden." Als Facharzt für Orthopädie hat er aber zu keiner Zeit realisiert, wie diese 2 cm für das steife Kniegelenk biomechanisch zum Tragen kommen. Daß nämlich beim Gehen auf dem gesunden Bein bei achsengerechtem Becken diese 2 cm am behinderten Bein unten an der Länge fehlten, damit ich nicht an jeder Unebenheit des Weges stolperte. Was im Gegensatz dazu bei gleichlangen Beinen, durch Anheben des Beckens nicht so optimal möglich ist. Außerdem wird dabei das gesunde Bein mit einem nicht achsengerechten Becken belastet, mit dem Risiko gesundheitlicher Nachteile.

Daß er diese Zusammenhänge nicht realisiert hat, beweist sein gesamtärztliches Handeln.

Die Erkennungsmerkmale der richtigen Einstellung bei einer Röntgenaufnahme der Beckenübersicht sind unter anderem, daß beide Hüften vollkommen symmetrisch dargestellt werden. Bei der Lauensteintechnik wird das Bein der zu untersuchenden Seite im Kniegelenk stark gebeugt, wobei der Fuß mit der Sohle flach auf dem Tisch steht, die Ferse am Gesäß. Der Oberschenkel steht damit fast rechtwinklig zum Tisch und wird anschließend daran geringfügig obduziert, also nur eine Spur nach außen abgespreizt. Das Kriterium der gut eingestellten Aufnahme ist eine übersichtliche Darstellung des Schenkelhalses ohne Verkürzung und ohne irgendwelche Überlagerungen. Die oberen Begrenzungslinien des großen und des kleinen Rollhügels müssen auf gleichem Niveau liegen, so daß der Schenkelhals in ganzer Ausdehnung sichtbar wird. Der Patient darf sich nicht auf die Seite drehen, ebenso darf das Abspreizen unter keinen Umständen übertrieben werden, da sich sonst der Trochanter major in den Schenkelhals projiziert.[3]

Wie bereits unter Kapitel V. ausgeführt zeigen die Röntgenaufnahmen vom 1. März und 23. September 1971, daß ich, unter gröblichstem Verstoß gegen diese Regeln, geröntgt worden war. Die Außerachtlassung dieser Regeln und die Unterlassung einer Überprüfung durch Kontrollaufnahmen, war bereits eine fahrlässige Außerachtlassung der im Verkehr erforderlichen ärztlichen Sorgfalt. Dr. B. hat diese kontrainidizierte unrichtige Befunderhebung zur Grundlage seiner Operation an meiner gesunden Hüfte gemacht, mit der Folge der Zerstörung meiner Hüfte und meiner individuellen Behinderten-Lauftechnik.

Im übrigen soll die Lauenstein-Aufnahme Fragestellungen beantworten, die die Hüftkopfkappe betreffen (z. B. beim Morbus Perthes), oder den Schenkelhals als solchen (bei Frakturen)[2]. Während die Frage nach dem Erfordernis einer Schenkelhalswinkelverkleinerung voraussetzt, daß eine Rippstein- und eine Beckenaufnahme angefertigt werden, deren Werte noch einer Umrechnung bedarf, um die reellen Werte des Patienten zu erhalten.[4]

Zur varisierenden intertrochanteren Verkürzungsosteotomie schreibt Dr. R. Ganz aus Bern: „als eigentliche Verkürzungsoperation ist dieser Eingriff nur sehr selten indiziert, nämlich dann, wenn zusätzlich zu einer geringen Beinverkürzung eine Verbesserung der Hüftüberdachung und damit der Hüftmechanik erstrebt wird. Auf eine entsprechende Medialverschiebung des Schaftes ist hierbei zur Vermeidung eines Knievarus zu achten. Die meisten der ausgeführten Hüfteingriffe sind technisch schwierig und mit einer relativ hohen Komplikationsrate vergesellschaftet. Genaue Indikationsstellung und exakte präoperative Planung des Eingriffs sind deshalb neben adäquatem Instrumentarium sowie Erfahrung und technischem Können des Chirurgen unbedingt Voraussetzung für die Durchführung einer solchen Operation."[5]

Das bereits geschilderte Vorgehen des Dr. B. steht im krassen Widerspruch zu diesen erforderlichen Voraussetzungen für den von ihm ohne mein Wissen angestrebten und letztlich auch ausgeführten Hüfteingriff. Das heißt, sein gesamtes Vorgehen war eine fahrlässige Außerachtlassung der im Verkehr erforderlichen ärztlichen Sorgfalt - wozu auch sein gesamtes nachoperatives Handeln oder Unterlassen gezählt werden muß. So verstieß das fehlende Instrumentarium und das verkippte Aufeinandersetzen der Fragmentteile, auch gegen die AO-Richtlinien[6]. Die offen in die Muskulatur hineinragenden Metallschraubenspitzen bedurften einer zusätzlichen Sicherung durch Anbringen Riedelscher Platten[7]. Hätte Dr. B. mich über das gesamte, meine Gesundheit schädigende und gefährdende Operationsgeschehen und Operationsergebnis informiert, hätte ich meine Familie mit den erforderlichen Informationen, von der Notwendigkeit überzeugen können, daß ich sofort in die Hände eines qualifizierten Facharztes gehörte, um das Schlimmste für mein Bein abzuwenden. Der Eingriff vom 23. Juni 1972 hätte vermieden werden können, wenn ein qualifizierter Arzt bereits bei dem Eingriff vom 7. April 1972 bzw. erheblich früher eine Wiederherstellung des Beines angestrebt hätte. Unter Beachtung der im Verkehr erforderlichen ärztlichen Sorgfalt, wozu er verpflichtet war, hätte dies erreicht werden können. Ganz zu schweigen von den dann gänzlich überflüssigen Operationen der drei folgenden Chirurgen.

Seit ich erstmals Röntgenaufnahmen von meinem Bein gesehen habe, zweifle ich keinen Augenblick an meiner Überzeugung, daß Dr. B. am 6. Oktober 1971 den Iliopsoas zerstört, den kleinen Rollhügel entfernt und durch ein Stück des Röhrenknochens ersetzt hat, welcher am Oberschenkelknochen entfernt worden war. Bestärkt wurde ich dadurch, daß ich mich seither nicht mehr freihändig hinsetzen kann. Daß ich mich vielmehr mit den Händen abstützen muß. Sowie durch den Operationsbericht des Prof. Sch. vom 26. Februar 1975, daß praktisch kein Kontakt des Psoas zu diesem Trochanter besteht, der im übrigen „vergrößert" ist... Auf der Röntgenaufnahme vom 17. Juli 1974 sieht dieser Knochen wie ein Stück Röhrenknochen und nicht wie der Hügel meines kleinen Rollhügels aus, wie der Name bereits sagt, und wie dieser Hügel voroperativ, auf den Röntgenaufnahmen vom 23. September 1971 aus zwei Ebenen geröntgt, abgebildet ist, siehe Anhang Abb. 19, Abb. 9 und Abb. 10.
Das bedeutet, ich wurde am 6. Oktober 1971, am 7. April und am 23. Juni 1972, unter Vortäuschung falscher Tatsachen operiert, der kleine Rollhügel sei noch vorhanden, ergo sei der an ihm ansetzende Iliopsoas auch nicht zerstört worden. Ein strafrechtlich relevanter Vorgang.
Pflichtwidrig hat mich Dr. B. letztendlich am 2. September 1972 als geheilt entlassen, obwohl die anoperierte Statik des Beines zur Folge hatte, daß ich mich nur unter unbeschreiblichen Schmerzen an zwei Unterarmstützen mühsam ein paar Schritte fortbewegen konnte.

Bei meinen Unterlagen befindet sich ein Schreiben ohne Unterschrift vom 23. Februar 1974, in welchem Dr. B. an den zweiten Chirurgen, Prof. L., schreibt, „Da Sie Frau Damberg schon längere Zeit kennen, werden Sie, wie wir, den Eindruck haben, daß sie psychisch nicht ganz leicht zu nehmen ist. Eine Entfernung des Fremdmaterials wäre m. E. jetzt auch langsam an der Zeit und kann gerne von Ihnen vorgenommen werden, da wir auf Weiterbehandlung der Patientin keinen Wert legen." Und da wundern sich derartige Ärzte, wenn sie eine Schadensersatzklage ihrer Patienten ins Haus bekommen.

Im übrigen waren meine Knochen bereits seit dem 6.10.1971, d. h. seit achtundzwanzig Monaten ununterbrochen mit diversen Winkeleisen verschraubt. Letztendlich konnte ich den Knochen erst nach vierzig Monaten wieder ohne Metall belasten, d. h. nachdem am 26. Februar 1975 das Metall entfernt worden war. Dieses Metall übernimmt einen Teil der Tragefunktion des Knochens. Der Knochen wird nicht voll belastet und baut daher die nicht in Anspruch genommene Knochenmasse ab. Der Knochen entkalkt. Es entsteht eine Osteoporose. Aus diesem Grund muß das Metall, nach voller Belastungsfähigkeit, die nach Wagner[8], nach acht bis zwölf Wochen eintritt, wieder entfernt werden, damit sich der Knochen, durch Eigenbelastung, wieder kräftigen, d. h. Knochenmasse aufbauen kann.

Die Röntgenaufnahme vom 17. Juli 1974 zeigt in Seitansicht meinen völlig durchlöcherten Oberschenkel, durchlöchert von all den nacheinander aufgeschraubten Winkeleisen. Ein derart geschwächter Knochen beinhaltet ein erhöhtes weiteres Knochenbruch-Risiko. Wie später festgestellt wurde, hatte ich bei der Entlassung aus S. bereits eine generalisierte Knochenentkalkung. Von Dr. B. fehlt auch hierzu jede erforderliche Information und Aufklärung.

In dem späteren Urteil des Oberlandgerichts Hamm, vom 28. Februar 1983, befindet sich die bemerkenswerte Einlassung des Dr. B „... an meiner Wirbelsäule hätte sich sowieso eine Verbiegung eingestellt, und spätestens nach fünf Jahren wäre die erhebliche Beeinträchtigung der Gehfähigkeit und Standfestigkeit des linken Beines auch ohne Operation eingetreten ... wie ihm als Obergutachter bei Versorgungsfällen und aufgrund eigener Forschungen bekannt sei", siehe Anhang S. 167-168.

Spätestens jetzt hat sich mir die Frage aufgedrängt, ob ich mit meinem gesunden Bein nicht das Opfer eigener Forschungsarbeiten des Dr. B. geworden bin, um sich, im Falle des Erfolges, in Fachkreisen einen Namen zu machen.

Wie konnte dieser Arzt andererseits Behinderteneigenschaften in Versorgungssachen überhaupt beurteilen, wenn er mein individuelles ideales Behindertengehen und die damit zusammenhängenden Gelenkabläufe offensichtlich vollkommen ignoriert und bei diversen Operationen immer weiter zerstört und mich gehunfähig gemacht hat, ohne sein eigenes Handeln jemals zu überprüfen und in Frage zu stellen.

Nachsatz: Nach Zimmer, Brossy, muß, um ein Becken achsengerecht röntgen zu können, ggf. ein Keilkissen unterlegt werden. Das habe ich in der Schweiz, nicht aber in Deutschland, persönlich erlebt. Ich bin davon überzeugt, daß bei den Eingriffen aller vier Chirurgen ein derartiges Keilkissen, auch bei dem operativen Eingriff für die achsengerechte Lagerung des Beckens, erforderlich gewesen wäre.

XIII. Kollegenschutz - Patientenleid

Auch die drei Ärzte, welche diverse Korrekturoperationen an meinem Bein ausgeführt haben, haben die Regeln der ärztlichen Kunst und die Regeln der Röntgentechnik außer acht gelassen.

Alle drei haben pflichtwidrig versäumt, mich darüber aufzuklären, daß ihr Ziel der Operation nicht die Wiederherstellung des Beines ist. Wäre ich insoweit aufgeklärt worden, hätte ich keinen ihrer Eingriffe machen lassen, auch nicht unter noch so viel Leidensdruck.

Auf den Körperfotos vor dem Eingriff vom 13. August 1973, siehe Abb. 28-30, stehen meine Füße nach links, wenn ich mich mit meinem Körper geradeaus stelle. Stelle ich die Füße geradeaus, schwenkt das Becken links nach vorne bzw. rechts nach hinten. Auf dem dritten Foto balanciere ich lediglich auf dem behinderten rechten Bein. Das linke Bein trägt kein Körpergewicht, weil ich dieses schräg stehende Bein gerade stelle. Das heißt, weil ich das Bein mit dem Fuß etwas nach der Seite aufstelle, damit die Knieachse waagerecht steht. Beim Gehen hat das linke Bein das Becken gegen das behinderte rechte Bein gedrückt. Dabei gab es jedesmal ein hörbar schabendes Geräusch, weil sich die untere Hüftpfannenöffnung in den rechten Hüftkopf hinein und dort ein regelrechtes Loch gebohrt hat.

Entgegen meinem Hinweis, das Bein müsse bei der Operation etwas nach außen gedreht werden, hat der Arzt das Bein noch 25 Grad nach innen gedreht. Seither habe ich, trotz der weiteren Operationen durch die Nachoperateure, nachmessbar ein 35 Grad bzw. zuletzt ein 45 Grad knöchern innenverdrehtes Bein.

Stelle ich mich voll auf das linke Bein, schwenkt das Becken, wie eine Schaukel nach rechts und das rechte Bein hängt in der Luft. Stelle ich mich auf das rechte Bein, schwenkt das Becken nach links und das linke Bein hängt in der Luft. Stelle ich mich gleichzeitig voll auf beide Beine, drückt das linke Bein mein Becken links 35 Grad nach hinten, so daß es um denselben Betrag auf der rechten Seite nach vorne schwenkt. Seit der letzten Korrekturoperation beträgt dieser Schwenk 45 Grad.

Beim Gehen pendle ich mit dem Oberkörper bei jedem Schritt stark nach rechts und links, als hätte ich eine angeborene Hüftluxation. Ich gehe wie ein Seemann, mit breitgestellten Füßen. Dabei sind dreißig Meter die Grenze der Belastbarkeit des Beines.

Nur wenn ich das Bein 35 Grad bzw. heute 45 Grad nach innen gedreht aufsetze, kann ich aufrecht stehen und gehen, wie vor dem 6. Oktober 1971, ohne jedes Pendeln.

Denselben Erfolg habe ich, wenn ich mit dem linken Bein auf der Fußspitze stehe und gehe. Eine derartige Belastung verursacht aber einen starken Druck mit vermehrten Schmerzen vorne am Knie. Bedenkt man, daß das Ziel eines teilweisen Längenausgleichs meines Beines war, mit dem rechten Fuß nicht mehr in Spitzfußstellung (in der Innenschuhprothese) gehen zu müssen, d. h. den Fuß wieder mit voller Fußsohle abrollen zu können, ist dieses Ergebnis schon paradox.

Das Sitzen ist eine Qual. Der Oberschenkelknochen und insbesondere der große Rollhügel werden viel zu fest auf den Stuhlsitz gepreßt, was immer wieder zu Knochenhautreizungen führt. Durch die operative Innendrehung des Beines von 35 bzw. 45 Grad sitze ich ausschließlich auf dem großen Rollhügel, weil dieser sich zu weit hinten befindet, welcher dicker als mein Sitzhöcker ist, auf dem man normalerweise sitzt.

Da ich das Hüftgelenk jederzeit strecken konnte, wenn ich den Unterschenkel aus dem Bett hinaushängen ließ, hatte ich auch keine Beugekontraktur, wie der dritte und vierte Hüftchirurg angenommen haben.

Um durch die Lagerung meines linken Knies auf einem Kissen nicht womöglich tatsächlich noch eine Beugekontraktur zu bekommen, sann ich auf Abhilfe.

Auf meine Matratze legte ich eine Schaumstoffmatratze obendrauf, an welcher ich links unten vierzig Zentimeter in der Länge und die Hälfte der Breite herausgeschnitten habe. Seither liege ich mit dem Unterschenkel in dieser Vertiefung endlich völlig entspannt mit gestrecktem Hüftgelenk und schmerzfreier Wirbelsäule. Daß diese Lagerung des Unterschenkels das Risiko einer Stauung des Blutes, einer Venenentzündung beinhaltet, muß ich notgedrungen in Kauf nehmen.

Zwischen den Beinen stabilisiert ein dickes Kissen die Spreizung wie ein Spreizgips für Kleinkinder. Verliere ich das Kissen im Schlaf, verkippt mein Becken längs und quer und verursacht erhebliche Schmerzen in der Lendenwirbelsäule, wie nach den Operationen.

Das dicke Kissen brauche ich auch als Unterlage wenn ich auf der Seite liege, sonst hängt das Bein in der Luft. Es kann in Seitenlage nur dann abgelegt werden, wenn ich das Bein 35 Grad bzw. heute 45 Grad nach innen drehe.

Auf der linken Seite kann ich seit dem 6. Oktober 1971 nicht mehr liegen. Zuerst, weil ich nicht auf den Winkeleisen liegen konnte und seither, weil die linke Seite derart dick ist, daß mir die Lendenwirbelsäule abknickt.

Dieses immer wieder gleiche Ergebnis der verschiedenen Korrekturoperationen - welches ich fotografisch und auf Filmkassette dokumentiert habe - haben alle drei Korrekturoperateure einfach nicht zur Kenntnis genommen, d. h. sie haben sich damit auch nicht auseinander gesetzt. Statt dessen haben sie sich, genau wie Dr. B., auf das Röntgenbild verlassen, welches von Nichtorthopäden, d. h. nicht unter Berücksichtigung der orthopädischen Problematik, angefertigt wurde.

Sie haben die Lehre der röntgenologischen Technik pflichtwidrig außer acht gelassen und deren Außerachtlassung auch nicht durch Wiederholungsaufnahmen korrigiert. In schöner Regelmäßigkeit lag mein Becken, im Widerspruch zur Fachliteratur[2/3], längs- und querverdreht oder, was auf den Röntgenaufnahmen nicht zu sehen ist, das linke Bein wurde, z. B. bei den Rippstein-Aufnahmen, statt in Mittellage des Beines, innenverdreht geröntgt. So daß die Innenverdrehung des Beines röntgenologisch nicht erfaßt wurde.

Sie haben letztendlich pflichtwidrig versäumt, den hüftnahen rechten Oberschenkel zur Grundlage der Wiederherstellung des hüftnahen linken Oberschenkels zu machen. Am 1. März 1971 sahen jedenfalls die röntgenologischen Projektionen beider Beine relativ gleich aus, siehe Anhang Abb. 8.

Mit den Röntgenaufnahmen nach Rippstein, haben der dritte und vierte Hüftchirurg die unrichtige Frage nach der Stellung des Hüftkopfes zum Röntgentisch gestellt, d. h. nach der von ihnen so genannten Antetorsion, wie sie bei Hüftluxationen kleiner Kinder gestellt wird, deren Hüftköpfe aus der Hüftpfanne herausgetreten sind.

Nach meinen persönlichen Überlegungen haben sie dabei außer acht gelassen, daß sich mein Hüftkopf in der Hüftpfanne befand und sich lediglich in der Hüftpfanne derart gedreht hat, daß der Oberschenkel nun zu weit hinten von seinem Ursprung entfernt stand. So daß sie die Frage nach der Stellung des Oberschenkels zur Traglinie des Beines unter Einbeziehung der Beckenachse hätten stellen müssen, wie v. Lanz bereits die Beckenachse bei der Frage nach der Antetorsion als Bezugsachse genommen hat (siehe Anhang S. 103 Abb. 43).

Nimmt man die quere Beckenachse auf der Ebene der Tragelinie beider Beine im Mittelpunkt der Hüftköpfe, und überträgt die Länge des Schenkelhalses und die Antetorsion des zweiten Beines auf die Röntgentischachse, so lassen bereits die nicht nach Regeln der Röntgentechnik zustande gekommenen Rippstein-Aufnahmen erkennen, daß heute der Oberschenkel 33 Grad zu weit hinten steht, siehe Rippstein-Umrißzeichnungen im Anhang S. 104-109/Abb. 44-49. Das entspricht in analoger Anwendung der Monographie von König[9], daß bei einer operativen Innenverdrehung von 45 Grad der Oberschenkel um 33 Grad vom Ursprung weg weiter hinten steht.

33 Grad ist der Betrag, um den ich das Hüftgelenk weniger nach vorne beugen kann, d. h. nicht mehr bis zum Bauchkontakt beugen kann, weil diese Beugung bereits um 33 Grad zu weit hinten anfängt. Das kann man nicht, wie es

meine Chirurgen getan haben, als Beugekontraktur bezeichnen. Denn die Ursache ist knöcherner Natur.

Im übrigen gab es bereits 1969 ein Expertengespräch, daß alle intertrochanteren Osteotomien nur dann Erfolg haben, wenn man die Fehlgängigkeit des Gelenkes beläßt, das Bein jedoch in richtiger Laufstellung unterstellt, also die im Gelenk bestehende Fehlbeweglichkeit durch eine gegenläufige Unterstellungs-Osteotomie in Laufrichtung nutzbar macht.[10]
Das heißt, meine Chirurgen haben pflichtwidrig versäumt, das offensichtlich innenverdrehte Bein wieder nach außen zu drehen, wie es in diesem Expertengespräch bereits vorgeschlagen wurde. Daß das Bein in Narkose angeblich eine vermehrte Außendrehung gehabt hätte, ist letztlich deshalb kein Widerspruch, weil das Bein nach allen Seiten so lange frei beweglich ist, solange es nicht am Becken knöchern gehindert wird. Es ist nicht auszuschließen, daß das Becken - gewollt oder nicht gewollt - in eine entsprechende Lagerung gebracht wurde. Dafür sprechen die nachoperativen Lendenwirbelsäulenschmerzen.

Entgegen meinem Hinweis, der Fremdknochen könne mein Hüftgelenk blockieren, hat der zweite Hüftchirurg diesen Knochen dennoch nicht entfernt. Nach der von ihm am 13. August 1973 durchgeführten Operation lief der Hüftgelenkskontakt genau über diesen Knochen und erzeugte einen unbeschreiblich spitzen hohen Schmerz. Auf dem Film ist deutlich zu sehen, wie das Bein bei jedem Schritt über diesen Knochen rotiert, indem das Bein „eiert"
Der dritte Hüftchirurg sagte: „Dieser Knochen blockiert ihr Hüftgelenk, wie ein Kieselstein im Getriebe", und entfernte ihn am 26. Februar 1975.
Im Operationsbericht steht: „... praktisch besteht kein Kontakt des Psoas zu 'diesem' Trochanter, der im übrigen vergrößert ist."

Und nun steht in dem Operationsbericht des vierten Hüftchirurgen, daß der Trochanter minor oder zumindest Teile davon an der unteren Begrenzung des Schenkelhalses ziemlich weit zur Bauchseite sitzen. „Der Iliopsoas ist hier aufzufinden."
Spätestens jetzt kann ich mich eines schwerwiegenden Verdachts nicht erwehren, daß alle drei Korrekturoperateure Hüfteingriffe mit dem Ziel ausgeführt haben, ihren Arztkollegen Dr. B. vor meinen berechtigten Vorwürfen zu schützen, dieser habe am 6. Oktober 1971 an meinem gesunden Bein den Iliopsoas zerstört und den kleinen Rollhügel durch ein Stück Röhrenknochen ersetzt und mich insoweit weiteren Vertuschungsoperationen ausgesetzt.

Wenn der zweite Chirurg am 13. August 1973 diesen Knochen entfernt hätte, wäre das Vergehen des Dr. B. bereits aufgefallen. Daß der Chirurg nicht selbst in Verdacht geraten wollte, ist auszuschließen, denn er hatte ja genügend Mitarbeiter als Zeugen am Operationstisch und eine Bildwandlerkontrolle. Hätte der dritte Chirurg am 16. September 1975 durch die Art seines Eingriffs den Schenkelhals nicht so erheblich verlängert, siehe Röntgenbilder im Anhang, hätte der vierte Chirurg am 15. November 1977 durch die Art seines Eingriffs nicht den röntgenologisch nachweisbaren Eindruck entstehen lassen können, der kleine Rollhügel sei noch vorhanden, infolgedessen sei der an ihm ansetzende Iliopsoas auch nicht zerstört, und die Nachoperationen vom April und Juni 1972 seien keine Vertuschungsoperationen.

Daß der dritte Chirurg am 16. September 1975 den Schenkelhals andererseits derart verlängert hat erhellt den Verdacht, daß er selbst bereits den dann vom vierten Chirurgen durchgeführten Eingriff als nächsten Schritt ausführen wollte. Wozu er, durch meine anderweitige Entscheidung, nicht mehr kam.

Mein Verdacht wird dadurch erhärtet, daß dieser Knochen am 26. Februar 1975 entfernt wurde, welcher am 6. Oktober 1971 in toto, d. h. in Gänze, abgesprengt worden war. Folglich können keine Teile davon noch vorhanden sein als Ansatz für die Sehne Iliopsoas. Inzwischen gab es auch bereits Ärzte, welche den durch die operative Knochenverschiebung entstandenen Knochenvorsprung irrtümlich als kleinen Rollhügel angesehen haben.

Daß das Bein um 45 Grad knöchern innenverdreht ist und keine Beugekontraktur hat, ist unbestreitbar. Wäre der Iliopsoas am Bein noch vorhanden, hätten meine Chirurgen das Bein nicht operativ derart innenverdrehen können. Die Stärke der Muskeln Iliaca und Psoas an der Iliopsoassehne - mit dieser Kraft kann ein Gewichtheber mehrere hundert Kilo hochreißen - hätten meine Chirurgen beizeiten von einem derartigen operativen Vorgehen abgehalten bzw. abhalten müssen, siehe Iliopsoas, Psoas und Iliaca, bei Voss-Herlinger.[11]

Das Fehlen des Iliopsoas am Bein wird unter anderem am ehesten dadurch offensichtlich, daß ich mich nur nach Abstützen mit meinen Händen hinsetzen kann. Stütze ich mich nicht ab, plumpse, falle ich einfach hin.

Vertuschungsoperationen sind strafrechtlich relevante vorsätzliche und unerlaubte Handlungen der Körperverletzung. Ein derartiges ärztliches Kollegialverhalten ist sittenwidrig, strafbar und schadenersatzpflichtig.

Nach Brustamputation und jeweils 3000 rad Kobaltbestrahlung je Bestrahlungsfeld im Jahr 1976 erlitt ich als Spätfolge eine Lähmung der Arm-, Hand- und Fingerbeuger. Greifen oder etwas heben kann ich nicht mehr. Seit Auftreten der ersten Symptome 1983 haben alle konsultierten Ärzte den Zusammen-

63

hang mit dem schädigenden Ereignis verschwiegen und erstmals 1991 zugegeben.

Im Frühjahr 1996 erlitt ich einen Bruch meines Brustbeins an der bestrahlten Stelle. Eine operative Befunderhebung in der Orthopädischen Universitätsklinik wegen Verdacht auf Metastasen bzw. Osteomyelitis von vor fünfzig Jahren, habe ich in einer nie dagewesenen panischen Angst und Vertrauensmangel gegenüber den Klinikärzten abgelehnt.

Ich hatte die Assoziation, der kranke Knochen würde herausoperiert, der Rest zusammengeschoben und verschraubt und als Ergebnis hätte ich einen Buckel in der Wirbelsäule, in analoger Anwendung meiner Erfahrungen mit orthopädischen Chirurgen. Mein Eindruck war, daß ich zunächst stationär aufgenommen werden sollte, d. h. in den Verfügungsbereich des Chirurgen, um mich dann unter meinem Leidensdruck seinen operativen Vorschlägen zu fügen.

Inzwischen hat sich der Verdacht meiner Ärzte aufgrund weiterer nichtoperativer Befunderhebungen als unbegründet herausgestellt. An dem nicht behandelten Brustbeinbruch hat sich inzwischen eine Pseudarthrose entwickelt.

Über beide Spätfolgen der Kobaltbestrahlung wurde ich nicht aufgeklärt, so daß ich einen Schadensersatzanspruch gegen die Klinik bzw. den Klinikträger, das Land Nordrhein-Westfalen, habe, mit einer Frist von drei Jahren seit Kenntnis des Schadens und des Schädigers bezüglich eines Schmerzensgeldes, bzw. mit einer Frist von dreißig Jahren für den Ersatz des finanziellen Schadens. Aufgrund meiner Erfahrungen, wie meine Klagen von den Gerichten behandelt worden sind und wie darüber entschieden wurde (siehe nächstes Kapitel und Anhang), habe ich ganz bewußt davon abgesehen, Schadensersatzforderungen zu stellen.

Im übrigen bin ich mir bis heute nicht sicher, ob ich dem Chirurgen nicht lediglich als Objekt seiner chirurgischen Berufsausbildung gedient und tatsächlich keinen Brustkrebs hatte. Die Krankenunterlagen haben mich da erheblich irritiert und zum Zweifeln gebracht.

Nachtrag: Durch meine individuelle Gehtechnik stand mein Becken etwas nach links geschwenkt, d. h., es war links um 2 cm dicker als rechts. Der menschliche Kopf wird von seinem Gleichgewichtsorgan in der Mitte der breitesten Stelle des Körpers ausbalanciert - beim Mann sind es die Schultern, bei der Frau ist das Becken die breiteste Stelle. Dementsprechend haben sich meine Halswirbel um ½ cm verschoben, so daß die linke Schulter um 1 cm schmaler als die rechte Schulter war. Der erste und der dritte Hüftchirurg haben diese Fakten und Abhängigkeiten völlig unberücksichtigt gelassen, als der erste Chirurg das Bein im Beckenbereich um 30 Grad abgeknickt und der dritte

Chirurg den Schenkelhals durch Verschiebung der Frakturteile verlängert hat. Damit haben beide die linke Hüfte noch erheblich mehr, als bereits vorhanden, verbreitert, mit der unweigerlichen Folge einer zusätzlichen Wirbelsäulenverbiegung. Mir war nicht bekannt, daß der Facharzt für Orthopädie und Chirurgie derart weniger über diese orthopädisch-statischen Zusammenhänge gelernt hat als ich, als Damenschneidermeisterin. Vielleicht war es aber nur blinder Eifer, sich mit einer spektakulären Operation hervorzutun bzw. das Bemühen um Kollegenschutz.

Nachtrag: Am 8.2.1979 erhielt ich die Kündigung meines Dienstverhältnisses durch das Bundesinnenministerium, weil ich „wegen Krankheit dem Dienst ferngeblieben bin, es sei kaum zu erwarten, daß ich in Zukunft einer regelmäßigen Arbeit nachgehen werde." Bürokratisch genau wurden sämtliche Zeiten aufgelistet, in welchen ich stationär behandelt worden war.

XIV. Gerichtsverfahren a - d

Gerichtsverfahren a)

Das Landgericht Münster hat meiner Klage gegen Dr. B. stattgegeben und ihn zur Zahlung eines Schmerzensgeldes und Mehrbedarfsrente verurteilt (Aktenzeichen: LG Münster, Urteil vom 6. Oktober 1976- 2 O 468/74-: siehe Anhang S. 144)

Dieses Urteil hat Dr. B. mit dem Rechtsmittel der Berufung angefochten mit der unwahren Behauptung, er habe mein Hüftgelenk nicht operiert. Das Hüftgelenk sei durch seine Operation überhaupt nicht berührt worden.

In dem Termin zur mündlichen Verhandlung hat er dann zugegeben, daß das Bein gesund war, bevor er es operiert hat. (OLG Hamm, Öffentliche Sitzung vom 2.3.1979, AZ: 9 U 282/76)

Trotz dieser beiden verfahrenserheblichen Tatsachen - das Leugnen einer Hüftoperation an meinem gesunden Bein, für welches ihm lediglich eine Oberschenkelverkürzung schriftlich erlaubt worden war - hat das Oberlandgericht Hamm das Urteil des Landgerichtes Münster aufgehoben und meine Klage abgewiesen (Aktenzeichen: OLG Hamm, Urteil vom 29. Mai 1979 - 9 U 282/76 -; siehe Anhang S. 149).

Das Gericht sah den schuldhaften Behandlungsfehler durch Dr. B. nicht als erwiesen an. Darüber und auch über welche Komplikationen ich vor der Operation von Dr. B. hätte belehrt werden müssen, wollte das Gericht den Gutachter hören. Ich hätte die Beweisaufnahme insoweit vereitelt, weil ich mein Einverständnis zur Verwertung der gefertigten Röntgenaufnahmen verweigert hätte. In entsprechender Anwendung des Gesetzes müsse daher der Beweis ordnungsgemäßer Aufklärung als erbracht gelten. Denn ich hätte meine Prozeßförderungspflicht schuldhaft verletzt, so daß deshalb davon abgesehen werden müsse, den Sachverständigen mit der Fertigstellung des Gutachtens zu beauftragen.

Der von dem Gericht beauftragte medizinische Gutachter hatte von mir eine Unterschrift verlangt, daß ich mit der Verwertung der von ihm bereits erstellten Röntgenaufnahmen einverstanden bin, was bereits eine verfahrenswidrige Vereinbarung mit einer Streitpartei beinhaltete, wie mein Prozeßbevollmächtigter vor Gericht später eingewendet hat.

Er hatte mich derart konfus gemacht - wir waren um zehn Uhr bestellt und bereits seit sechs Uhr unterwegs, der Gutachter kam mit einer Verspätung von zwei Stunden aus dem Operationssaal - so daß er eine Ruhepause einlegen mußte. Nachdem er mich auch noch persönlich geröngt hatte, es war bereits sechzehn Uhr, mir klebte die Spucke im Mund vor Durst und Streß, lief er um mich herum, wie eine Katze um den heißen Brei und argumentierte, „wenn er wüßte, daß ich sein Gutachten angreife, würde er das Gutachten lieber nicht erstatten." So daß ich dann von zu Hause, in größter Sorge, was er mit der mir danach abverlangten Unterschrift im Gerichtsverfahren anrichten könnte, meine Unterschrift widerrufen habe.

Der Gutachter sah daraufhin von der Erstattung des Gutachtens ab. In der mündlichen Verhandlung vor dem Berufungsgericht erklärte mein Prozeßbevollmächtigter sich in meinem Namen jedoch mit der Verwertung der gefertigten Röntgenaufnahmen einverstanden und rügte im übrigen das verfahrenswidrige Vorgehen des Gutachters. Leider ohne Erfolg.

Da das Gericht bereits eingangs des Verfahrens einen seit zwei Jahren verstorbenen Gutachter beauftragt hatte - diesen Irrtum, den ich selbst bemerkte und darauf aufmerksam machen mußte, hat das Gerichtsverfahren um Wochen verzögert -, habe ich leider den Eindruck gewinnen müssen, daß, insgesamt betrachtet, mein Verfahren von dem Gericht nicht sehr gefördert wurde.

Der Bundesgerichtshof hat das Urteil des Oberlandesgerichts aufgehoben und die Sache zur anderweitigen Verhandlung und Entscheidung an einen anderen Senat des Berufungsgerichtes zurückverwiesen (BGH, Urteil vom 24. Februar 1981 - VI 168/79-, siehe Anhang S. 154).

Der BGH führt aus: „... Die Zurückweisung der Klägerin mit dem Beweismittel ohne Setzung der erforderlichen Ausschlußfrist nach § 356 Zivilprozeßordnung stellt einen Verfahrensfehler dar. Auf diesem Verfahrensfehler beruht das angefochtene Urteil und kann deshalb keinen Bestand haben."

Leider hat auch der BGH den rechtswidrigen unerlaubten Zugriff des Chirurgen auf meine gesunde Hüfte nicht zur Kenntnis genommen. Er hat lediglich detaillierte Feststellungen zur ärztlichen Aufklärungspflicht gemacht. Was letztlich zweitrangig war. Denn es kam nicht darauf an, was eine Sekretärin des Dr. B. anläßlich der Konsultation vom 1. März 1971 unbewiesen behauptet hat. Vielmehr kam es auf den Inhalt meiner schriftlichen Operationseinwilligung vom 7. März 1971 an, in welcher ich in eine Oberschenkelverkürzung eingewilligt hatte und nicht in eine Hüftoperation, so daß die BGH-Entscheidung selbst auf Verletzung ständiger Rechtssprechung und meiner Grundrechte beruht.

„Denn der Rechtsgrundsatz, daß jedem das Recht auf körperliche Unversehrtheit zusteht (Art. 2 II GG), gilt auch für das Verhältnis zwischen Arzt und Patient. Ein ärztlicher Eingriff in die körperliche Unversehrtheit des Kranken ist nur insoweit nicht widerrechtlich, als die Einwilligung des Kranken reicht. Die Widerrechtlichkeit der ärztlichen Maßnahme entfällt nur durch den erklärten Rechtswillen des Patienten, durch den er den Arzt zum Eingriff befugt."

(OLG Köln, Urteil vom 16.3.78, AZ.: 18 U 198/77; VersR 78, 1075, NJW 78, 1690)[12]

Der 3. Senat des.Oberlandgerichts Hamm hat danach in einem Teil- und Zwischenurteil die Berufung des Dr. B. gegen das erstinstanzliche Urteil des Landgerichts Münster kostenpflichtig zurückgewiesen und festgestellt, daß Dr. B. verpflichtet ist, mir alle Schäden zu ersetzen, die aufgrund der Verkürzungsosteotomie vom 6. Oktober 1971 nach dem 2. Juni 1978 entstanden sind und noch entstehen werden, soweit dieser Anspruch nicht auf meine Krankenkasse übergegangen ist oder übergehen wird (OLG Hamm, Urteil vom 28. Februar 1983, AZ.: 3 U 100/81, siehe Anhang S. 159).

Das Gericht hat angenommen, daß Dr. B. am 6. Oktober 1971 schuldhaft eine Körper- und Gesundheitsverletzung begangen hat. Und es hat einen Behandlungsfehler angenommen, weil Dr. B. am 6. Oktober 1971 gegen die AO-Richtlinien verstoßen hat, indem er ohne Grund auf die erforderliche Kompression der Knochenschnittflächen verzichtet hat.

Daß Dr. B. einen Hüfteingriff geleugnet hat, wurde bei der Gerichtsentscheidung nicht berücksichtigt.

Meine Operationseinwilligung vom 7. März 1971 wird zwar zitiert, in welcher ich das Ausmaß des operativen körperlichen Eingriffs festlege, d. h. eine Oberschenkelverkürzung von acht Zentimetern. Für das Gericht ist dieser eindeutige Patientenwille, was mit meinem gesunden Bein operativ gemacht werden darf, aber anscheinend rechtlich nicht relevant. Das Gericht setzt sich genau wie Dr. B. einfach darüber hinweg.

Unter Außerachtlassung jeglichen Allgemeinwissens, daß ein durch Gewalteinwirkung dreißig Grad abgeknicktes ehemals gesundes Bein aufgrund extremer Fehlstatik und Fehlbelastung der benachbarten Gelenke nicht mehr gehfähig sein kann, macht sich das Gericht die Meinungen der gerichtlich bestellten Sachverständigen ungeprüft zu eigen. So daß es am Ende auch noch eine Anerkennung ausspricht, „daß der Beklagte eine Operationsmethode gewählt hat, die nicht allgemein gebräuchlich war, aber in späteren Jahren viel Anerkennung erfahren hat."

Daß dieser Eingriff am gesunden Bein kontraindiziert war, läßt das Gericht unberücksichtigt.

Das Gericht hat einen groben Behandlungsfehler oder eine grobe Fahrlässigkeit nicht angenommen, auch wenn auf nachoperativen Röntgenaufnahmen fast 1 cm Luft zwischen den Knochenflächen festgestellt wurde. Wegen der Schwierigkeit des operativen Eingriffs sei ein diesbezüglicher Schuldvorwurf nicht so gewichtig. Das Gericht läßt dabei völlig außer Betracht, daß auch nach den Operationen vom 7. April und 23. Juni 1971 lediglich eine verkantete Einstellung der Knochenschnittflächen mit bis zu 1 cm Luft dazwischen gezeigt wird. Und Dr. B. hat nie behauptet, daß es bei diesen Eingriffen zu Komplikationen gekommen wäre, wie er dies bei dem Eingriff vom 6. Oktober 1971 unbewiesen behauptet hat.

Das Gericht hat nicht berücksichtigt, daß bei der angewandten Operationsmethode aus Amerika der kleine Rollhügel vom Oberschenkelknochen abgetrennt werden muß, d. h. daß es kein Mißgeschick war, wie Dr. B. behauptet hat, daß dieser Knochen bei der Operation abgespalten wurde.

Letztendlich hat das Gericht nicht berücksichtigt, daß mein Bein vertragswidrig lediglich nur 6 cm verkürzt wurde.

Zusammengefaßt beruht die Entscheidung auf einer unrichtigen rechtlichen Würdigung des Gerichtes, was für die zuerkannte Höhe des Schmerzensgeldes und die Höhe der Verfahrenskosten, mit denen ich unterlegen bin, von erheblicher Bedeutung war.

In seinem Endurteil hat das Gericht alsdann die Berufung des Dr. B. zurückgewiesen und ihn zur Zahlung eines Schmerzensgeldes und einer Mehrbedarfsrente plus Verzugs- und Prozeßzinsen in entsprechender Höhe endgültig verurteilt (OLG Hamm, Urteil vom 25. Februar 1985, AZ.: 3 U 100/81, siehe Anhang S. 175).

Gutachterlich beraten, ist die Urteilsbegründung m. E. eine Fortsetzung der unrichtigen rechtlichen Würdigung des vorangegangenen Teil- und Zwischenurteils. Das behauptete Absacken des Schenkelhalses kann, wenn überhaupt, höchstens bei einer Nagelung vorkommen und nicht bei der AO-Osteosynthese. Das liegt in der Natur der beiden unterschiedlichen Befestigungsmaterialien[8]. Und wenn die von Dr. B. ausgeführte Hüftoperation ohne jeden Zwischenfall problemlos verheilt wäre, hätte ich ein 30 Grad schräg gestelltes Bein gehabt und wäre genauso gehunfähig und schmerzgeplagt gewesen, wie ich dann tatsächlich als angeblich geheilt entlassen wurde.

Mein Klagevorwurf, daß ich am 6. Oktober 1971 nach einer Fehldiagnose aufgrund regelwidrig angefertigten Röntgenmaterials einer kontraindizierten Hüftoperation ausgesetzt wurde, haben die von den Gerichten beauftragten Sachverständigen ignoriert und die Gerichte haben es nicht zur Kenntnis genommen.

In der mündlichen Verhandlung hat mich das Feilschen des Gerichts um einen außergerichtlichen Vergleich derart empört, daß ich auf das letzte Angebot in Höhe von zweihundertfünfzigtausend Mark konterte: „Ich verkaufe meine Menschenrechte nicht!" Die Richter sprangen wie ein Mann hoch und ich setzte noch eins drauf. „Danke, wenigstens eine Genugtuung in fast elf Jahren!"

Für mich hatte sich mit dem Benehmen des Senats der im Verfahren immer vorhandene Eindruck bestätigt, daß ich nicht nur gegen Dr. B. und die Sachverständigen, sondern auch gegen die jeweiligen Gerichte streiten mußte.

Revision und Verfassungsbeschwerde wurden nicht zur Entscheidung angenommen (BGH, Beschluß vom 18. Dezember 1984, AZ.: VI ZR 117/85, BVerfG, Beschluß vom 13. Juni 1986, 1 BvR 517/86).

Am 14. September 1985 mußte ich selbst einen Antrag auf Festsetzung, der gesamten Kosten des Schmerzensgeldprozesses stellen. Von meinen nachgewiesenen Gesamtkosten in Höhe von 43.862 Mark hat das Oberlandgericht Hamm - als Gericht der Erinnerung - lediglich 13.309,04 Mark- als erstattungsfähig anerkannt.

Das Gericht hat den am 28. April 1987 von Dr. B. zur Aufrechnung, gestellten Überzahlungsanspruch seiner Haftpflichtversicherung - deren irrtümliche Zuvielzahlung in Höhe von 20.322,00 Mark - außer acht gelassen, welcher, gemäß Zoeller, Anmerkung 21 zu § 104 ZPO, Stichwort materiellrechtliche Einwendungen, im Kostenfestsetzungsverfahren zu berücksichtigen war. Zwar galt beim Gericht der Erinnerung das Nachschiebeverbot, das Gericht hätte aber den vom Landgericht erteilten Vollstreckungstitel auf die festgesetzten Kosten aufheben müssen, weil ich, aufgrund jener Zuvielzahlung, einen Antrag auf diesen Vollstreckungstitel nicht gestellt hatte.

Aufgrund dieses Vollstreckungstitels hat Dr. B. ein Gerichtsverfahren gegen mich eingeleitet. Einen Prozeßbevollmächtigten konnte ich nicht finden. Meinen Antrag auf Beiordnung eines vom Gericht benannten Notanwaltes hat das Gericht abgelehnt und gegen mich ein Versäumnisurteil erlassen, weil ich der Ladung nicht gefolgt, d. h. anwaltlich nicht vertreten war. Es hat die Zwangsvollstreckung aus dem Beschluß des Kostenfestsetzungsverfahren für unzulässig erklärt, mir die Kosten des Verfahrens auferlegt und das Urteil für vorläufig vollstreckbar erklärt. Dr. B. hat seine außergerichtlichen Kosten dieses Verfahrens bei Gericht festsetzen lassen und daraus am 28. Juli 1988 die Vollstreckung in meiner Wohnung betreiben lassen, weil ich, in meiner Empörung über diese ganze Angelegenheit, das nicht verhindert habe.

Gerichtsverfahren b)

Das Landgericht Bonn hat der Honorarklage des Viertchirurgen aus E. stattgegeben und mich verurteilt, an den Kläger 3.517 Mark zu zahlen. Meine Widerklage auf Schmerzensgeld und Schadensersatz hat das Gericht abgewiesen. (LG Bonn, Urteil vom 30.11.1981, AZ.: 10 O 44/80, siehe Anhang S. 179).

Gutachterlich beraten glaubt das Gericht an eine angebliche Schrumpfungskontraktur, welche unvorhersehbar gewesen wäre, obwohl entsprechende Schmerzsymtome völlig fehlten. Im übrigen hätte ich durch bloße Verweigerung meiner Unterschrift auf der Einverständniserklärung die Operation jederzeit verhindern können.

Das Oberlandesgericht Köln hat meine Berufung gegen das erstinstanzliche Urteil zurückgewiesen (OLG Köln, Urteil vom 24.10.1982, AZ.: 7 U 9/82, siehe Anhang S. 191), mit der nicht mehr verständlichen Meinung:

„... Worauf die bei der Beklagten um die Zeit der F...Operation und auch jetzt bestehende vermehrte Innendrehfähigkeit..beruht, bedarf vorliegend keiner Entscheidung ... Entgegen ihrer Ansicht lag damals eine knöcherne Außendrehung vor ... Daneben bestand offenbar beim Gehen eine Einwärtsdrehung des linken Beines, der der Kläger ... durch Entspannen des Muskels ilio psoas zu begegnen versucht hat ...“

Die Begründung dieser Urteile ist nicht schlüssig: Unstreitig beträgt die reelle Antetorsion (AT) eines Erwachsenen 12 Grad. Der Gutachter hat bei seiner Röntgenuntersuchung jetzt eine AT von 24,5 Grad festgestellt. Das heißt, die Operation des Klägers war kontraindiziert, bei der das Bein 12 Grad nach innen gedreht wurde. Denn 24,5 Grad AT sind 12,5 Grad zu hoch und sind durch die Innendrehung erzeugt. Vor dem Risiko einer kontraindizierten Operation hat mich der Kläger nicht aufgeklärt. Und in eine kontraindizierte Operation habe ich nicht eingewilligt. Meine Einwilligung war unwirksam. So daß der Kläger aufgrund der Unterlassung der Aufklärung vor diesem Risiko und Verletzung seiner Sorgfaltspflicht aus § 276 BGG, wegen fahrlässiger Körperverletzung auf Schadensersatz haften müßte.

Die Verletzung seiner Sorgfaltspflicht ist auch darin zu erblicken, daß er eine Ausschlußdiagnose versäumt hat. Zum einen fehlt eine Kontrastmittel-Röntgenaufnahme, bei welcher hinsichtlich des gesamten Krankheitsverlaufs des Beines festgestellt worden wäre, daß der Psoas nicht mehr vorhanden ist und insoweit keine Beugekontraktur vorliegt. Zum anderen hätte ein achsengerechtes Becken - bei Innendrehung des Beines um 35 Grad im Stehen geröntgt - ergeben, daß tatsächlich das Bein operativ 35 Grad nach außen gedreht werden mußte, siehe Röntgenaufnahme vom 21.8.1981 im Anhang (Abb. 57, Umrißzeichnung), welche auf die genannte Weise geröntgt, erstmals ein achsengerechtes Becken zeigt.

Da der Sachverständige bei der klinischen Untersuchung des Klägers nicht dabeigewesen ist und insoweit auch keine Beweise vorliegen, kann der Sachverständige mangels Beweis derartige behauptete Untersuchungsergebnisse des

Klägers auch nicht überprüfen. Er hätte lediglich aus dem jetzigen Beinzustand Rückschlüsse ziehen können. Und das hat er nicht getan.

Hinsichtlich der Nichtaufklärbarkeit der Ursache der nach wie vor vorhandenen Innenverdrehung des Beines geht, nach ständiger höchstrichterlicher Rechtsprechung, nicht zu Lasten des Patienten. Schließlich hatte das Bein einmal richtige Hüftverhältnisse, welche lediglich durch Hüftchirurgen operativ verbaut wurden und infolgedessen operativ wieder anzustreben waren.

Das alles lassen die Gerichte außer Betracht.

Revision und Verfassungsbeschwerde wurden nicht zur Entscheidung angenommen (BGH, Beschluß vom 18. Dezember 1984, AZ.: VI ZR 269/83, BVerfG, Beschluß vom 31. Januar 1984, AZ.: 1 BvR 93/84).

Gerichtsverfahren c

Das Landgericht Frankfurt hat meine Klage gegen den Drittchirurgen in F. abgewiesen (LG Frankfurt, Urteil vom 31. März 1982, AZ.: 2/4 O 193/78, siehe Anhang S. 199).

Das Oberlandesgericht Frankfurt hat meine dagegen eingelegte Berufung zurückgewiesen (OLG Frankfurt, Urteil vom 14. April 1983, siehe Anhang S. 203).

Auch die Begründungen dieser Urteile sind nicht schlüssig: Mein linkes Bein war voroperativ 35 Grad knöchern innenverdreht und sollte von dem Beklagten am 16.9.1975 operativ 35 Grad nach außen gedreht werden. Nach einem weiteren anderweitig ausgeführten Eingriff vom 15.11.1977 ist das Bein inzwischen 45 Grad knöchern innenverdreht. Das heißt, der Beklagte kann das Bein am 16.9.1975 nicht glaubhaft operativ 35 Grad nach außen gedreht haben - wie er in seinem Operationsbericht und auch im Gerichtsverfahren behauptet hat -, sonst gäbe es dieses Ergebnis nicht.

Ich hatte keine Beugekontraktur. Dennoch hat der Beklagte aufgrund klinischer Untersuchungen zur Beseitigung, dieser von ihm angenommenen Beugekontraktur im Hüftbereich das obere Knochenfragment um 20 Grad nach hinten geneigt, den Schenkelhalswinkel um 10 Grad verkleinert und den Schenkelhals - durch seitliche Verschiebung der Fragmente - verlängert.

Das von dem Gutachter Prof M. beigezogene Gutachten hat am 5.8.1976 - also etwa ein Jahr nach der Operation des Beklagten vom 16.9.1975 - bei eigenen klinischen Untersuchungen angeblich eine Beugekontraktur von etwa 20 bis 25 Grad angenommen. Das heißt, die Operation vom 16.9.1975 war auch insoweit kein Erfolg.

Damit liegt auf der Hand, daß die klinische Untersuchung für sich genommen weder die Grundlage für Hüftoperationen der vorliegenden Art sein kann, noch ist Prof. K. in der Lage, über klinische Befunde der Beklagten in seinen schriftlichen Gutachten vom 27.5.1981 / 25.1.1982 glaubhaft definitive Aussagen zu machen. Erst recht nicht, da er bei der klinischen Untersuchung nicht dabei gewesen ist, keine nachprüfbaren Befunde vorliegen und er mich nicht persönlich untersucht hat, um Rückschlüsse zu ziehen.

Hinzukommt, daß der Sachverständige Röntgenaufnahmen wie Rippstein mit Lauenstein bzw. Lauensteintechnik mit Beckenschrägaufnahmen (?) unter anderem verwechselt hat. Das war durch die Röntgenaufzeichnungen, eine Art Liste bei den Behandlungsunterlagen, sowie mit den Namen und Daten versehenen einzeln benannten Röntgenaufnahmen nachweisbar. Im übrigen gibt es auch für die Unterrichtung eines Arzthaftpflicht-Senats entsprechende Fachliteratur, in welcher dargestellt wird, was eine Beckenübersicht, Rippstein oder Lauenstein ist, soweit ich diese nicht selbst vorgelegt hatte. Auch ein Hinweis des Gerichtes zur Vorlage derartiger Fachliteratur war statthaft.

Aus der Lauenstein-Röntgentechnik, die der Beklagte und der Sachverständige Prof. M. angewendet haben, kann der Drehfehler des Beines nicht errechnet werden. Die Rippstein-Technik war fehlerhaft angewendet. Indem der Unterschenkel um 35 Grad nach außen geschwenkt über eine Metallstange hing, war der Drehfehler tatsächlich herausgedreht und deshalb im Hüftgelenk röntgenologisch überhaupt nicht erfaßbar. Ganz zu schweigen von dem nicht nach den Regeln dieser Technik gelagerten Becken, das immer längs- und querverkippt, statt achsengerecht gelagert war, mit der Folge völlig verschiedener Hüftpfannen-Stellungen im Raum und entsprechend unterschiedlicher sogenannten Antetorsionswerten, d. h. Drehstellungswerte der Beine.

Erforderliche andere Röntgentechniken wie die Innenrotationsaufnahme oder die Aufnahmen nach Lequesne, welche im Stand geröntgt werden, oder auch von der Technik abweichende, der gezielten Diagnostik dienende Aufnahmen bzw. eine Ausschlußdiagnostik, fehlen völlig für eine voroperative sorgfältige Diagnostik.

Andererseits war für das schriftliche Gutachten des Prof. K., eine persönliche Untersuchung der gesundheitsgeschädigten Streitpartei, und eine Anamnese, d. h. eine Begutachtung sämtlicher Krankenunterlagen der Vor- und Nachoperateure zwingend erforderlich. Denn nur so konnte, quasi von Operation zu Operation, eruiert werden, wie das gesunde Bein in den geklagten Zustand geraten war, um, auch unter Berücksichtigung der letzten Operation vom 15.11.1977, den Eingriff des Beklagten vom 16.9.1975 wenigstens rekonstruieren zu können.

Es fehlt auch das voroperativ simulierte und röntgenologisch festgehaltene Ziel der Operation und eine nachoperative Vergleichsaufnahme, ob das Operationsziel erreicht worden ist, so daß der Sachversändige auch insoweit nicht begutachten kann.

Mein hier nur stichwortartig aufgezeigter, substantiierter Vortrag und der Mangel der Begutachtung, lassen beide Instanzgerichte außer Betracht.

Das OLG meint sogar - entgegen den Einlassungen und Operationsbericht vom 16.9.1975 - der Sachverständige habe eine voroperativ <u>knöchern</u> bedingte Innenrotation des linken Beines negiert. „Auch in dem von der Klägerin im gegebenen Rechtsstreit vorgelegten Gutachten des Prof. M. vom 5.8.1976 ... ist eine <u>knöcherne</u> Veränderung des Kniegelenkes (?) verneint und für das Hüftgelenk nicht festgestellt worden."

Das OLG meint im Ergebnis, es sei nicht zu beanstanden, daß der Sachverständige keine ins Detail gehende Erläuterung zu den Operationsberichten der Vor- und Nachoperateure dargetan hat.

Nur das Ergebnis der Operationsplanung brauche dem Patienten mitgeteilt und erläutert werden, da er erst anhand dieses Ergebnisses in den Stand gesetzt werde, eine ihm sachgerecht erscheinende Entscheidung zu treffen, quasi unter Leugnung des Rechts des Patienten auf Kenntnisnahme der Diagnose mittels richtig ausgewählter Röntgendiagnostik.

Letztendlich hat das OLG auf neun Seiten detailliert und akribisch zu meiner Klagebegründung Stellung genommen, warum und daß aus seiner Sicht kein vorwerfbarer Fehler gegen die Beklagten vorliege. Dann ist aber seine Meinung nicht mehr verständlich, es fehle an einem schlüssigen Sachvortrag meinerseits, unter Verstoß gegen die ständige Rechtsprechung des BGH, daß keine übertriebenen Anforderungen an die Partei zu stellen sind. Schließlich kann es nicht zu Lasten des Patienten gehen, wenn zwingend erforderliche Befunde fehlen oder eine Begutachtung indirekt unterlassen, unterlaufen wird.

Letztendlich kann nicht ausgeschlossen werden, daß bei einer Operation am 16.9.1975, mit richtiger röntgenologischer Diagnose, d. h. bei einer indizierten Operation, mein Bein wiederhergestellt und mein Leidensweg beendet worden wäre.

Und über das Risiko, nach Fehldiagnosen operiert zu werden, wie dies tatsächlich geschehen ist, wurde ich auch nicht aufgeklärt, so daß meine Operationseinwilligung unwirksam war.

Die Entscheidung des OLG Frankfurt ist zusammengefaßt, nicht mehr verständlich.

Revision und Verfassungsbeschwerde wurden nicht zur Entscheidung angenommen (BGH, Beschluß vom 28. Februar 1984, AZ.: VI ZR 120/83, BVerfG, Beschluß vom 10. April 1984, AZ.: 1 BvR 436/84).

Auf seiner 433. Sitzung vom 6. Februar 1990 hat das Ministerkomitee der Europäischen Menschenrechtskommission in Straßburg, unter dem Aktenzeichen; 11157/84, festgestellt, daß die Regierung der Bundesrepublik Deutschland, wegen der überlangen Verfahrensdauer von über fünf Jahren und fünf Monaten, meine Menschenrechte aus Artikel 6 Absatz 1 der Europäischen Menschenrechtskonvention verletzt hat.

Die Verletzung von Artikel 6 Absatz 1 sieht das Komitee darin, daß mein Fall nicht innerhalb einer 'angemessenen' Zeit angehört wurde. Daß die Länge des Verfahrens im Wesentlichen auf die Art zurückzuführen ist, in der die Justizbehörden den Fall behandelt haben - insbesondere in Bezug auf die Zeit, die für das angeordnete Sachverständigengutachten in der ersten Instanz benötigt wurde.

Gerichtsverfahren d)

Das Landesgericht Göttingen hat meine Klage gegen die vom Oberlandesgericht Hamm mit der Begutachtung beauftragten Sachverständigen abgewiesen (LG Göttingen, Urteil vom 14. Juli 1982, AZ.: 8 O 258/81, siehe Anhang S. 212).

Das Oberlandgericht Celle hat meine Brufung gegen das landgerichtliche Urteil zurückgewiesen (OLG Celle, Urteil vom 2. Mai 1983, AZ.: 1 U 47/82, siehe Anhang S. 214).

Die Entscheidungen der Gerichte, insbesondere des OLG Celle, beruhen auf Verfahrensfehler, d. h. das OLG hat sich nicht die erforderliche Sachkenntnis verschafft, seine Meinung beruht auch auf nicht gerechtfertigten Vermutungen statt Fakten und ist zum Teil unsachlich.

Prof. W. war der vom OLG Hamm beauftragte Sachverständige, welcher mich persönlich nicht gesehen hat. Prof. N. sollte die wesentliche Mitarbeit leisten. Dieser hat mich achtmal geröntgt und den Gutachterauftrag danach unerledigt an das OLG Hamm zurückgegeben. Aufgrund dessen hätte das OLG Celle wegen Fahrlässiger Körperverletzung meiner Klage auf Schmerzensgeld stattgeben müssen. Denn nach Steffen P. Berg[13] sind nach geltendem Recht nicht nur ärztliche Operationen, sondern auch Röntgenstrahlen als Körperverletzung im Sinne der §§ 223 ff. StGB, bzw. § 823 BGB anzusehen, die nur durch rechtsgültige Einwilligung des Patienten in die Vornahme.des Heileingriffs gerechtfertigt sind. Die Begutachtung fand nicht statt. Prof. N. hat versäumt, vor Anfertigung der acht Röntgenaufnahmen abzuklären, ob er die Begutachtung überhaupt erstellen wird, so daß das achtmalige Röntgen eine fahrlässige Handlung war, weil er insoweit die im Verkehr erforderliche Sorgfalt außer acht gelassen hat, Palandt, BGB 35. Aufl. 1976, § 276,4. Meine Einwilligung, daß ich für die gerichtlich beauftragte Begutachtung achtmal geröntgt wurde, war unwirksam, weil ich nicht in eine fahrlässige Handlung gegen meine Körperintegrität, d. h. gegen meine Menschenwürde und mein Selbstbestimmungsrecht aus Artikel 1 und 2 des Grundgesetzes, eingewilligt habe.

Prof. N. hatte je zwei Röntnenaufnahmen der BWS und LSW, je eine Lauenstein der rechten und linken Hüfte und zwei Aufnahmen als Beckenübersicht angefertigt. Er hatte das linke Bein mit dem Fuß um 20 Grad nach außen geschoben, d. h. einen Hüftkopf geröntgt, welcher um diesen Betrag tiefer in die Hüftpfanne hineinragt und damit ein tatsächlich nicht vorhandenes besseres Hüftgelenkverhältnis geröntgt. Diese zweite Beckenübersicht hat er zunächst mir nicht bescheinigt. An der linken Lauensteinaufnahme konnte er den Innenrotationsfehler des linken Beines von 45 Grad nicht diagnostizieren, wie ich bereits erklärt habe. Außerdem war auch ein Vergleich mit der vom verklagten Erstchirurgen angefertigte voroperative Lauenstein vom 23.9.1971 nicht möglich, weil jene Aufnahme tatsächlich regelwidrig als Seitaufnahme angefertigt worden war. Prof. N. hatte mich aus 1 m bis 1,2 m Höhe geröntgt, d. h. der Fokus war um mindestens das Doppelte höher eingestellt als in der Regel. Ich denke, damit hat er eine feinere Struktur der Knochen, d. h. geringe Knochenschäden sichtbar gemacht als tatsächlich vorhanden waren. Das Röntgenmaterial hat Prof. N. in der mündlichen Verhandlung vor dem OLG Celle angeblich mitgebracht. Angeblich, weil es keinen Beweis dafür gibt, daß es die von mir angefertigten Röntgenaufnahmen waren.

Der vom Gericht beauftragte Sachverständige hat im Termin das von Prof. N. mitgebrachte Röntgenmaterial nicht gesehen und erklärt, es seien lediglich Standardaufnahmen, also nur die notwendigsten Aufnahmen gemacht worden. Es blieb unklar, ob er, als erfahren in „Verkürzungsosteotomien", ein Fachwissen in Hüftumstellungen der bei mir durchgeführten Art hatte, oder ein Fachwissen bezüglich Röntgenstrahlenschäden der Augen.

Nach der Begutachtung habe ich von meinem Augenarzt Augentropfen bekommen gegen ionisierende Strahlen. Bei einigen Röntgenaufnahmen war ich halb sitzend geröntgt worden und ohne Röntgenschutz. So daß ich, bei der eingestellten Höhe des Fokus von 1 m bis 1,2 m Höhe, die Streustrahlen[3] ins Gesicht und Augenbeschwerden bekommen hatte. Inzwischen leide ich an Grauem Star.

Die Meinung des Landgerichts ist insoweit unfair, mein Klagebegehren würde daran scheitern, daß ich nicht im einzelnen dargelegt und unter Beweis gestellt hätte, daß gerade die 8 von dem Beklagten zu 2) angeordneten Röntgenaufnahmen zu den von mir behaupteten Schäden geführt hätten.

Unter Berufung auf den in der mündlichen Verhandlung gehörten angeblichen Gutachter Dr. F. aus B. meint das OLG genauso unfair, die Strahlenbelastung durch die Röntgendiagnostik sei so gewesen, daß dadurch keine Schäden entstanden seien. Röntgenschäden würde man durch eine Hautentzündung und durch Ausfall der kleinen Härchen an der Stelle, wo übermäßig geröntgt worden sei, erkennen. Ich sei den Röntgenstrahlen auch nicht unmittelbar ausgesetzt gewesen, denn auf den Röntgenbildern sei mein Kopf (Schädel) nicht abgebildet. Meine Vorwürfe gegen die Röntgentechnik des Beklagten zu 2) seien hiernach insgesamt unbegründet. Sie erklärten sich offenbar dadurch, daß ich mich in meiner Fixierung auf mein bedauerliches Leiden ungewöhnlich viel mit medizinischem Schrifttum beschäftigt habe, dabei als Laie jedoch manches mißverstanden hätte.

Unangemessen ist auch die Meinung des OLG, mein verhältnismäßig langer Aufenthalt in der Universitätsklinik sei zunächst einmal wesentlich durch meine letztlich überflüssige Diskussion mit dem Beklagten zu 2) über die richtige Röntgendiagnostik verursacht worden, obwohl der Beklagte eine derart lange Diskussion über die richtige Röntgendiagnostik nie bewiesen hat.

Für die Beantwortung der an Prof. N. gerichteten (gutachterlichen) Fragen des OLG Hamm, die allgemeine medizinische Erfahrungssätze betrafen, bedurfte es nicht meiner Mitwirkung, insbesondere nicht der Anfertigung und Benutzung neuer Röntgenbilder, wie bereits der BGH am 24.2.1981 zum AZ. VI ZR 168/79, zutreffend erklärt hat. Und Prof. N. hat versäumt, entsprechend den Auflagen des Beweisbeschlusses des OLG Hamm die erforderlichen Behandlungsunterlagen der namentlich genannten Hüftchirurgen und Ärzte beizuziehen. Was auch ein erneutes Röntgen, ähnlich nicht nach Regeln der Technik gefertigter Röntgenaufnahmen, überflüssig gemacht hätte.

Letztendlich hat das OLG Hamm am 25.2.1985 ohne die hier im Streit gewesenen und auch ohne weitere Anfertigung von Röntgenaufnahmen, seine Entscheidung gefällt. Und der BGH hat jetzt entschieden, daß Röntgenstrahlen Körperverletzung sind und daß es im Streitfall unerheblich ist, ob tatsächlich ein Gesundheitsschaden nachgewiesen wird (Urteil vom 3.12.97, zitiert aus den Tagesnachrichten).

Prof. N. hat am 31.10.1984 dem OLG Hamm geschrieben, daß das, anläßlich der Begutachtung von ihm gefertigte Röntgenmaterial vom 21.11.1978, in seinem Archiv nicht auffindbar sei. Das wird in weiteren Schreiben an mich vom 21.6.1985 und am 28.1.1986 wiederholt, siehe Anhang S. 217+218.

Ich war immer überzeugt, daß die Begutachtung von vornherein nicht beabsichtigt war. Die Art, wie dieses Röntgenmaterial - erstmals mit gestrecktem Bein aufgrund des etwas aufgerichteten Beckens -, angefertigt wurde, hätte den Nachweis extremer Zerstörung normaler Formen meines ehemals gesunden, körpernahen Oberschenkels erbracht. Der beauftragte Gutachter mußte befürchten, daß ich dieses Material und das Ergebnis seiner Begutachtung, gegen die weiteren Chirurgen meiner Hüfte in einem Gerichtsverfahren verwenden konnte.

Die Gerichte haben durch die Abweisung meiner Klage gegen Prof. W. und N. eine Chance vertan, klarzustellen, daß die zu begutachtende Streitpartei von dem Gericht beauftragten medizinischen Sachverständigen, entsprechend den Regeln der ärztlichen Kunst und medizinischen Wissenschaft, zu begutachten ist. Und daß die Grundsätze von Treu und Glauben und die im Verkehr erforderliche ärztliche Sorgfalt nicht außer acht gelassen werden dürfen, daß insoweit Unklarheiten von dem Gutachter zu klären sind, bevor er von einem Menschen acht Röntgenbilder erstellt, welche dann nicht verwertet werden. Der Mensch ist doch kein Versuchstier.

Weitere Gerichtsverfahren

Die Erhöhung meiner Schwerbehinderteneigenschaft von 40 auf 100 v. H. Minderung der Erwerbsfähigkeit, mußte ich bis zum Landessozialgericht in Essen erstreiten. Dasselbe gilt für jede einzelne staatliche Vergünstigung, wie die Rundfunkgebührenbefreiung die Telefongebührenermäßigung. Vier Jahre mußte ich vor dem Sozialgericht meine Erwerbsunfähigkeitsrente erstreiten - was bereits eine Verletzung von Artikel 6 Absatz 1 der Europäischen Menschenrechtskonvention darstellte, innerhalb einer angemessenen Zeit gehört zu werden. Alle dafür zuständigen staatlichen Behörden haben meine entsprechenden Anträge zunächst abgelehnt.

Lediglich die Stadt Bonn hatte ein Einsehen und hat mir eine Ausnahmegenehmigung zur Bewilligung von Parkerleichterungen für Schwerbehinderte mit außergewöhnlicher Gehbehinderung ausgestellt, aufgrund des Gesetzes über das Recht der Besitzstandswahrung. Seither erhalte ich die Sondergenehmigung zum Parken im eingeschränkten Halteverbot von der Stadt Sankt Augustin. Dies ermöglicht mir eine Lebensqualität und Mobilität, die ich ohne diese Bescheinigung nicht hätte.

Es würde den Rahmen meines Buches sprengen, wollte ich das ganze Ausmaß meiner Bemühungen um meine Recht darstellen. Ich bitte meine Leser um Verständnis.

Ich empfand es als unerträglich, daß dann - nach dem fast elf Jahre andauerndem Schmerzensgeldprozeß gegen Dr. B. - der Staat verursacht hat, daß ich einen über acht Jahre andauerenden Streit über Einkommensteuern auf Mehrbedarfsrente und Verzugs- und Prozeßzinsen (§§ 843 Abs. 1 Alternative 2, 288, 291 BGB) vor den Finanzgerichten führen mußte.

Am 25. Oktober 1984 hat der Bundesfinanzhof in München zum Aktenzeichen, VIII R 79/91, entschieden, „... die Mehrbedarfsrente ist nicht nach § 22 Abs. 1 Nr. 1 Einkommenssteuergesetz steuerbar", sowie „... das Finanzgericht hat rechtsfehlerfrei die Verzugs- und Prozeßzinsen im Jahr des Zuflusses als Einküfte aus Kapitalvermögen dem normalen Steuersatz aus § 20 Abs. 1 Nr. 7, § 11 Abs. 1 ESTG, unterworfen ...".

Diese Zinsen würden keinen Ersatz für die Verletzung privater Güter, nämlich der Körperintegrität darstellen, sondern seien Entgelt für die im Streitfall unfreiwillige Vorenthaltung des aufgrund einer Schadensersatzforderung zustehenden Kapitals.

Diese Zinsbesteuerung hat mich zutiefst in meiner Würde als Mensch verletzt, sowie in meinem Grundrecht auf Gleichbehandlung vor dem Gesetz.

Der BFH hat hier seine Grundsätze aufgegeben, daß die Einkommensbesteuerung an die bürgerlich-rechtliche Gestaltung anzuknüpfen hat[14], d. h. daß diese Zinsen Schadensersatz und nicht ein Entgelt sind.

Unfreiwillige Vorenthaltung heißt, der Schädiger hat, aus menschlich verwerflichen Beweggründen, Schadensersatz vorenthalten und mich damit gezwungen, d. h. billigend in Kauf genommen, daß ich, unter Einsatz meiner Körperintegrität - Begutachtung durch einen gerichtlich beauftragten medizinischen Sachverstädnigen unter Anwendung diverser Strahlenbelastungen bei Röntgenuntersuchungen, welche zum Teil nicht einmal verwandt wurden - für den Ersatz des Schadens, mich, als schwerstgesundheitsgeschädigte Person, zum Gegenstand, d. h. zum Objekt eines elf Jahre andauernden Gerichtsverfähren (nach § 253 Zivilprozeßordnung) machen mußte. Das hat das Gericht außer acht gelassen, obwohl ihm dieser Vorgang, aufgrund des vorliegenden Urteils des OLG Hamm, vom 25.2.1985, bekannt sein mußte. Auf dieser Verletzung des rechtlichen Gehörs in Verbindung mit der Verletzung meiner Grundrechte auf Menschenwürde und Gleichbehandlung - Artikel 1 und 3 GG - beruht die Entscheidung des Bundesfinanzhofs.

Aufgrund dieser Entscheidung ist es dem Staat nunmehr möglich, Einkommensteuern auf Zinsen zu erheben, wenn der Mißbrauch einer Frau oder eines Kindes Gegenstand einer derartigen Schadensersatzklage war. Das hatte ich mit meiner Finanzklage nicht beabsichtigt.

Im übrigen hätte der Finanzstreit und die Besteuerung dieser Zinsen vermieden werden können, wenn das der Staat nur gewollt hätte.

Durch Nichtausführungsverordnung der Oberfinanzdirektionen gelangen selbst Entscheidungen des Bundesfinanzhofs nicht zur Anwendung, wie man in den Medien hören konnte.[15]

Ich hatte immer den Eindruck, daß ich aus sachfremden Gründen von den Behörden in die Initiative manövriert, um nicht zu sagen gezwungen wurde, nun auch noch diesen Finanzrechtsstreit zu führen, wenn ich schon die Verurteilung meines Chirurgen verursacht hatte.

Auf meinen Antrag und Einwand, hat die katholische Kirche aus Billigkeitsgründen einen Teilbetrag der Kirchensteuer erlassen.

Nachtrag zum Urteil des OLG Hamm vom 28.2.1983: In Umkehrschluß zu jener Urteilsbegründung, dürfte ein Arzt ein gesundes Bein operativ derart verstümmeln, wenn er diese Folgen der Operations-Methode, nämlich nicht auszuschließende Einwirkungen auf die Tragelinie des Beines oder die Einstellung des Beckens (?), wie auch eine Absprengung des Trochanter minor, dem Patienten verständlich und eindringlich vor Augen führt.

Welch eine absurde rechtswidrige juristische Richterlogik! Und wer trägt in einem derartigen Fall die Kosten der ärztlichen Behandlung für den Rest des Lebens des betroffenen Patienten? Die Kosten trägt die Solidargemeinschaft aller Versicherten bzw. der Privatpatient aus eigener Tasche.

XV. Nachwort

Das Schicksal meines linken gesunden Beines zeigt, daß Ärzte nicht den ganzen Menschen, sondern nur das einzelne, abrechenbare Organ oder Körperteil, zum Schaden des Patienten bei ihren Fachbehandlungen berücksichtigen. Der Hausarzt ist damit nicht gemeint.

Die Ganzkörper- und Röntgenfotos sowie die Operationsberichte zeigen, daß Ärzte die Statik meines perfekt funktionierenden linken Hüftgelenks zwar ohne Sinn zerstören, aber zu keiner Zeit eine Wiederherstellung angestrebt haben - wovon ich immer ausgegangen bin.

In einer Zeit der Perfektionierung der Organtransplantation haben meine vier Hüftchirurgen nacheinander die Beachtung der physiologischen Bekkenachse sowie die Umrechnung der Projektionen von Schenkelhalsschaft und Antetorsionswinkel des Röntgenbildes, ja sogar die Regeln der jeweiligen Röntgentechniken selbst, aufgegeben, weil sie das zu operierende Hüftgelenk, aufgrund der technischen Errungenschaft eines dreißig Zentimeter breiten Bildumwandlers, sich räumlich sichtbar machen konnten. Dabei haben sie völlig außer acht gelassen, daß ihnen jede Sicht, d. h. eine Berücksichtigung der verschiedenen Beckenachsen fehlte. Sie machten ja gerade die Erfahrung, daß sie das alles beim Einsetzen der künstlichen Hüftgelenke nicht mehr benötigten und haben diese Erfahrung fahrlässigerweise auf die gelenkerhaltenden sogenannten Hüftumstellungen übertragen. Ich bin davon überzeugt, daß sie die gelenkerhaltenden Hüftumstellungen geradezu vernachlässigt haben, mit dem genannten Defizit, weil das künstliche Hüftgelenk den schnellen Profit bescherte, ohne den erforderlichen Zeitaufwand der Exaktheit von Röntgenaufnahmen und den Berechnungen reeller Werte daraus anstellen zu müssen. Letztlich ist der Patient aufgrund seines Leidensdrucks verfügbar, wenn der Eingriff nicht beim ersten Mal gelingt.

Inzwischen steht die Kernspintomographie für das Diagnoseproblem zur Verfügung ohne die Berücksichtigung, daß die Schwerkraft das Becken im Liegen, anders als im Stehen, in seiner Lage beeinflußt, d. h. verändert, seine Achsen verschieben kann.

Der Tod meiner Mutter mit fünfundzwanzig Jahren, steht für all die Mütter, welche in jener Zeit Objekt und Opfer der sogenannten ärztlichen Kunst geworden sind. Einer ärztlichen Kunst, welche sich regelmäßig auch heute an vermeidbaren Patientenopfern weiterentwickelt, wie mein Fall beispielhaft aufzeigt.

Mit meinem Buch wende ich mich dagegen, daß diese Entwicklung eindeutig zum profitorientierten Kunstgelenk tendiert und damit den Umsatz einer sicher nicht unerheblichen Industrie für Kunstgelenke belebt und die gelenkerhattenden Hüftoperationen wurden mit den aufgezeigten Folgen sträflichst vernachlässigt.

Die Enkelin einer Bekannten wurde Anfang 1980 in ihrem ersten halben Lebensjahr zweimal operiert. Zuerst mit dem Ziel einer besseren Überdachung ihrer Hüftpfannen. Danach hatte das Beinchen eine Fehlstatik und mußte noch einmal operiert werden. Ich bin davon überzeugt, daß bei sorgfältiger Diagnose dem Baby eine Operation erspart geblieben wäre. Daraus folgere ich, daß mein Fall kein Einzelfall mit besonderer Problematik ist. Mein Schicksal kann jedem passieren, demjenigen mit Geburtsfehler genauso wie dem Verkehrs- und Unfallopfer.

An vier Fachärzten für Orthopädie und Chirurgie - darunter drei (Hochschul) Professoren und ein Klinikdirektor - aus vier Bundesländern, sowie gerichtlich beauftragten fachmedizinischen Sachverständigen aus acht Bundesländern, sowie bundesweiten Absagen von Ärzten dieses Fachs darunter auch solchen bei welchen ich wenige Tage in stationärer Behandlung war bzw. in umfangreicherem Schriftwechsel stand bzw. welche ich darüber hinaus konsultiert habe und welche in meinem Buch aus Platzmangel nicht erwähnt sind, wird ein ärztliches Berufsbild deutlich, das sich teilweise außerhalb von Ethik und Moral und außerhalb der Legalität bewegt. An meinem Einzelfall wird deutlich, daß die ärztliche Selbstkontrolle des Berufsstandes der Ärzte auf Kosten der Gesundheit des Patienten geht.

Vertragliche Vereinbarungen, die Bevölkerung kassenärztlich zu versorgen, werden nicht nur nicht erfüllt, sondern auf Kosten der Solidargemeinschaft aller Versicherten erheblich hohe unnötige Behandlungskosten produziert.

Wenn ich statische Beeinträchtigungen meines Körpers hätte inkaufnehmen wollen, hätte ich das zu lange Bein um acht Zentimeter durch Hüft- und Kniebeugung ausgeglichen bei aufrechter Körperhaltung und vollem Bodenkontakt meiner Fußsohle. Dazu hätte es keiner einzigen Operation und den daraus resultierenden schwersten Knochen- und Muskelschäden sowie Knochen- und Muskelverlust bedurft.

Die Operationen der vier Hüftchirurgen waren folglich auch völlig unlogisch, ohne Sinn und Verstand.

Nachdem der zweite Hüftchirurg, sowie der Assistent des vierten Hüftchirurgen - letzterer sogar gegenüber dem Sozialgericht in meinem Rentenverfahren - unwahr signalisiert hatten, ich hätte den Wunsch bezüglich eines künstlichen Hüftgelenkes geäußert, siehe unter Kapitel VIII., sowie OLG Köln, Urteil vom 24.10.1983 in den Entscheidungsgründen im Anhang, hatte ich wohl sehr großes Glück, daß der dritte und vierte Hüftchirurg nicht dennoch, entgegen meines schriftlichen Verbots auf der Operationseiwilligung, mir ein Kunstgelenk eingebaut haben.

Rechtsmißbräuchlich ist auch, daß mein dritter und vierter Hüftchirurg dazu übergingen, ihren operativen Mißerfolg mir, der Patientin, anzulasten. Aufschlußreich ist insoweit, daß sich nirgendwo ein Anhalt dafür findet, daß mein schwerstbehindertes rechtes Bein, welches nach den jeweiligen Hüftoperationen des linken Beines zunächst das Körpergewicht allein wegtragen sollte, jemals muskulär auftrainiert worden ist. Was schon einen erheblichen Mangel ärztlicher Sorgfalt bei der Behandlung erhellt, berücksichtigt man, daß die Muskulatur dieses Beines um 14 Zentimeter zu lang und niemals trainiert worden war.

Die fehlende Wiederherstellung des Beines und die Mißachtung meines Patientenrechtes, selbst zu entscheiden, was Ärzte mit meinem gesunden Bein operativ machen durften, ist das Ergebnis der Art und Weise, wie Arzthaftpflichtprozesse geführt und von den Gerichten behandelt werden, und daß ich meine Klage gegen Dr. B. nicht sofort, sondern erst im September 1974 - nach dem weiteren mißlungenen Eingriff vom 13. August 1973 durch den zweiten Hüftchirurgen - anhängig gemacht hatte.

Das Landgericht Münster hatte mit Urteil vom 25. Juni meine Zwischenfeststellungsklage kostenpflichtig abgewiesen. Es sei nicht ersichtlich, daß aus ihr noch weitere Rechtsfolgen hergeleitet werden könnten, so daß das Rechtsschutzinteresse für die Zwischenfeststellungsklage fehlte, siehe Anhang S. 143.

Die Prozeßbevollmächtigte wollte die Entscheidung des Gerichtes, daß keine rechtswirksame Einwilligung in eine Hüftoperation vorgelegen hat. Sie hat aber die Begründung bezüglich meines Rechts auf Wiederherstellung meines Beines versäumt, so daß die weiteren schädigenden Eingriffe vom 16.9.1975 und 15.11.1977 überhaupt erst möglich wurden.

Ob die Zeugen die von dem Gutachter Prof. O. 1983 ausgegrabene Operationsmethode gekannt haben, soweit sie eine angebliche Warnung vor den Operationsrisiken behauptet haben, hat das Gericht nicht aufgeklärt.

Achtmalige Hüftverstümmelungen an meinem ehemals gesunden Bein machten mich zum Versuchsobjekt meiner Chirurgen und stellten mich, mit einem Schmerzensgeld in Höhe von siebzigtausend Mark auf die Stufe von Versuchstieren - ein Pavian soll 1971 neuntausend Mark gekostet haben, welche keineswegs dieselbe Qualität an Leiden und Ausmaß an Lebensbeeinträchtigung erfahren.

So daß schon die Entscheidung des BGH vom 24.2.1981 unrichtig ist, wenn er unkritisch von dem „Versuch" einer operativen Korrektur am gesunden Bein spricht, unter Einschränkung meiner Schmerzensgeldforderung auf einhundertausend Mark, bzw. wenn im Endurteil des OLG Hamm vom 25.2.1985 steht, die Folgeoperationen ... seien deshalb angezeigt gewesen, um eine Verbesserung zu „versuchen".

Letztlich kann niemand ausschließen, als Versuchsobjekt mißbraucht zu werden, damit der Chirurg sich das Geld für Versuchstiere bzw. heutige andere wichtige Versuche spart.

Alle Entscheidungen - auch diejenigen, in den Verfahren gegen den dritten und meine Widerklage gegen den vierten Hüftchirurgen sowie gegen die gerichtlich beauftragten Sachverständigen - lassen ein hohes Maß an Kritikfähigkeit gegenüber den gerichtlich bestellten Sachverständigenaussagen und gegenüber Hüftchirurgen und beklagten Gutachtern vermissen. Eine Kritikfähigkeit, welche gerade diese Gerichte mir als gesundheitsgeschädigter Patientin - als Vertragspartnerin der Hüftchirurgen - abverlangen, gleichgültig unter welchem Leidensdruck ich stand und welche Allgemeinbildung ich hatte.

Zu beanstanden ist auch, daß der gesundheitlich schwerst geschädigte und äußerst schmerzgeplagte Patient als Streitpartei vor Gericht sich wie eine nicht gesundheitlich schwerst geschädigte und äußerst schmerzgeplagte Streitpartei behandeln lassen muß, d. h. sich mit aller Energie das rechtliche Gehör, wenn erforderlich, persönlich, neben ihrem Prozeßbevollmächtigten, verschaffen muß. Eine äußerst ungleiche Behandlung vor dem Gesetz; Artikel 3 des Grundgesetzes.

Anders als in den Medien, z. B. bei der Sendung „Das Fernsehgericht tagt", habe ich in den mündlichen Verhandlungen in der Regel eine Atmosphäre der Abschreckung und nicht das Bemühen um Aufklärung erlebt, d. h. im günstigsten Fall wurde mir das Wort erteilt ohne jeden Hinweis des Gerichtes, zu was es mich hören will.

Und die Art und Weise, wie ich von gerichtlich beauftragten Sachverständigten behandelt und acht unnötigen, weil nie verwendeten Röntgenaufnahmen, d. h. acht mal Röntgenstrahlen, ausgesetzt wurde, liegt in der Verantwortung der Gerichte, welche diese Gutachter nicht sorgfältig genug ausgesucht bzw. nicht genügend auf ihre Aufgabe hingewiesen haben. Im übrigen wurden und werden derartige Erfahrungen mit Gerichten und den von ihnen beauftragten Sachverständigen in den Medien immer wieder von Betroffenen beklagt. Meine Erfahrungen sind folglich kein Einzelfall.

In den Entscheidungen aller Gerichtsverfahren haben die Gerichte das Gesetz zugunsten des jeweiligen Arztes als Streitgegner unrichtig angewendet, welches die Haftung für eigenes Verschulden betrifft. Der Schuldner hat, sofern nicht ein anderes bestimmt ist, Vorsatz und Fahrlässigkeit zu vertreten. Fahrlässig handelt, wer die im Verkehr erforderliche Sorgfalt außer acht läßt; § 276 Abs. 1 BGB.

Das Zivilrecht stellt, anders als das Strafrecht, nicht auf die Person des Schuldners, sondern auf ein objektives, abstraktes Maß ab; fahrlässig handelt, wer die im Verkehr erforderliche Sorgfalt außer acht läßt (Palandt, BGB, 35. Auflage 1976, § 276, 2 und 4). Das Gesetz spricht ausdrücklich von erforderlicher, nicht von üblicher Sorgfalt. Eingerissene Verkehrsunsitten und -nachlässigkeiten entschuldigen daher nicht, daß die persönliche Eigenart des Handelnden, seine Fähigkeiten, Kenntnisse und Erfahrungen, ausgenommen im Fall mitwirkenden Verschuldens, im Zivilrecht keine Rolle spielen. [12]

In allen Gerichtsverfahren wurde mir, durch regelwidrig angefertigte Röntgenaufnahmen bzw. durch eine nicht nachprüfbare klinische Untersuchung, der erforderliche Beweis vereitelt. Das durfte nicht zu meinem Nachteil ausgelegt werden, weil es nachprüfbare Diagnosen gab, auf welche ich hingewiesen hatte, und weil der auch den Gerichten bekannte Gesundheitsschaden durch Fehldiagnose entstanden war. Die Annahme des Gerichts, mein gesundes linkes Hüftgelenk sei operationsbedürftig gewesen, ist insoweit genauso unbewiesen wie die Meinung, daß ich später eine Beugekontraktur bzw. eine Schrumpfungskontraktur gehabt haben soll.

In früheren Entscheidungen glaubten die Richter noch an einen schicksalhaften Verlauf einer Heilbehandlung. Und nun glauben sie an eine nicht nachweisbare klinische Untersuchung des schädigenden Arztes. Das ist im groben Maße eine Benachteiligung des Patienten vor Gericht, Artikel 3 des Grundgesetzes, und eine Rechtsverweigerung vor Gericht gehört zu werden, Artikel 103, 1 des Grundgesetzes.

Zusammengefaßt erscheint das Grundrecht auf die Unabhängigkeit der Richter, Artikel 97 des Grundgesetzes, zum Nachteil gesundheitsgeschädigter Patienten als Streitpartei vor Gericht auf horrende Weise nicht gewährleistet. Die, im Gegensatz zu den USA, relativ zu geringen Schmerzensgeldbeträge, ermutigen womöglich zu fahrlässiger Körperverletzung der vorgestellten Art.

Im übrigen erachte ich den Inhalt der im Anhang abgedruckten Abschriften von Arztbriefen und Gerichtsentscheidungen nicht als Tatsachen, soweit dieser Inhalt von meinen eigenen Darstellungen abweicht. Eine derartige Unrichtigkeit, Vieldeutigkeit und Widersprüchlichkeit richtig zu stellen würde den Rahmen meines Anliegens sprengen.

Ich habe mir insoweit erlaubt, offensichtliche Ungereimtheiten und Mehrdeutigkeiten in den Abschriften der Urteile des öfteren mit Fragezeichen zu versehen.

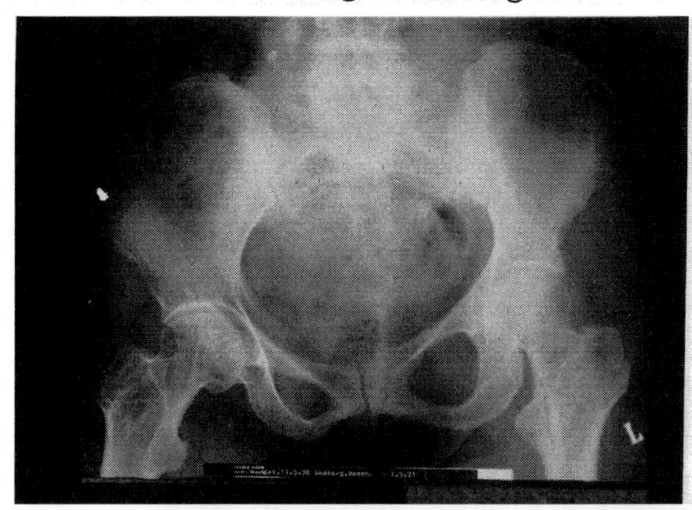

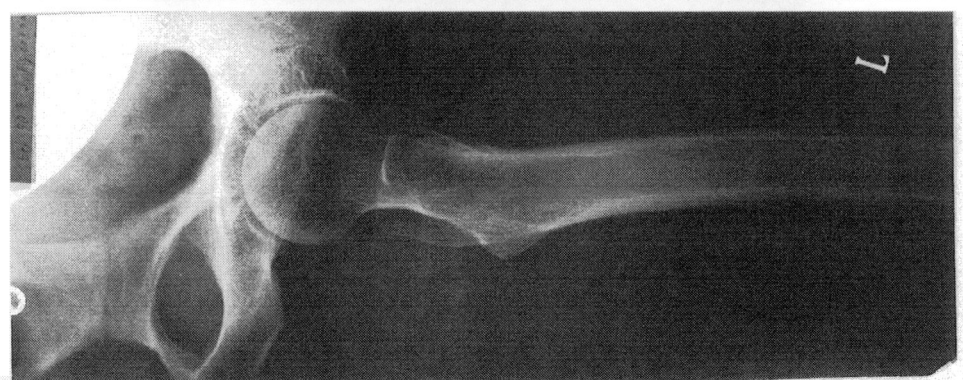

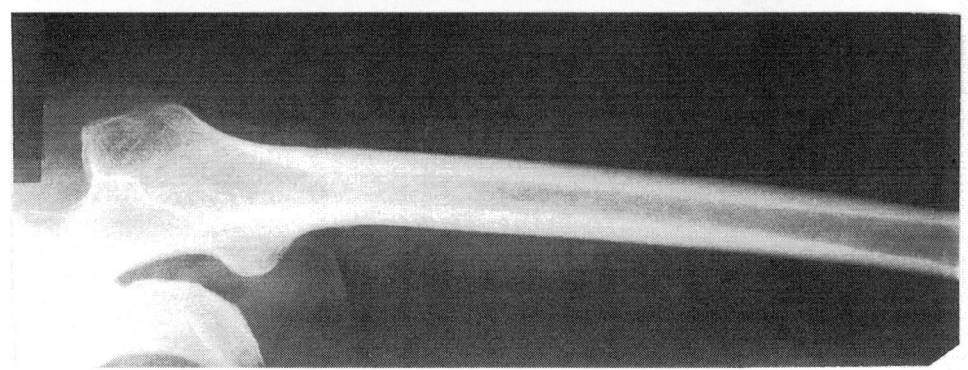

Abb. 8:   *01.03.1971*   *Beckenübersicht*

Abb. 9:   *23.09.1971*   *Lauenstein*

Abb. 10:   *23.09.1971*   *anterior posterior-Aufnahme*

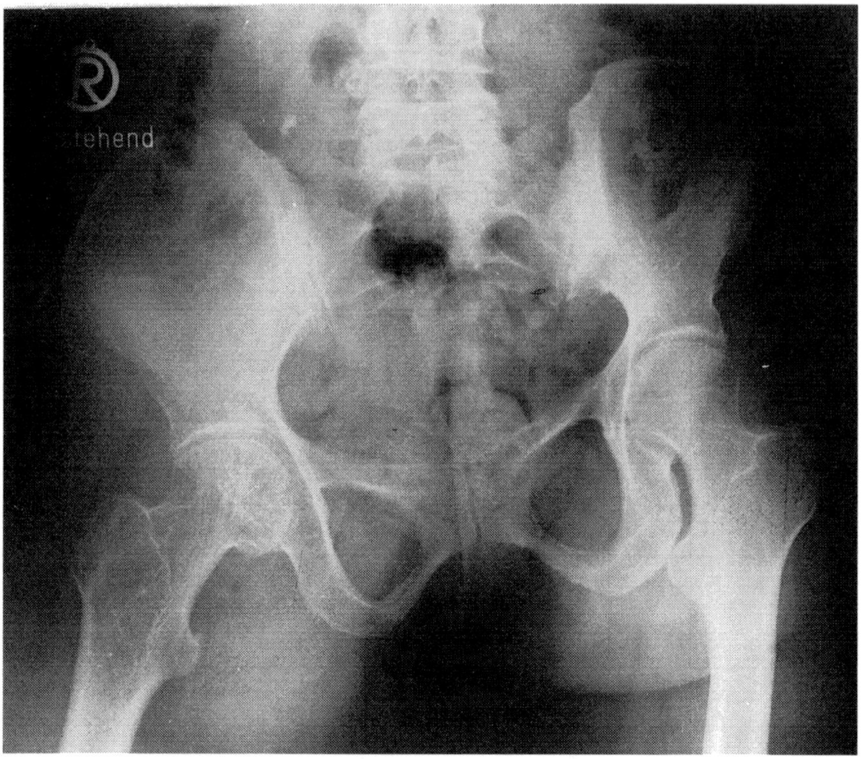

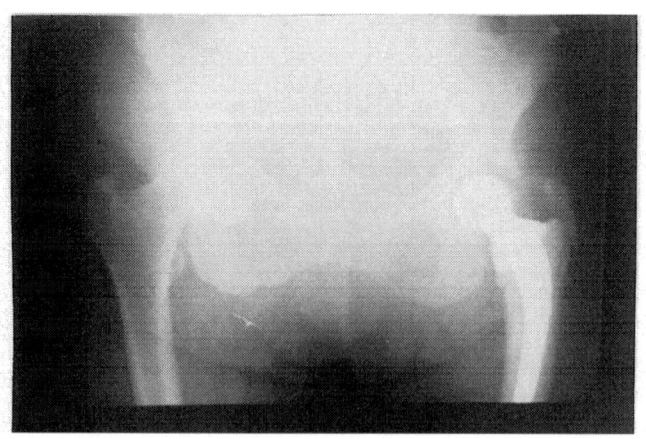

Abb. 11:   *06.04.1970   Beckenübersicht*

Abb. 12:   *Endoprothese*

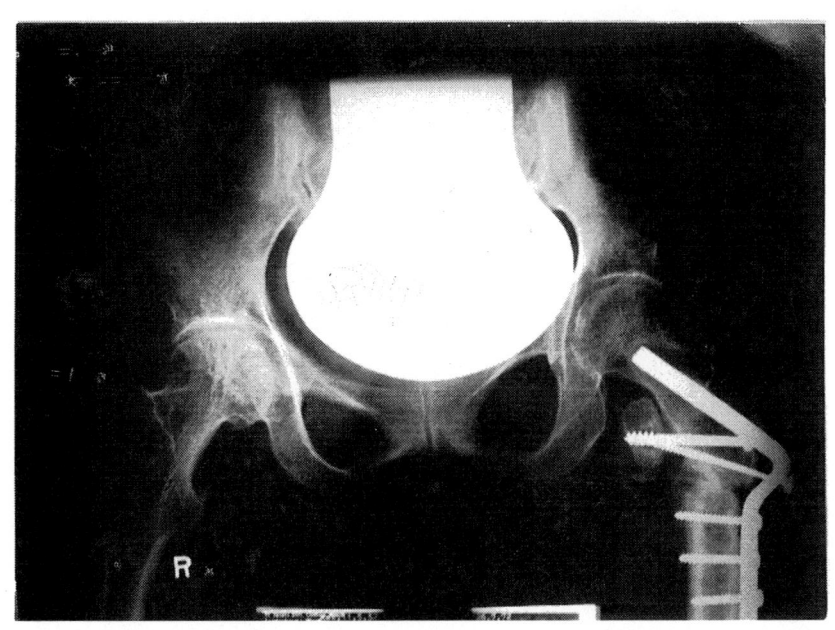

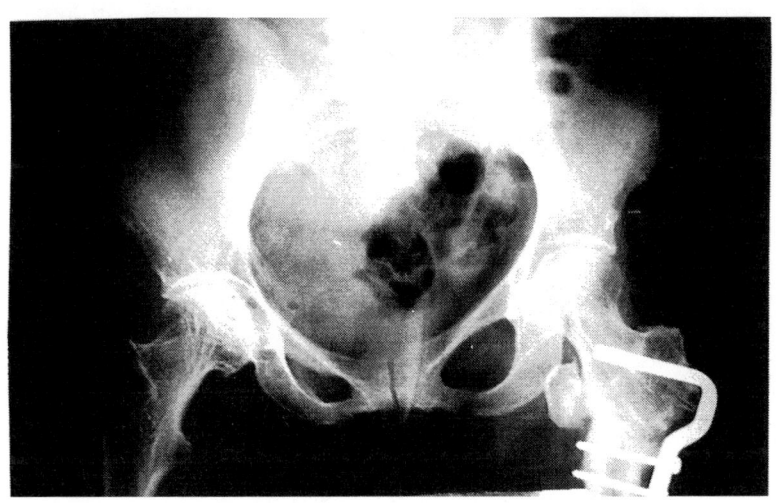

Abb. 13:   *26.07.1972*   *Beckenübersicht*

Abb. 14:   *30.01.1974*   *Beckenübersicht*

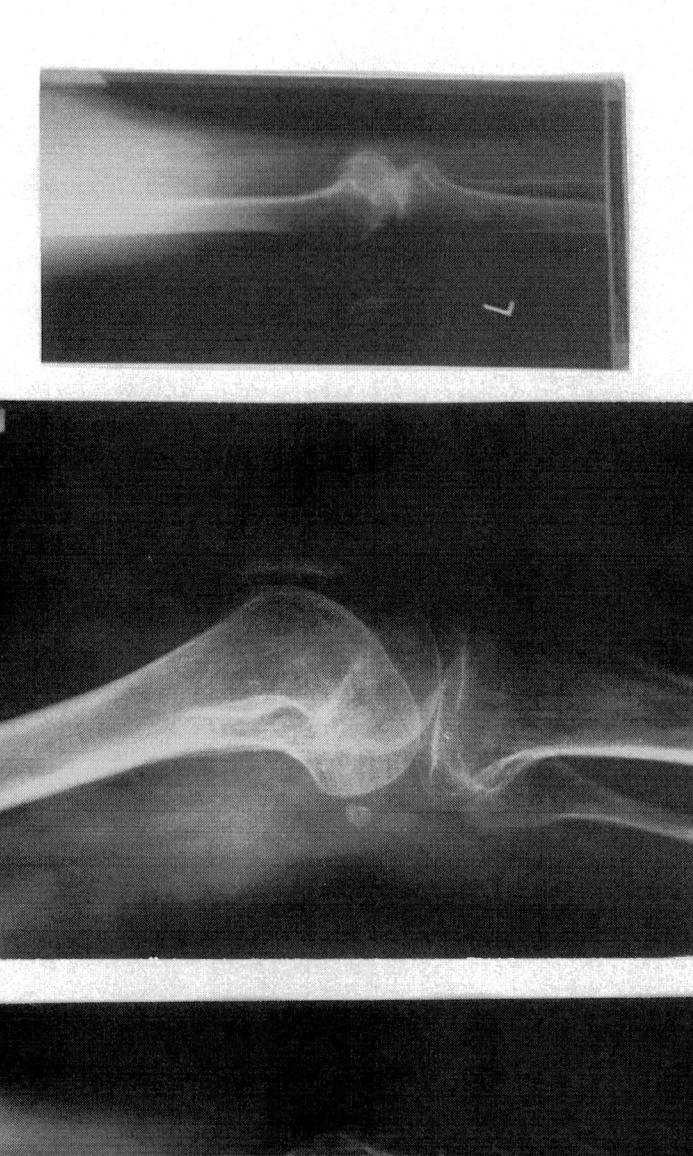

Abb. 15 a-c: 09.11.1973   linkes Kniegelenk

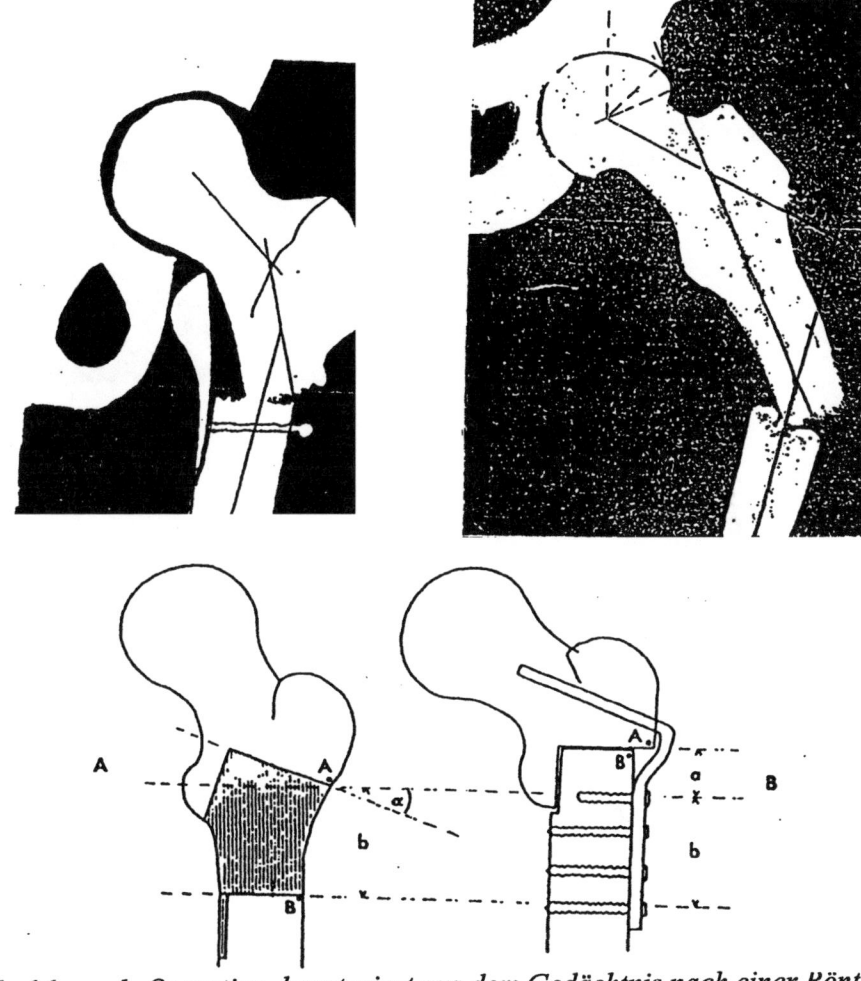

Abb. 16: 1. Operation, konstruiert aus dem Gedächtnis nach einer Röntgenaufnahme vom 06.10.1971

Abb. 17: Grundriß der speziellen Unfallchirurgie, Theo Becker, Teil II
1973, Abb. 122, Subtrochantere Fraktur

Abb. 18: aus Campbell's operative Orthopaedics, C. V. Mosby Company,
Fig. 16-106. Bauer osteotomy to shorten femur and correct valgus
deformity neck. A, Shaded area, bone to be resected. B, Bone has
been resected and osteotomy is fixed with angled plate and screws.
A, Starting point for ascending limb of proximal osteotomy, B,
level of transverse distal osteotomy, a, desired degree of varus at
osteotomy, a shortening achieved by angulation; b, shortening
achieved by resection of femur. (From Bauer, R.: Am. Digest
Foreign Orthop. Lit. 3rd qtr. 1971, p. 27)

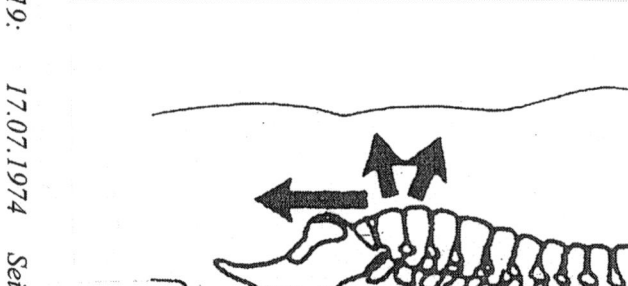

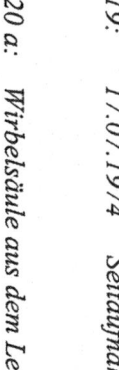

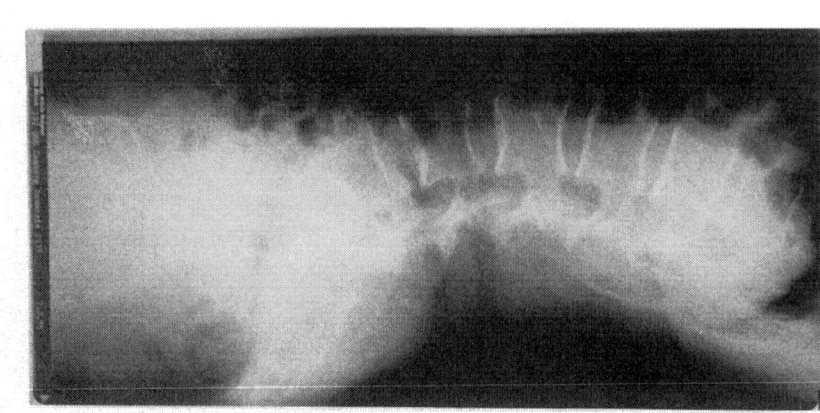

Abb. 19:   17.07.1974   Seitaufnahme

Abb. 20 a: Wirbelsäule aus dem Lehrbuch

Abb. 20 b: 07.02.1975   Wirbelsäule

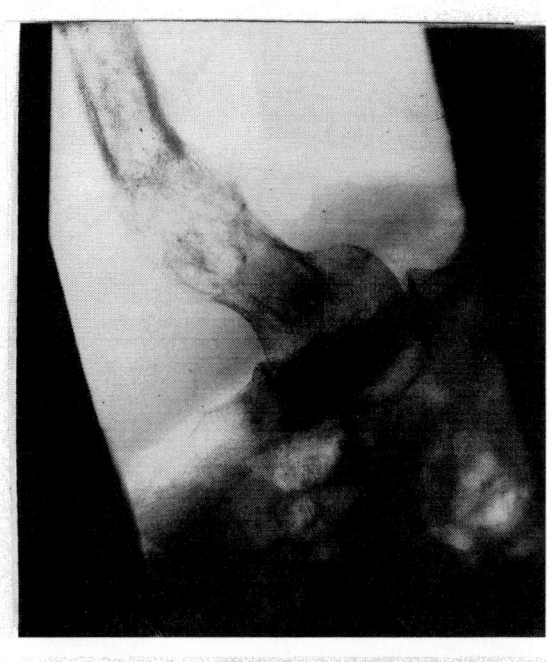

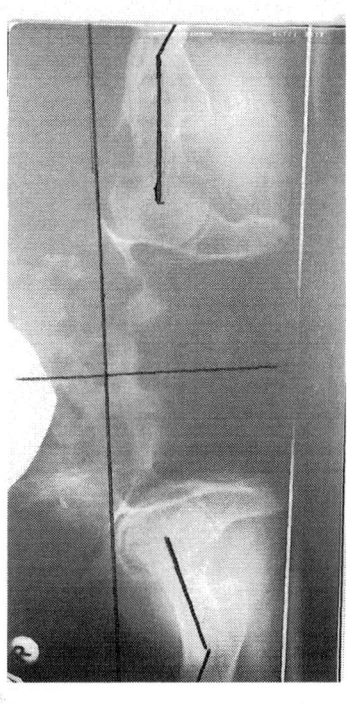

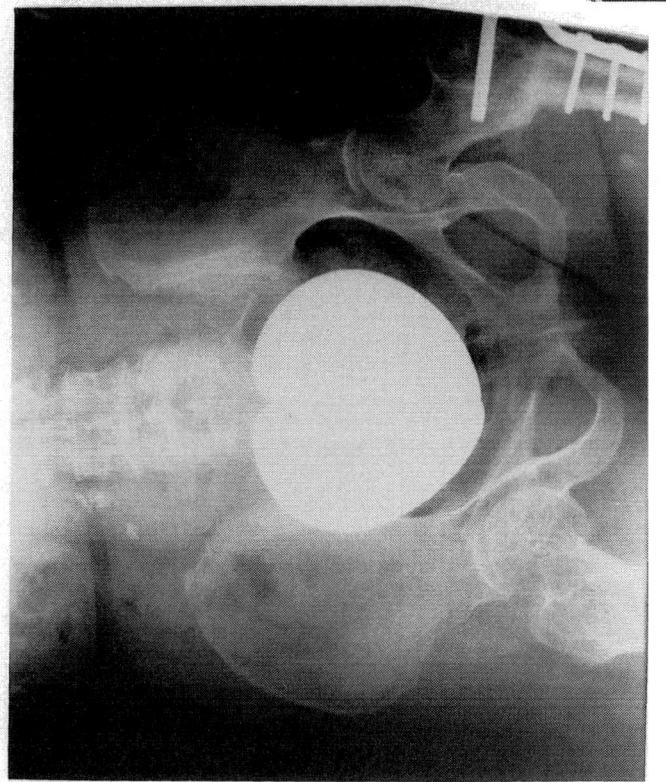

Abb. 21: 16.09.1975 *Beckenübersicht*

Abb. 22: 21.06.1977 *Lauenstein*

Abb. 23: 08.11.1977 *Rippstein*

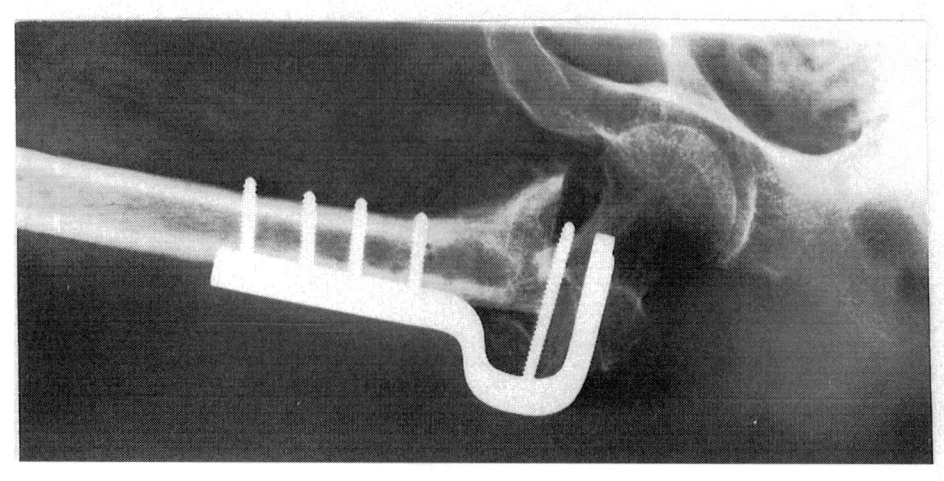

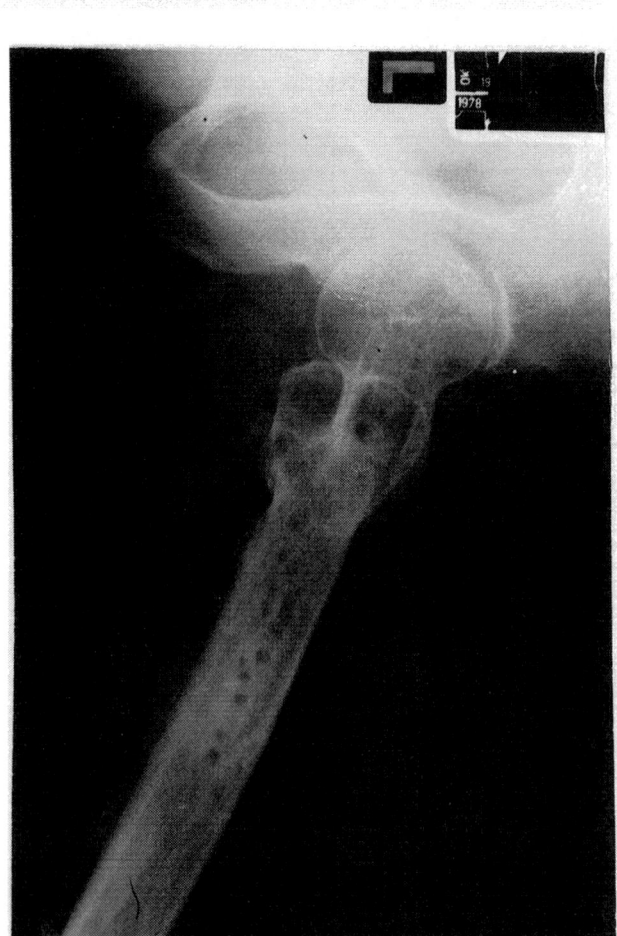

Abb. 24:   08.12.1977   a.p. Aufnahme

Abb. 25:   19.10.1978   Lauenstein

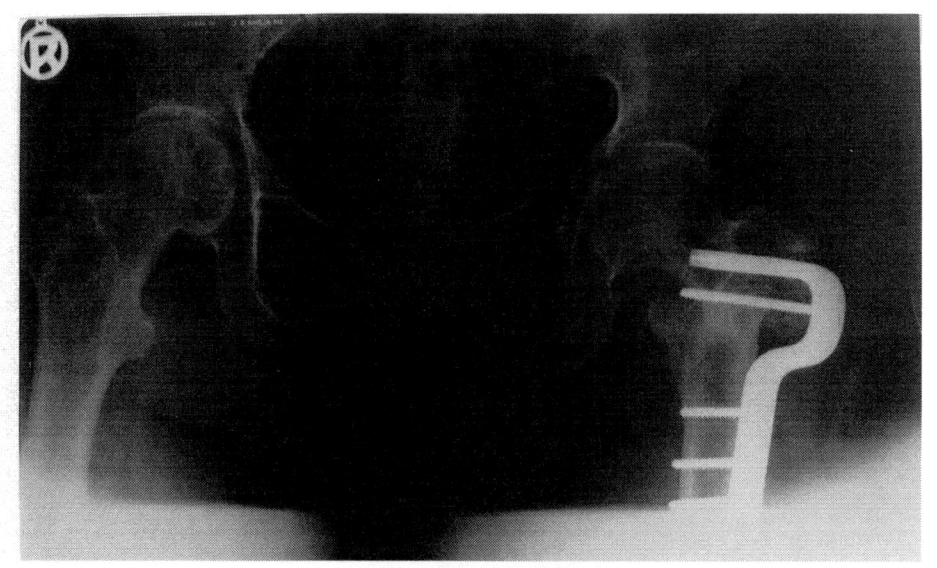

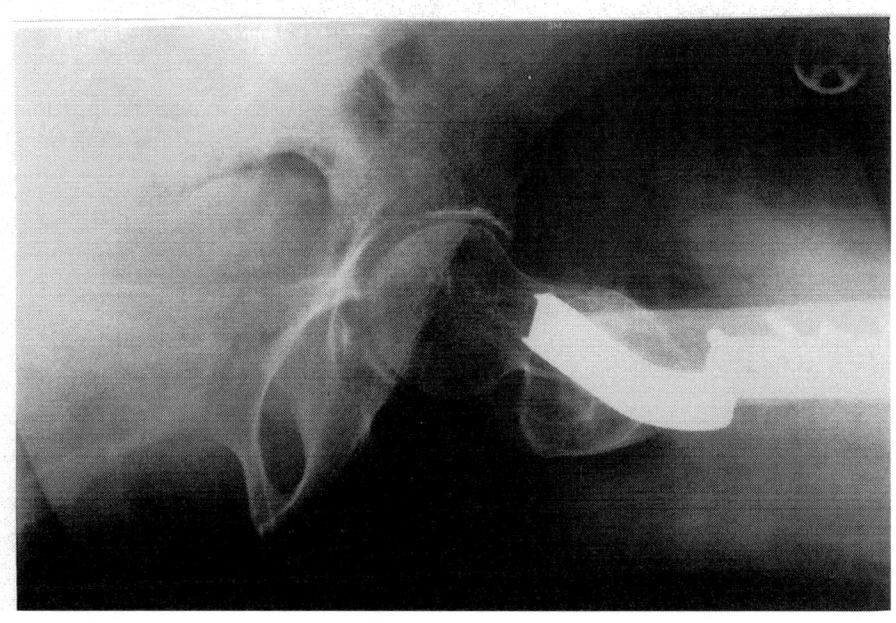

Abb. 26:   12.05.1978   Beckenübersicht

Abb. 27:   26.06.1978   Lauenstein

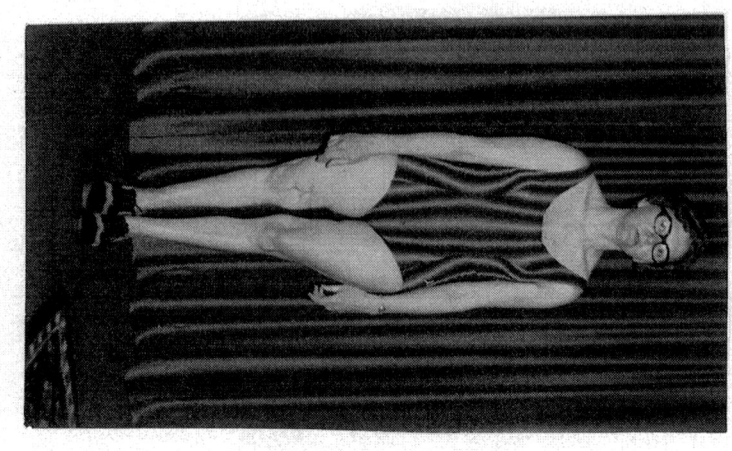

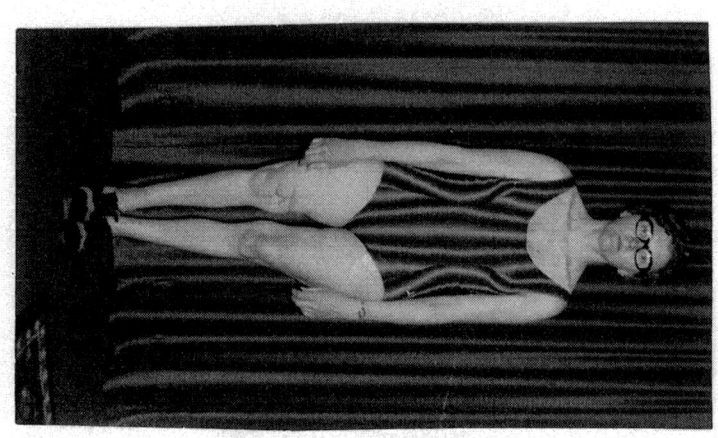

Abb. 28-30: Mai 1973   Körperfotos

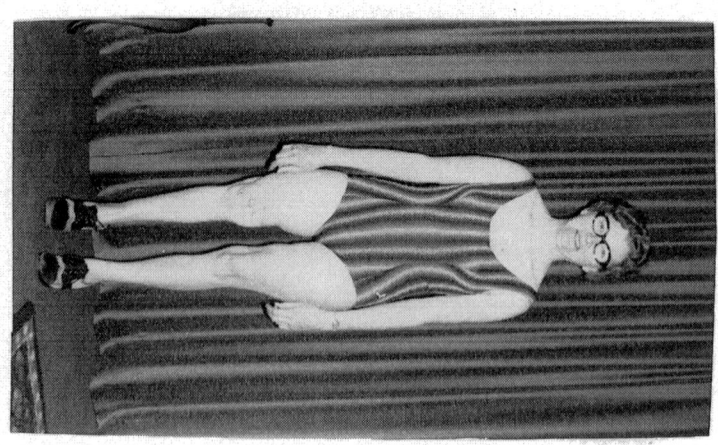

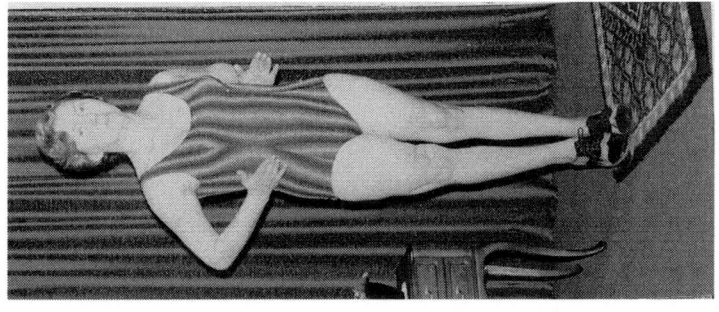

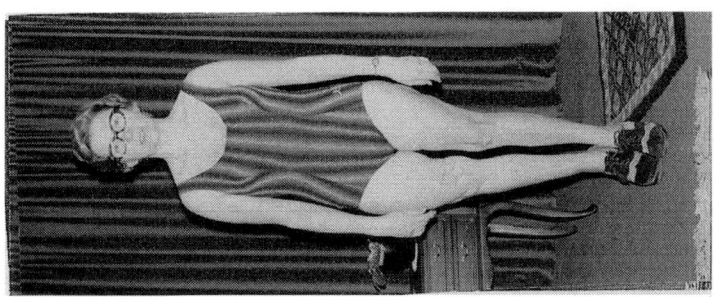

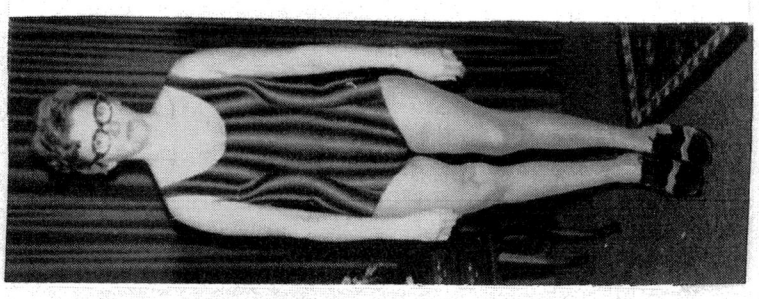

Abb. 31 a-d: 09.11.1973   Körperfotos

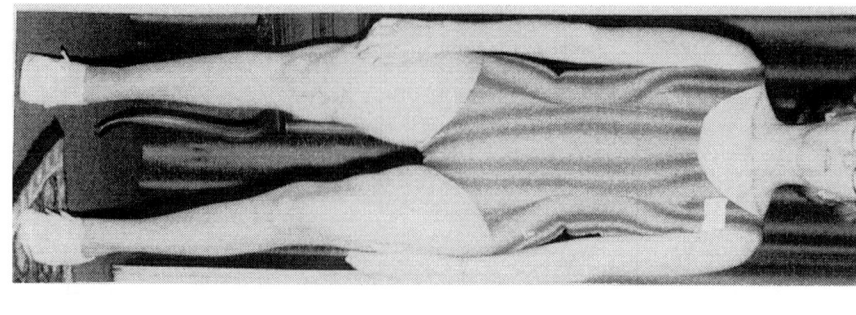
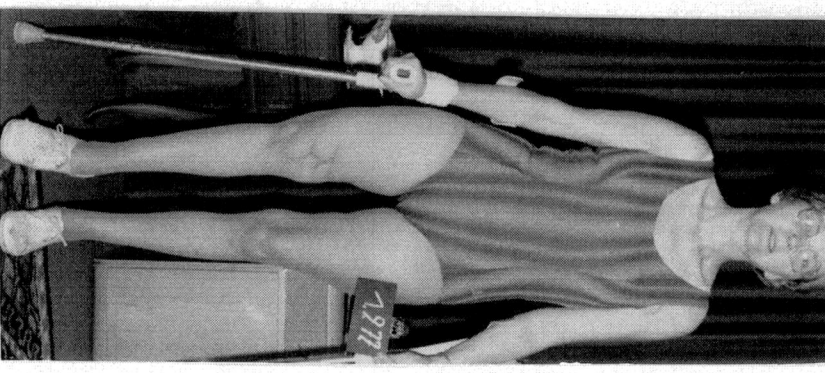

Abb. 32 a-d: Fotos nach der Operation vom 16.09.1975

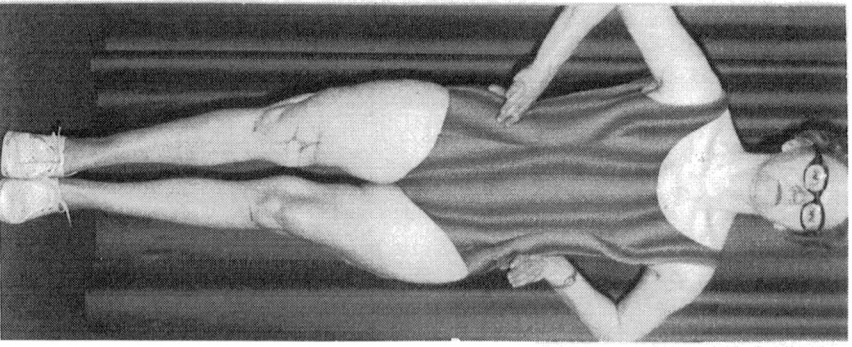
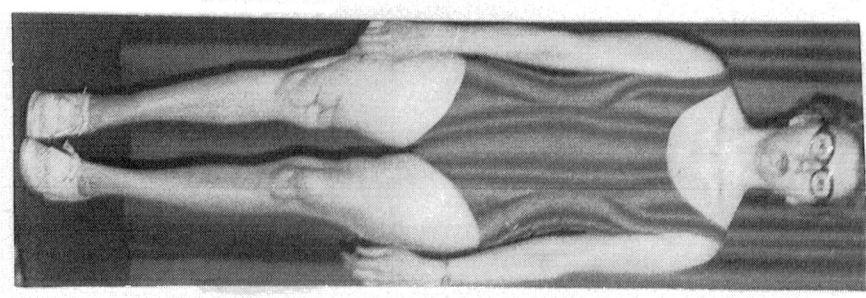

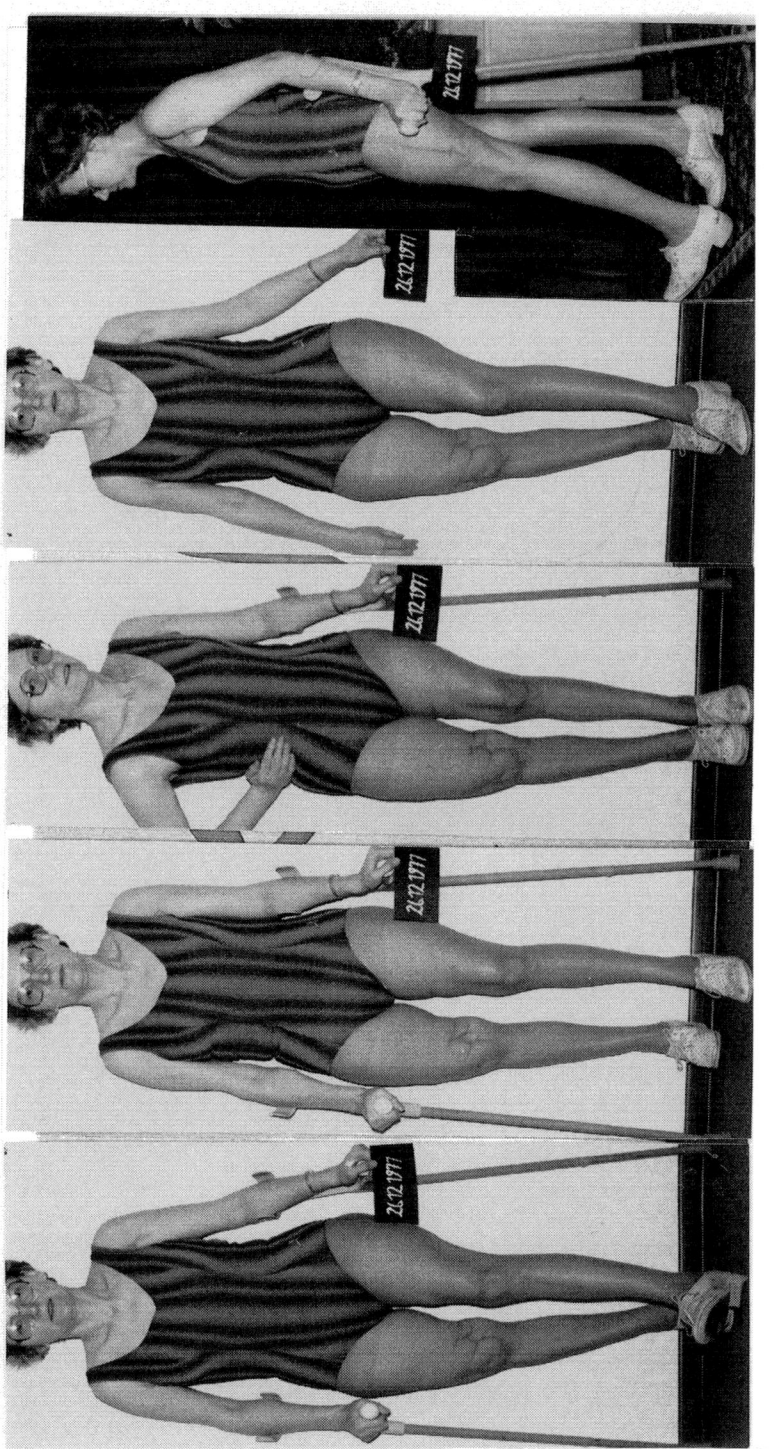

Abb. 33 a-e: 26.12.1977   Körperfotos

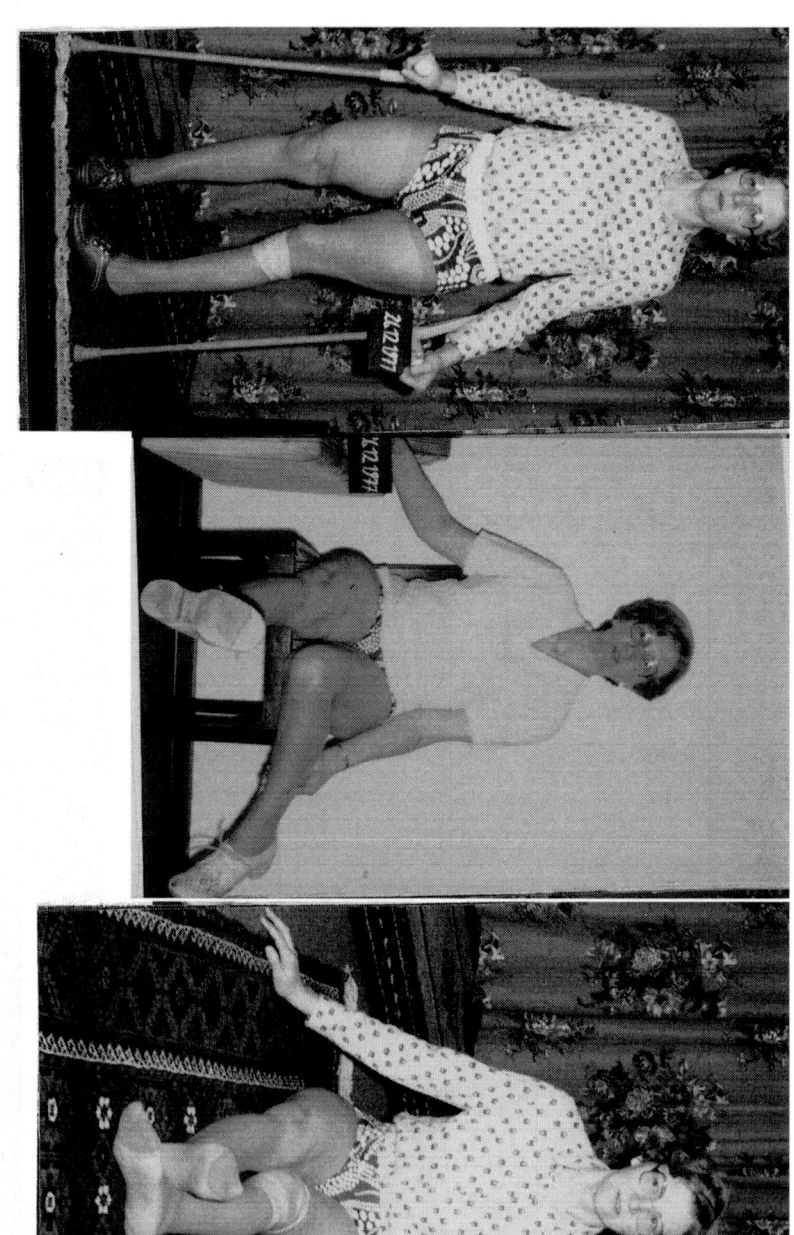

Abb. 34 a-c: 26.12.1977   Körperfotos

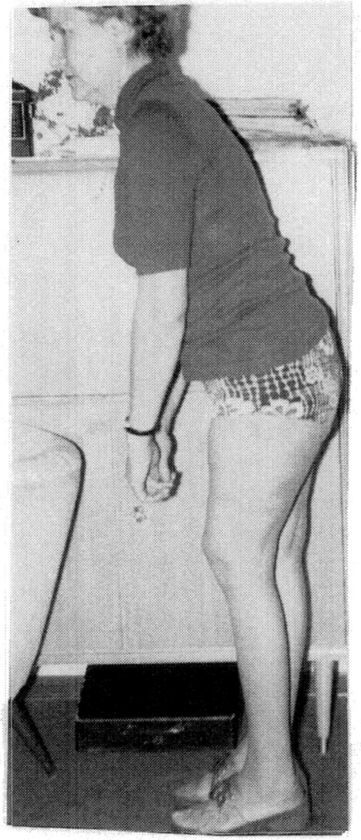

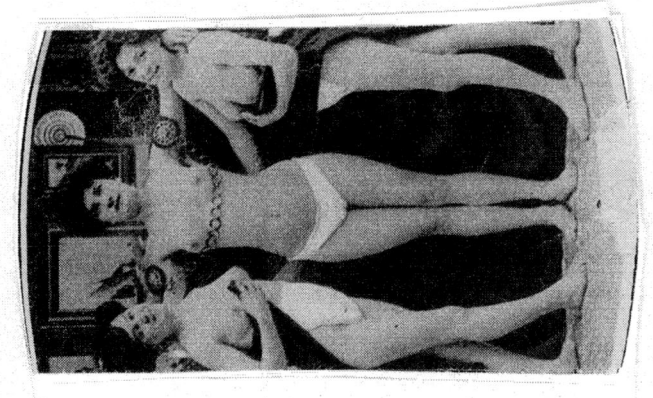

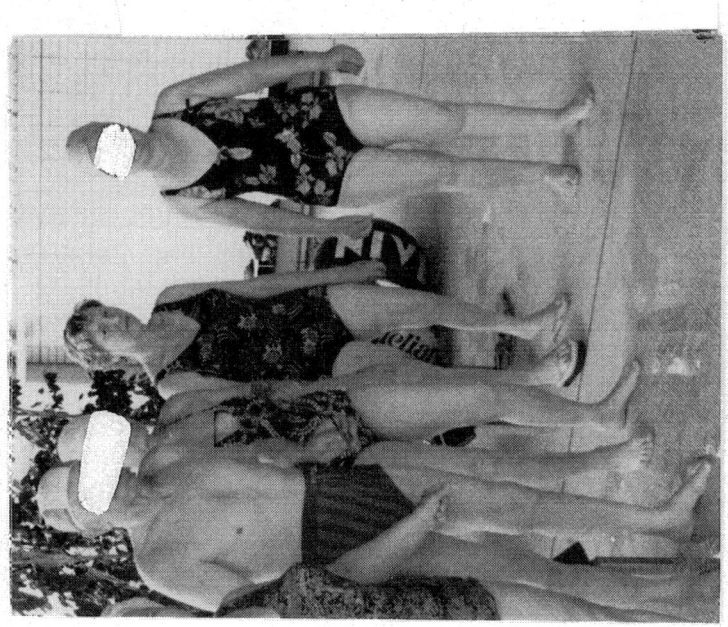

Abb. 35: *Körperfoto in Gehstellung*

Abb. 36: *Körperfoto in Abstützstellung*

Abb. 37: *Abbildung normaler Beine*

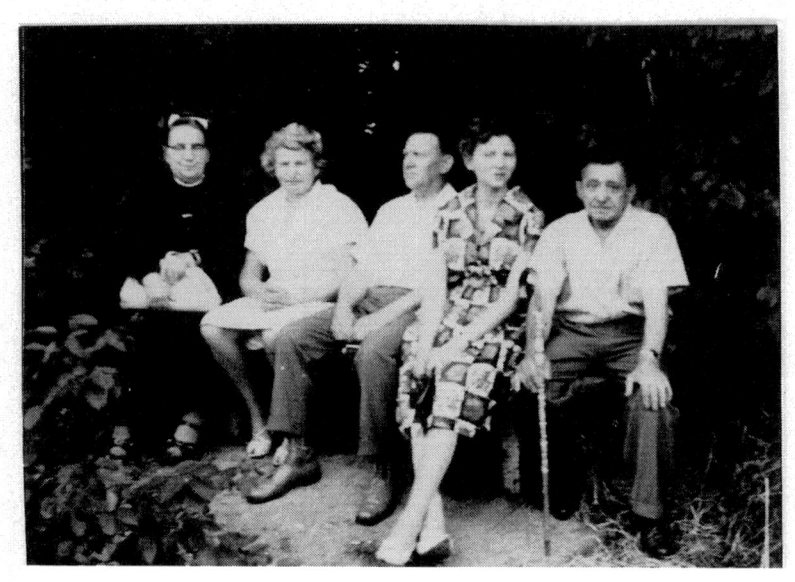

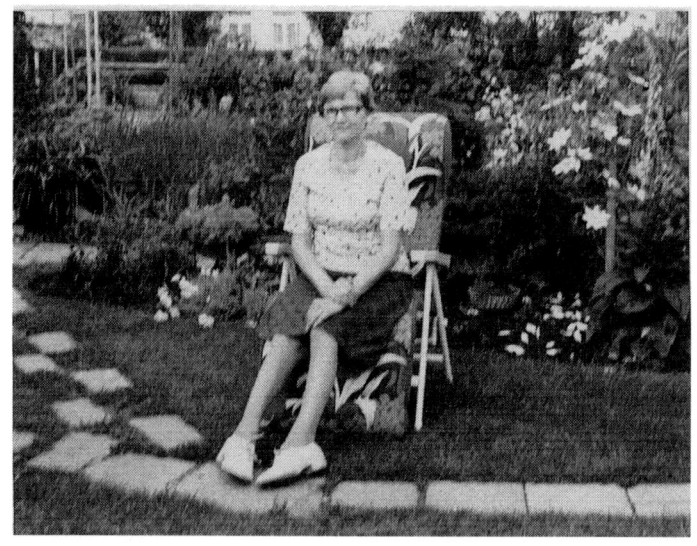

Abb. 38:   *Wanderrast mit gesundem Bein*

Abb. 39:   *Sommer 1977*

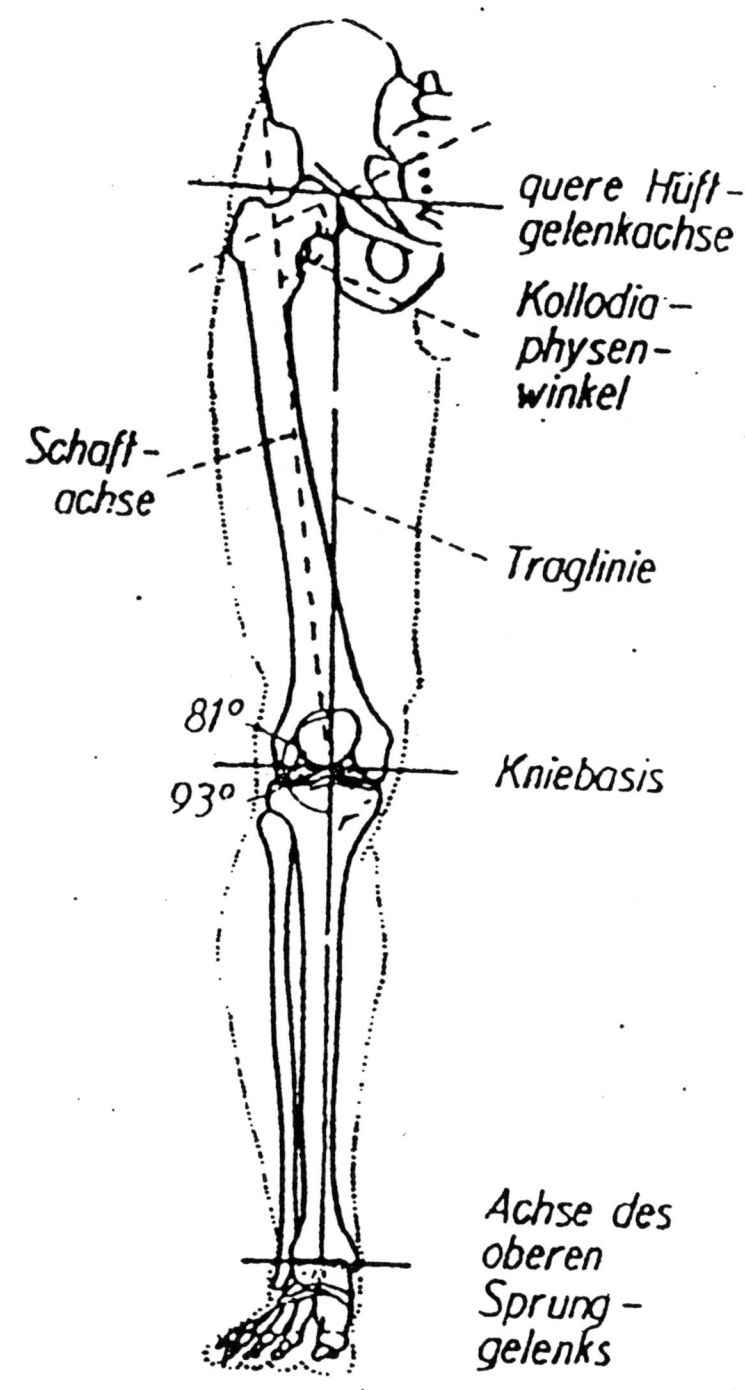

quere Hüft-
gelenkachse

Kollodia-
physen-
winkel

Schaft-
achse

Traglinie

81°

93°

Kniebasis

Achse des
oberen
Sprung-
gelenks

Abb. 40:   *Die Konstruktionslinien des Beines von Voss-Herlinger*

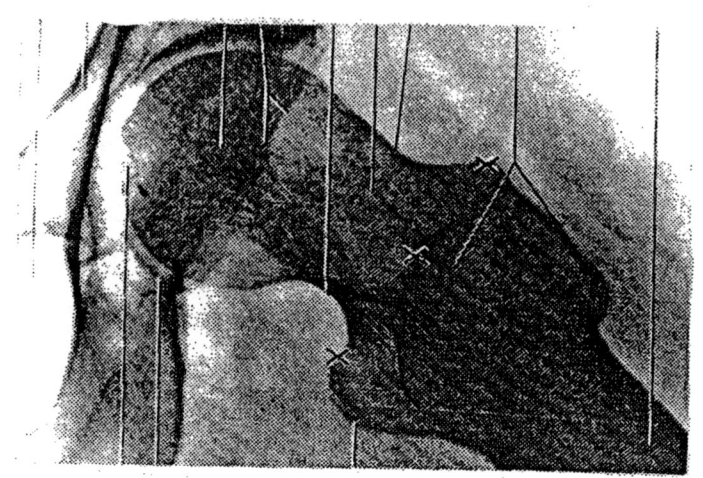

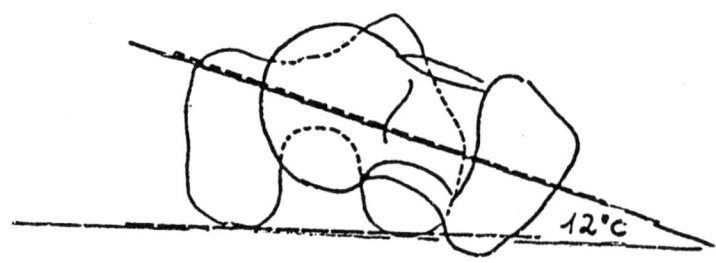

Abb. 41:   Lauenstein nach Zimmer/Brossy

Abb. 42:   Die Antetorsion des Schenkelhalses gegenüber der Kniekondy-
             lenachse mißt nach 12 Jahren im Durchschnitt 12 Grad (nach Le
             Damany).

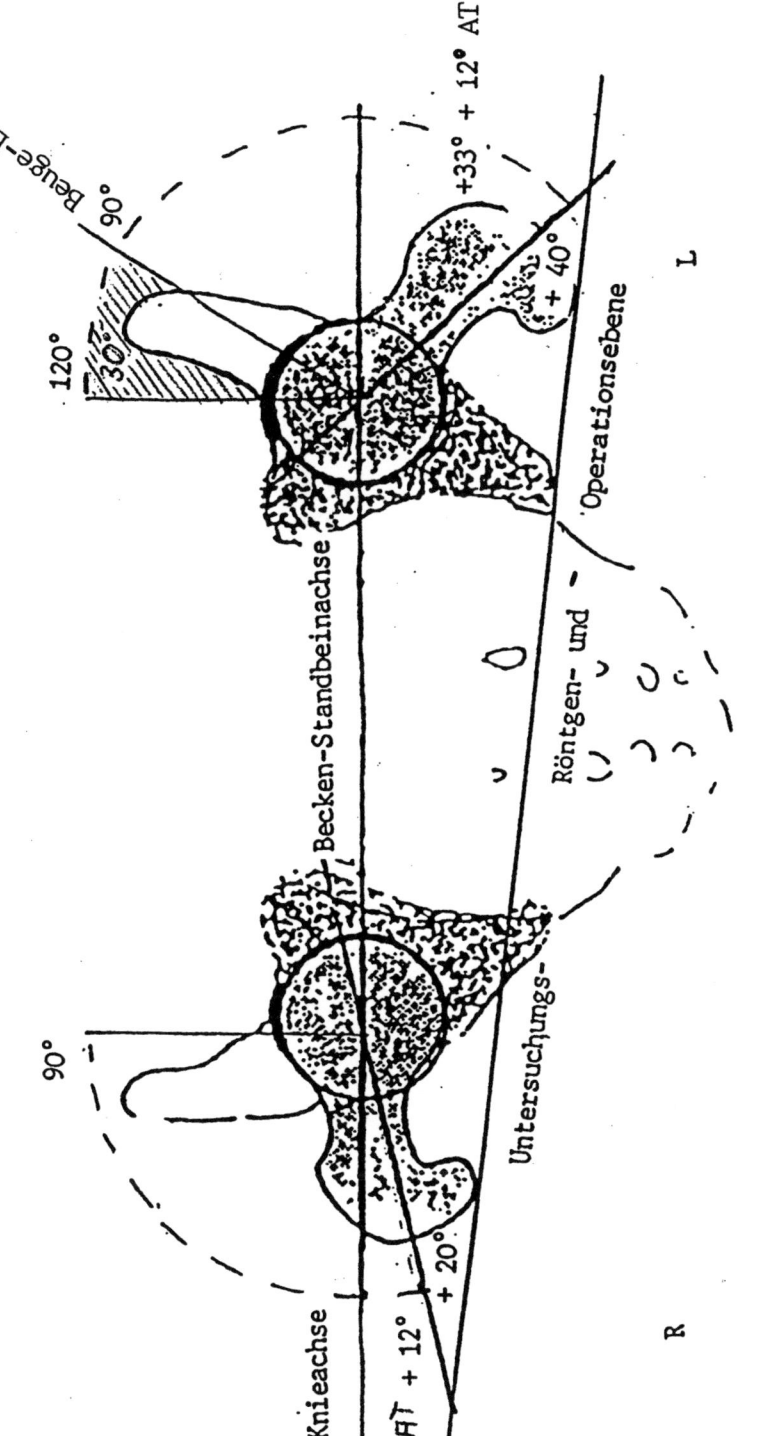

90°

Knieachse

AT + 12°

+ 20°

Untersuchungs-

Röntgen- und

Operationsebene

+ 40°

+33° + 12° AT

30°

120°

90° Beuge-Ende

Becken-Standbeinachse

R

L

Abb. 43:   Rippstein Abb. 39 von Lanz bei M. E. Müller „Die hüftnahen Fe-
murosteotominen" bzw. M. Hackenbroch 1961 „Handbuch der
Orthopädie"

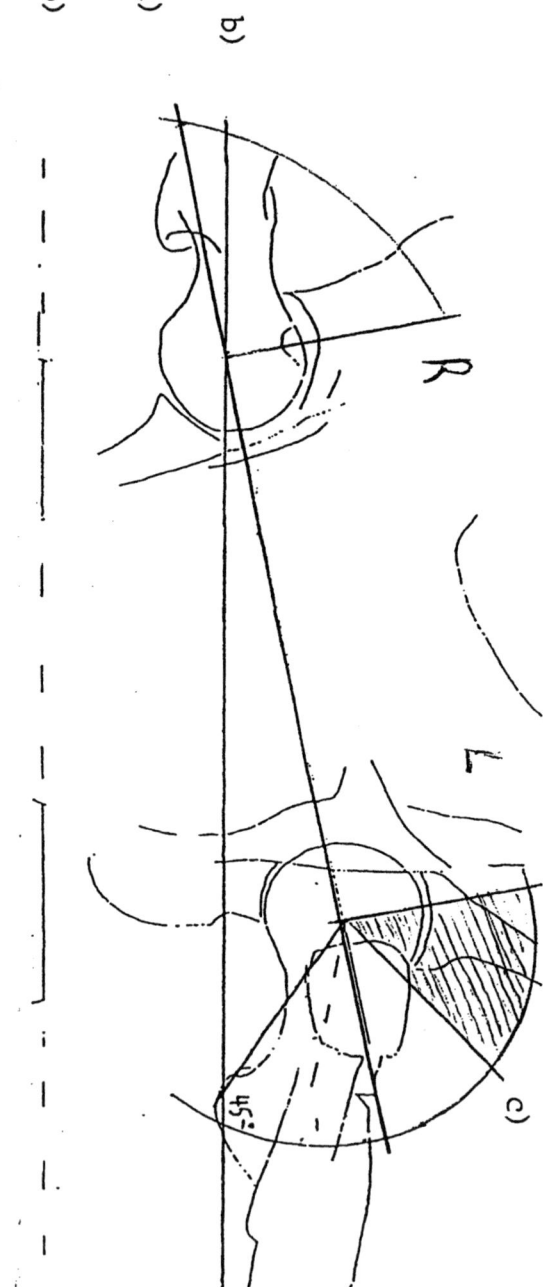

Abb. 44: Rippstein-Röntgenaufnahme vom 06.09.1974 im Liegen angefertigt mit Kniestange. Von der rechten nicht operierten Hüfte werden ab jetzt Rippsteinwerte von minus 15 bis plus 15 Grad geröntgt = regelwidrig, es fehlt ein waagerechtes Becken. Die linke Hüfte wird ab jetzt mit Kniestange regelwidrig 60 Grad zum Röntgentisch aber real 90 Grad hüftge-beugt geröntgt ohne Berücksichtigung bei der Auswertung:

a) Beckenachse durch die beiden Hüftkopfmittelpunkte = Punkt der Tragelinie d. Beine
b) Kniestange = Knieachse = Punkt der Tragelinie
c) Ende der Beugefähigkeit der Hüfte im Vergleich zu rechts

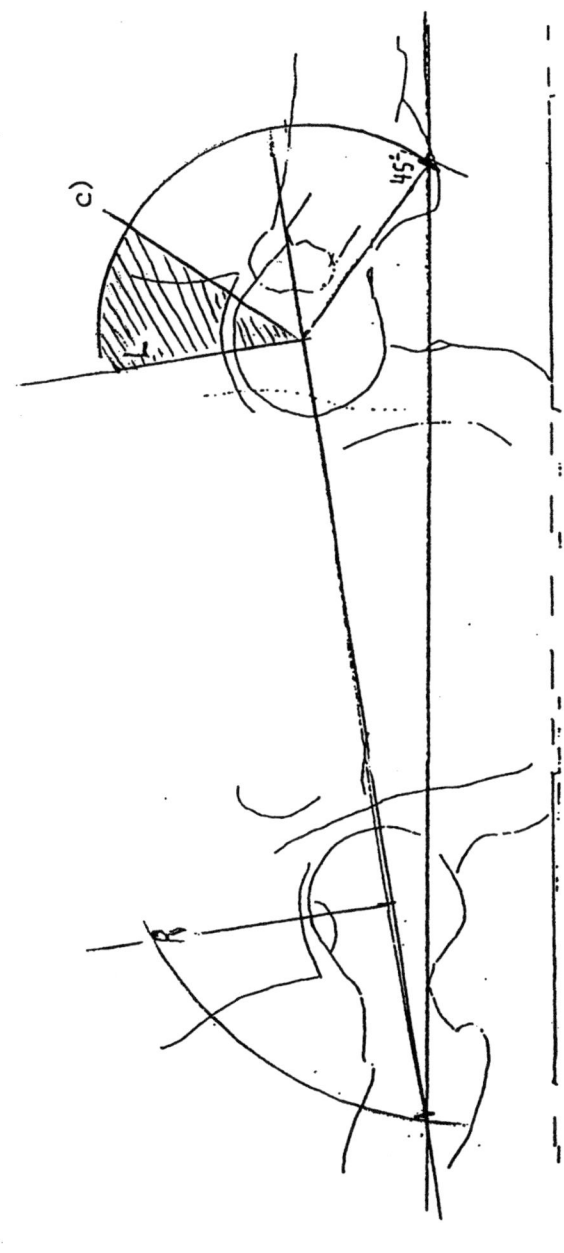

b)
a)

b)

Abb. 45: Rippstein-Röntgenaufnahme vom 07.02.1975 im Liegen angefertigt mit Kniestange.
a) Beckenachse durch die beiden Hüftkopfmittelpunkte = Punkt der Tragelinie
b) Kniestange = Knieachse = Punkt der Tragelinie
c) Ende der Beugefähigkeit der Hüfte im Vergleich zu rechts

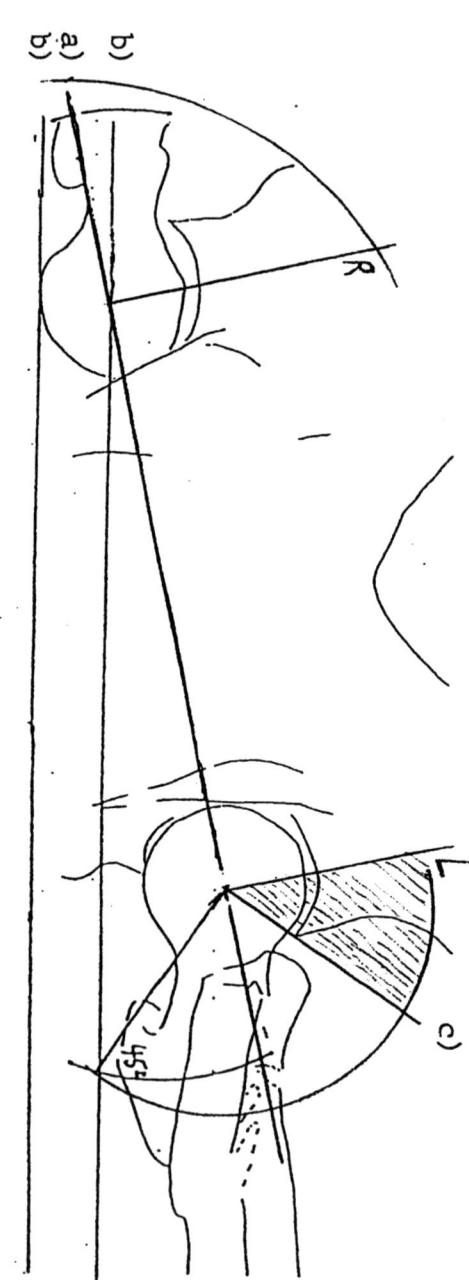

b)
a)
b)

Abb. 46: Rippstein-Röntgenaufnahme vom 19.02.1975 im Liegen angefertigt mit Kniestange.
a) Beckenachse durch die beiden Hüftkopfmittelpunkte = Punkt der Tragelinie
b) Kniestange = Knieachse = Punkt der Tragelinie
c) Ende der Beugefähigkeit der Hüfte im Vergleich zu rechts

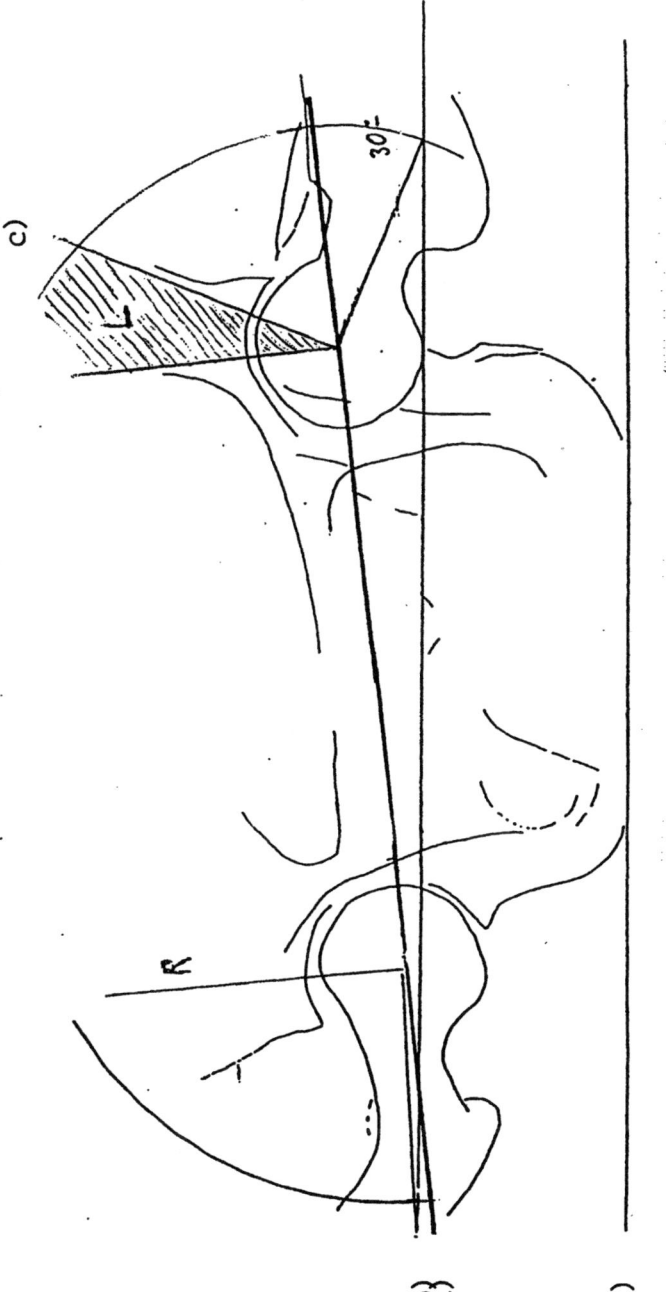

Abb. 47: Rippstein-Röntgenaufnahme vom 29.08.1975 im Liegen angefertigt mit Kniestange
a) Beckenachse durch die beiden Hüftkopfmittelpunkte = Punkt der Tragelinie
b) Kniestange = Knieachse = Punkt der Tragelinie
c) Ende der Beugefähigkeit der Hüfte im Vergleich zu rechts

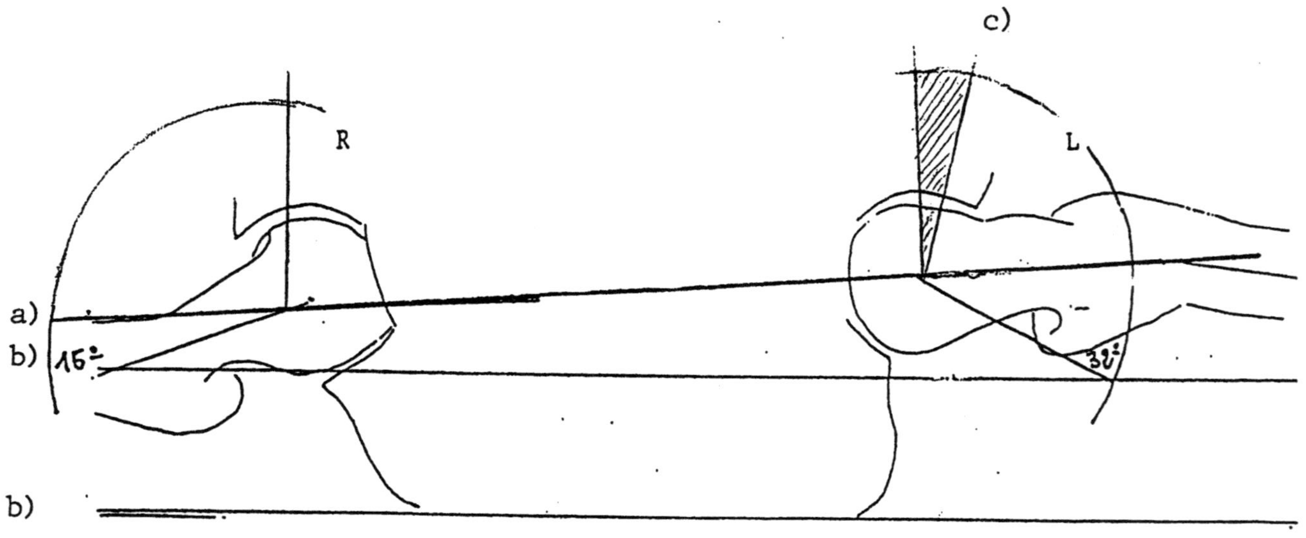

Abb. 48: Rippstein-Röntgenaufnahme vom 08.11.1977 im Sitzen angefertigt mit einem 2 cm Brett-chen unter dem Gesäß, damit der nach außen schwenkende Unterschenkel in eine Senk-rechte gebracht werden kann, regelwidrig kein Brettchen unter der Kniekehle, d. h. die senkrechte Tragelinie durch Knie- und Hüftkopfmittelpunkt wurde regelwidrig nicht ein-gehalten, auch nicht ein waagerechtes Becken.
a) Beckenachse durch die beiden Hüftkopfmittelpunkte = Punkt der Tragelinie
b) Sitzfläche des Stuhles = Knieachse = Punkt der Tragelinie
c) Ende der Beugefähigkeit der Hüfte im Vergleich zu rechts

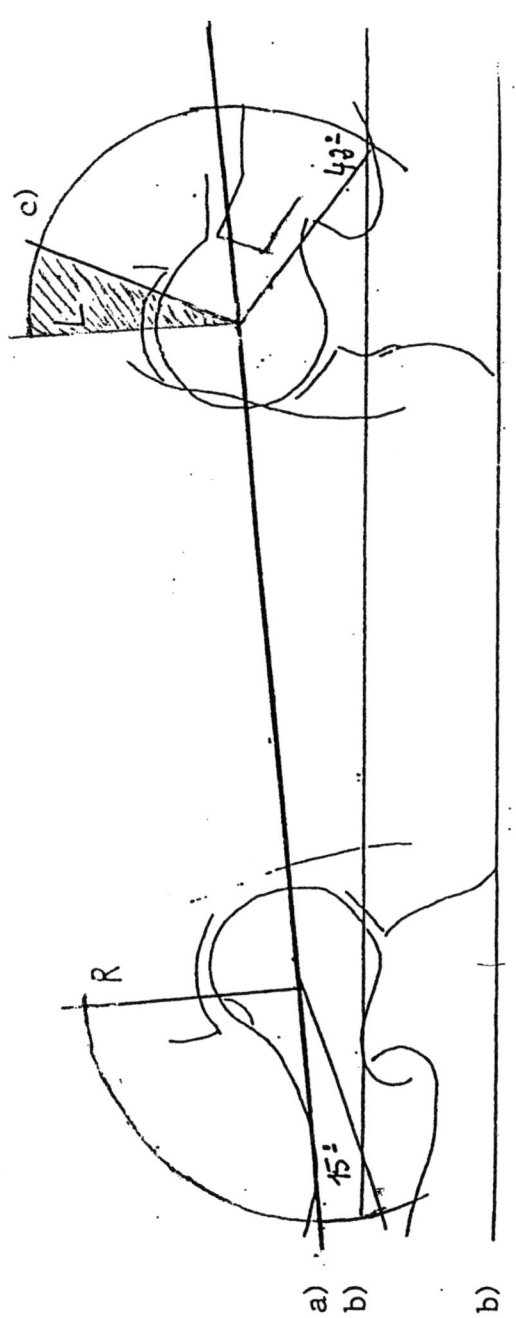

Abb. 49: Rippstein-Röntgenaufnahme vom 29.11.1977 im Sitzen geröntgt, links 42 Grad und rechts 15 Grad Antetorsion (AT), indem die Länge des rechten Schenkelhalses auf die linke Hüfte übertragen und auf die Sitzebene geschlagen wird.

a) Beckenachse durch die beiden Hüftkopfmittelpunkte = Punkt der Tragelinie
b) Sitzfläche des Stuhles = Knieachse = Punkt der Tragelinie
c) Ende der Beugefähigkeit der Hüfte im Vergleich zu rechts

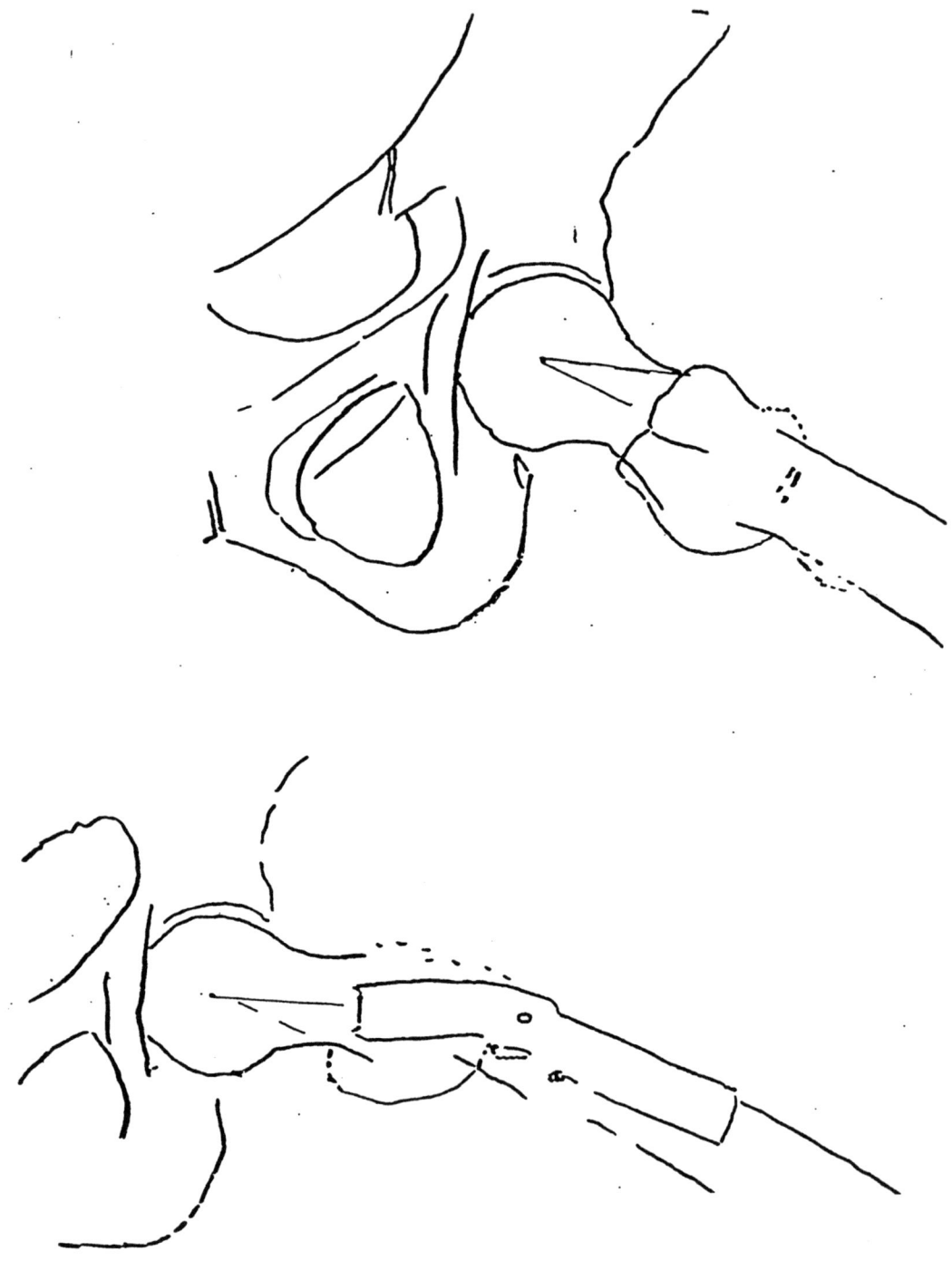

Abb. 50:   *Lauenstein: 10.03.1975 bei 60° Hüftbeugung z. Röntgentisch ge-*
röntgt/REAL 90°

Abb. 51:   *Lauenstein: 16.09.1975 am Operationstag in Narkose geröntgt*
nach einer Extensionsosteotomie von 20°

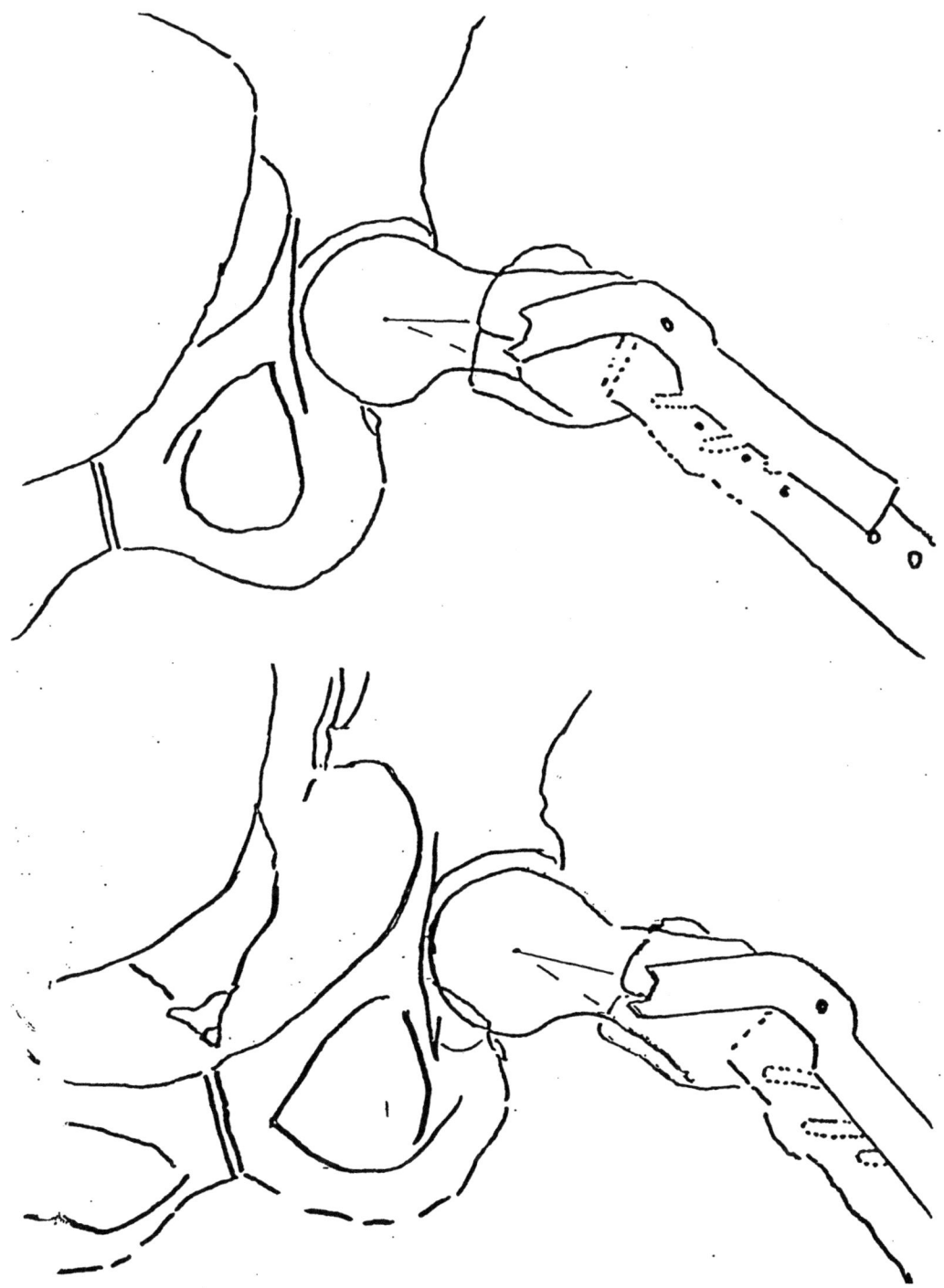

Abb. 52:   *Lauenstein: 03.11.1975 bei 60° Hüftbeugung z. Röntgentisch ge-*
                 röntgt/90° REAL nach Extensionsosteotomie von 20°

Abb. 53:   *Lauenstein: 21.11.1975 bei 60° Hüftbeugung z. Röntgentisch ge-*
                 röntgt/90° REAL nach Extensionsosteotomie von 20°

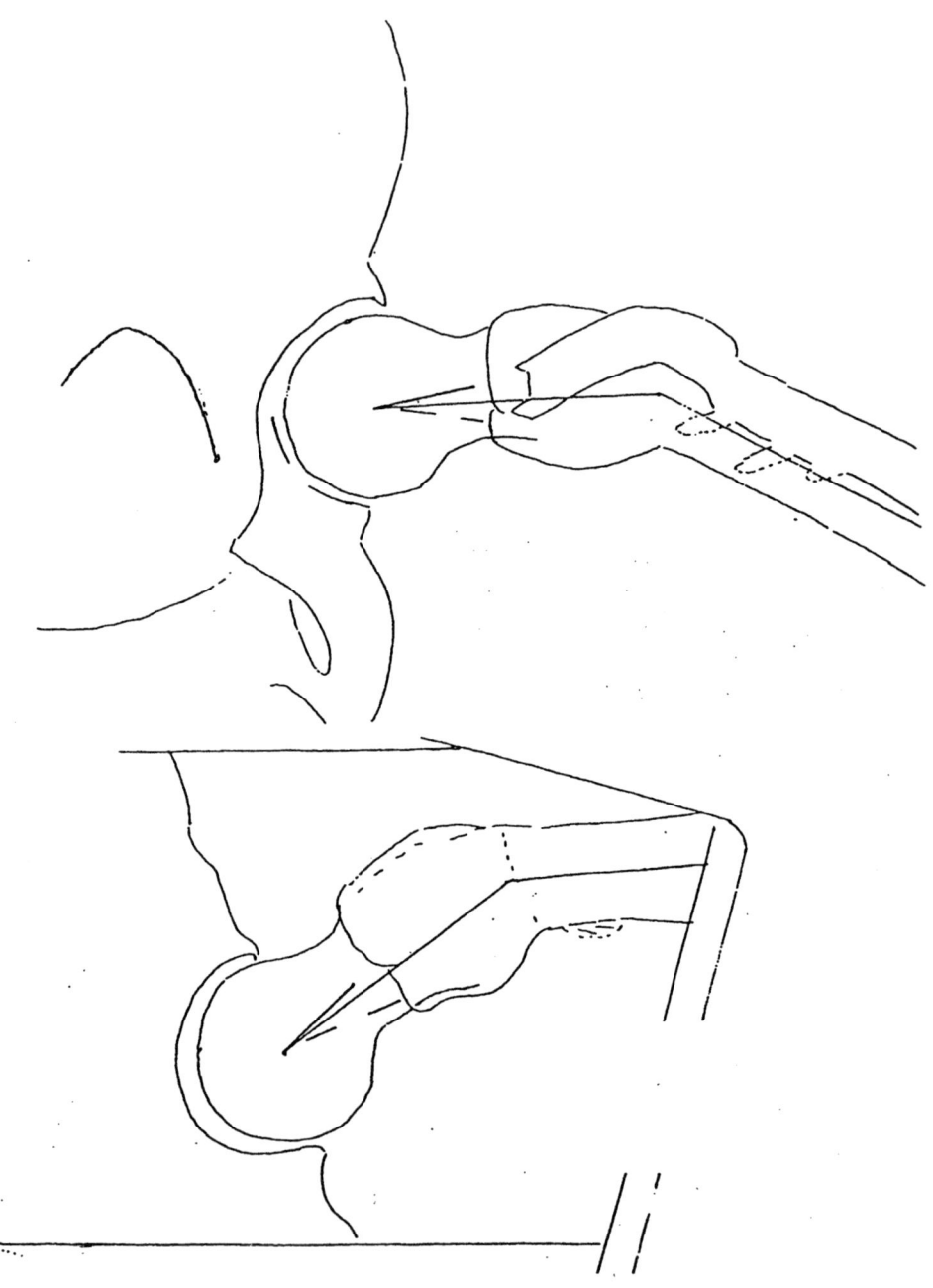

Abb. 54:   *Lauenstein: 05.08.1976 bei 60° Hüftbeugung z. Röntgentisch geröntgt/90° REAL nach Extensionsosteotomie von 20°*

Abb. 55:   *Lauenstein: 21.06.1977 bei 90° Hüftbeugung z. Röntgentisch geröntgt/120° REAL dabei stand der Fuß nicht mehr auf dem Röntgentisch, nach Extensionsosteotomie von 20°*

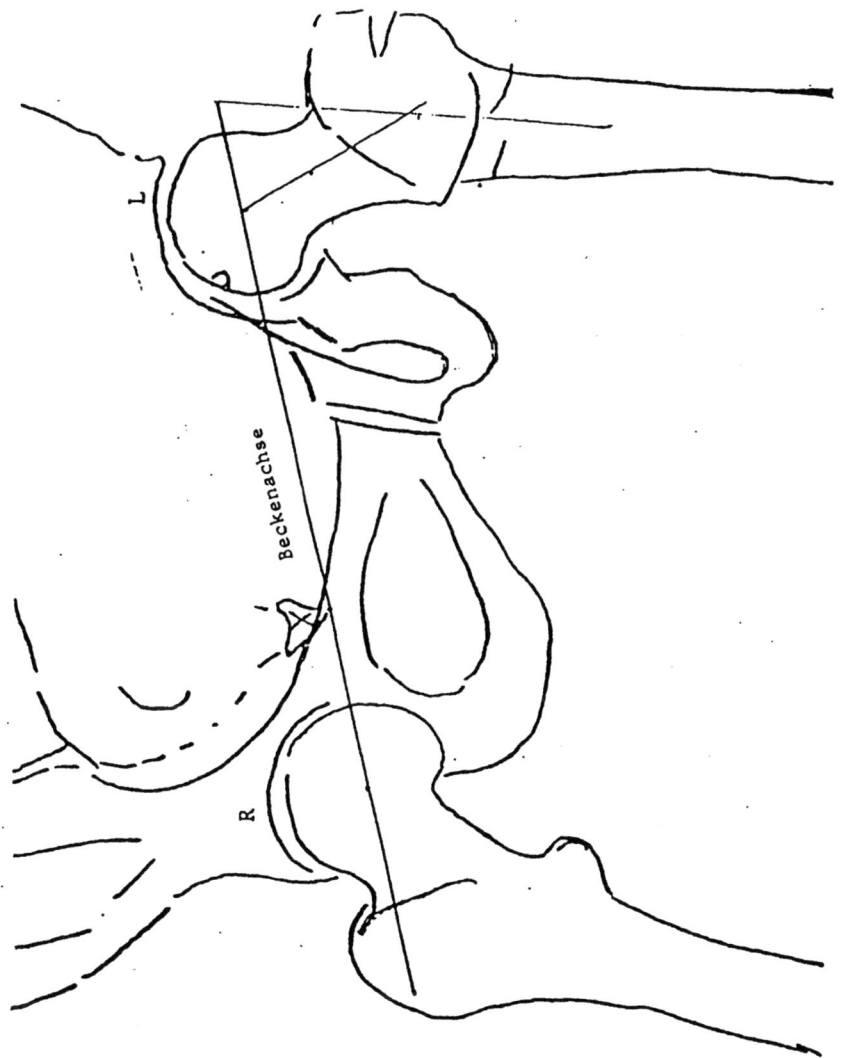

L

R

Beckenachse

Abb. 56:   *Beckenübersicht: 21.08.1981 bei Mittelstellung des linken Beines*

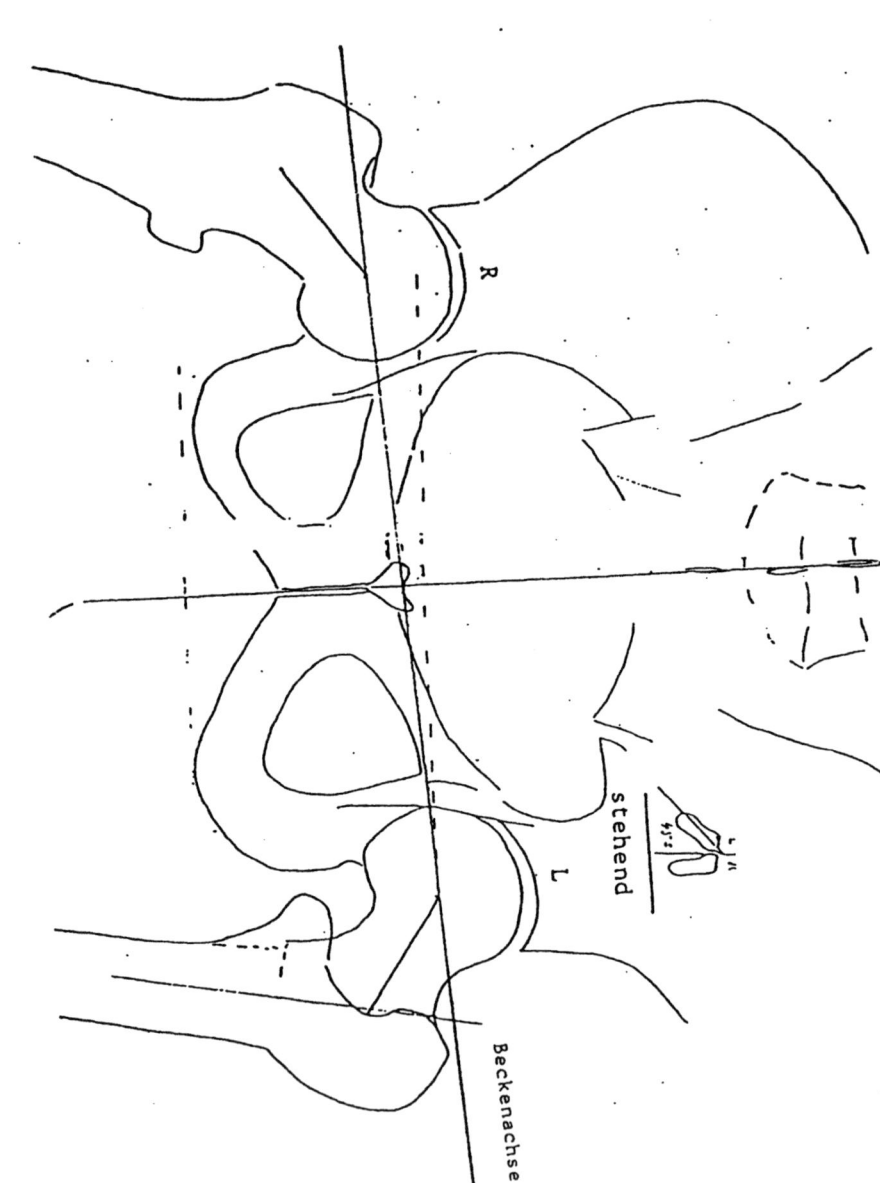

Abb. 57: Beckenübersicht: 21.08.1981 bei Innenrotation des linken Beines um 45°

XVII. Abschriften:

Krankenblätter des dritten Chirurgen in F., Abschrift.

Vorgeschichte des Kranken: unauffällig, vor zwei Jahren sei sie appendektomiert (?) worden, ansonsten mit Ausnahme der orthopädischen Erkrankung immer sehr gesund gewesen.

Orthopädische Vorgeschichte:

1945 (im Alter von 13 Jahren) sei sie an einer Osteomyelitis des rechten Knies (?) erkrankt, die im selben Jahr noch eine Arthrodese des rechten Knies notwendig gemacht habe. Damals sei ausdrücklich festgestellt worden, daß es sich um keine Tbc (?) gehandelt habe. Die Arthrodese habe eine Verkürzung des rechten Beines um 14 cm zur Folge gehabt. Durch das Tragen eines Schlüter-Schuhes am rechten Fuß sei es zur Ausbildung eines Spitzfußes, zu Hammerzehen und zu schmerzhaften Schwielen unter den Ballen gekommen.

Wegen dieser starken Beschwerden unterzog (?) sich die Patientin im Oktober 1971 einer Umstellungsosteotomie der linken Hüfte (?), die eine Verkürzung des linken Beines um 8 cm zur Folge gehabt habe. Die Patientin meint, daß bei dieser Operation auch variisiert und lateralisiert (?) wurde. Im Dezember 1971 sei ein Trochanter minor-Abriß links festgestellt worden, der im April 1972 durch eine Anschraubung behoben worden ist. Es sei bei dieser zweiten Operation keine Osteotomie vorgenommen worden, jedoch habe die Patientin erst nach dieser Operation ein starkes Gefühl der Inkongruenz im linken Knie gehabt. Sie habe deshalb das linke Bein nicht mehr (?) voll belasten können.

Im Juni 1973 (?) sei es zu einer dritten Operation, nämlich zu einer weiteren Umstellungsosteotomie im Sinne einer Valgisierung an der linken Hüfte gekommen. Nach dieser dritten Operation habe die Patientin das Gefühl einer viel zu starken Außenrotation des linken Beines gehabt. (?) Eine vierte Operation sei im August 1973 vorgenommen worden, wobei wiederum eine Umstellungsosteotomie Valgisierung und angeblich Innendrehung um 6 Grad (?) vorgenommen wurde. Außerdem sei etwas medialisiert worden(?). Seit dieser letzten Operation habe die Patientin zunehmend Schmerzen am linken Knie, und außerdem bereite die Winkelplatte seit einem Jahr Beschwerden.

Die Patientin stellte sich am 6.9.1974 zum ersten Mal in unserer Klinik vor. Damals wurde auf den Röntgenbildern bereits festgestellt, daß wahrscheinlich der Trochanter minor links am Schambeinast feststeht und dadurch die Außenrotation und Adduktion sowie den Gang erheblich stört. Weitere Vorstellung im Oktober 1974.

Die Patientin soll in der allgemeinen Besprechung am 18.2.1975 vorgestellt werden (auch dem Klinikdirektor).

Befund: unauffällig ...

Orthopädische Status.

Es fällt der stark linkshinkende Gang auf mit vorwärtsgeneigtem Oberkörper und steifem Knie rechts. Im Stand muß man 5,5 cm hohe Brettchen unter den rechten Fuß schieben, um einen Beckengeradstand zu erreichen.

Die Wirbelsäule ist in allen Bereichen normal in Form und Beweglichkeit (obwohl die Patientin sporadische Schmerzen im oberen BWS- und oberen LWS-Bereich angibt). Obere Extremität orthopädisch völlig unauffällig.

Untere Extremität: Im Liegen fällt bei der Übersicht ein Drehfehler in beiden Hüftgelenken mit Einwärtsdrehung auf. Es liegt außerdem eine Varusverbiegung des linken (?) Oberschenkels vor sowie eine Versteifung im rechten Kniegelenk. Über dem linken Hüftgelenk eine ca. 30 cm, noch leicht gerötete Narbe, am rechten Knie medial und lateral der Quadrizepssehne tiefe, breite, hypotrophische, ca. 15 cm lange, aber ansonsten reizlose Narben. Die Entfernung der Spina iliaca anterior superior zum Aussenknöchel beträgt auf der rechten Seite 79,5 cm, auf der linken Seite 85 cm.

Beweglichkeit der rechten Hüfte:

Beugung/Streckung	rechts	95 - 0 - 18 Grad,
	links	95 - 0 - 12 Grad
Abduktion/Adduktion	rechts	95 - 0 - 11 Grad,
	links	35 - 0 - 45 Grad
Innen-/Außenrotation	rechts	80 - 0 - 20 Grad,
	links	30 - 0 - 10 Grad

Die Innenrotation ist also auf beiden Seiten um ein Vielfaches im Vergleich zur Außenrotation durchführbar.

Linkes Knie: Im Stehen liegt ein Genu returvatus vor. Bei der Untersuchung im Liegen liegt eine normale Streckstellung mit 0 Grad vor, jedoch kann ca. 10 bis 15 Grad unter Schmerzen überstreckt werden. Beugung normal (135 Grad). Kein Anhalt für eine Seitenbandläsion, kein Anhalt für einen Meniscusschaden, kein Erguß im linken Kniegelenk.

Am Fuß links herrschen orthopädisch normale Verhältnisse.

Rechts liegt ein starker Spitz-Hohlfuß vor, außerdem besitzt die Patientin sehr starke Hammerzehen mit Druckstellen von II bis V.

Beckenübersicht und Rippstein: keine vermehrte Antetorsion, dagegen Adduktionsstellung des linken steilstehenden Schenkelhalses mit Anstoßen des Trochanter minor an das Schambein. Beckenkippung rechts, Entkalkung durch Belastung (?).

12.2.1975: Stationäre Aufnahme und Befunderhebung ...

26.2.1975: Operation ...

03.3.1975: Beginn mit Gymnastik linkes Bein.

06.3.1975:	Entfernung der Unterschenkelgipsschale. Gymnastik und Ge-hübungen.
12.3.1975:	Fäden werden entfernt, Wunde pp. Trotz mehrmaligen Gesprä-chen mit der Patientin ist sie völlig uneinsichtig.
18.3.1975:	Stationäre Entlassung.

Wiederaufnahme:
Die Patientin befand sich letztmalig im Febr./März 1975 in unserer stationären Behandlung wegen einer Pseudarthrose am Trochanter minor links bei Zustand nach wiederholten Umstellungsosteotomien bei Hüftdysplasie links (?) und Versteifung im Kniegelenk rechts nach Osteomyelitis. Durch einen operativen Eingriff wurde der Trochaterminor entfernt und gleichzeitig die Metallentfer-nung nach Umstellungsosteotomie 1973 in K. durchgeführt.

Nach der Klinikentlassung besserte sich das Gangbild nicht. Subjektiv nah-men die Beschwerden von Seiten des linken Knies und des linken Fußes zu, so daß die Patientin erneut in unserer Poliklinik vorstellig wurde und die erneute stationäre Aufnahme erfolgte.
Befund: Internistisch o. B.
Orthopädischer Befund: Gang unbeschuht auf ebener Erde ohne Stockhilfe: stark linkshinkend mit vorwärts geneigtem Oberkörper, versteiftem Knie rechts, Innenrotation des linken Beines um 45 Grad. Links genu rectuvatum Senkspreiz-Fuß links, rechts ausgeprägter Spitz-Hohlfuß mit starker Hammer-zehendeformität mit Druckstellen von II - V. Beckenschiefstand. Höhenaus-gleich von 5,5 cm (unter den rechten Fuß), um Beckengeradstand zu erreichen. OP-Wunde reizlos.

Bei der Untersuchung im Liegen ist die Adduktion des linken Beines nur bei gleichzeitiger Einwärtsdrehung möglich, Beugung und Streckung im Hüftge-lenk ist frei, bei Beugung im Hüftgelenk ist die Innenrotation ebenfalls frei, die Außenrotation endgradig eingeschränkt. Beweglichkeit im Kniegelenk frei.
Beinlänge rechts: 79,5 cm, links 85 cm.
Im Vergleich zur orthopädischen Untersuchung vom Februar gibt sich keine wesentliche Befundänderung.

Verlauf:
26.08.1975:	Stationäre Aufnahme, Befunderhebung
27.08.1975:	weitere internistische Untersuchungen EKG
28.08.1975:	Vorstellung
29.08.1975:	Vorbereitung zur OP, das operative Vorgehen wird ausführlich von Prof. Sch. mit der Patientin besprochen
16.09.1975:	OP, nach dem Eingriff Verlegung auf Station II.

03.10.1975:   Übernahme der Patientin von Station II. Es finden sich reizlose Narbenverhältnisse, die Patientin soll im Gehwagen laufen lernen sowie ins Übungsbad.

04.10.1975:   Da die Patientin über Schmerzen im Bereich des linken Kniegelenks klagte, wurden Fangopackungen sowie Enelbin-Salbenumschläge verordnet. Die Patientin erklärt, daß sie das Enelbin nach 1 Std. wieder abgewickelt hätte, da es sowieso nichts nützen würde, insgesamt gesehen sehr uneinsichtig.

06.10.1975:   Patientin steht erstmalig auf, erklärt anschließend, daß sie jetzt nicht mehr aufstehen würde, da sie hierbei das re. Hüftgelenk überlasten würde u. demnach mit einer Verschlechterung rechnen müßte, sie weiß alles besser.

07.10.1975:   Die Beugung im li. Hüftgelenk ist bei 90 Grad möglich, Innenrotation um 20 Grad, Abduktion um 30 Grad, Narbe reizlos, keine Entzündungszeichen. Patientin steht weiterhin nicht auf, da sie Angst vor Überlastung re. hätte, schließlich sei es ihr Bein, das sie besser kenne als wir, will weiterhin nur Übungsbehandlung.

09.10.1975:   Verlegung auf Station V.

13.10.1975:   Patientin ist mit dem Operationsergebnis unzufrieden, sie meint, das linke Bein stünde noch immer in Innenrotation.

17.10.1975:   Wegen eines akuten HWS-Syndroms rechts Röntgen der Halswirbelsäule in 2 Ebenen. Es ergeben sich degenerative Veränderungen. Behandlung der rechten Schulter mit Fango und Diadynamik.

22.10.1975:   Die HWS wird zusätzlich in den beiden schrägen Ebenen geröntgt.

31.10. und 05.11.1975:   Vergleichsaufnahmen beider Beine im Stehen einschl. des linken Hüftgelenks: die Osteotomie ist noch nicht belastungsstabil.

21.11.1975:   Erneute Röntgenkontrolle der linken Hüfte: jetzt zunehmend Knochenüberbauung. Die Patientin darf ab sofort teilbelasten.

05.11.1975:   Absatzerhöhung rechts in der Weise, daß eine Beinverkürzung rechts von 2 cm zurückbleibt. Dies geschieht auf Wunsch der Patientin, da sie meint ein Beckengeradstand könne ihr nicht zugemutet werden, da sie seit 20 Jahren einen Beckenschiefstand nach rechts habe.

27.11.1975:   Entlassung in ambulante Weiterbehandlung. Das Gangbild der Patientin bei Zuhilfenahme von Unterarmstützstöcke ist zufriedenstellend.

Krankenblätter des vierten Hüftchirurgen in E. Abschrift.

07.11.1977:   Aufnahmetag

Diagnose:
Zustand nach juveniler Osteomyelitis im re. dist. Femurbereich mit Ausheilung, in Fehlstellung und Verkürzung der re. unteren Extremität, des weiteren Zustand nach mehrfachen Verkürzungs- und Korrekturosteotomien im linken coxalen Femurende zwecks Adaption um die Verkürzungsverhältnisse. Erneute Korrekturosteotomie.

Anamnese: Mit dem 13. Lebensjahr kniegelenksnahe Oberschenkelosteomyellitis rechts, hämatogen. Bei Prof. Hohmann in Frankfurt mehrfach revidiert, zirka 1 Jahr in Gips mobilisiert gewesen. Resultat: Endlich Ausheilung der Osteomyelitis mit Kniegelenksverlötung und deutlichem Varusschwung von ca. 25 - 30 Grad im Bereich des rechten Oberschenkels, zuzüglich Verkürzung des rechten Oberschenkels. Mit diesem Zustand zufrieden gewesen, bis 1971, sie war mit orthopädischem Schuhwerk versorgt. Allmählich wurde ihr eine lastabhängige Ermüdung sowie eine schmerzhafte Schwielenbildung im Vorfußbereich rechts lästig, deswegen Vorstellung in Orthopädischen Kliniken (?), mit der Fragestellung eventuell verbessernden Maßnahmen (?)
Schließlich am 06.10.71: Verkürzungsosteotomie, linkes Bein intertrochanter ...
    Angeblich kam es postoperativ zum Abriß des Trochanter minor, Refixation. Die Patientin hat ihren Verlauf aufgeschrieben, siehe Beiblatt. Von den ihr zur Verfügung gestellten Röntgenbildern hat sie Pausen gezeichnet.
Diese Pausen sind datumsmäßig beschrieben: 6.04.70, 1.03.71, 22.06.72, 13.08.73 und 16.09.75. Anscheinend ist hierbei eine intertrochantere varisierende Verkürzungsosteotomie gemacht worden, dann eine Valgisation, dann eine Varisation, der Trochanter minor kommt nirgendwo zur Darstellung. Diese Operationen seien in F. und in K. durchgeführt worden (?).
    Jetziges Beschwerdebild: Belastungsabhängige, linksseitige Kniegelenksbeschwerden. Des weiteren rezidive Kreuzschmerzen, hauptsächlich nach längerem Sitzen (von Beruf Schneiderin) (?).
Von seiten der Hüften keine Beschwerden.
Befund: Reizlose Narbe nach Mammaamp. im Bereich der Thoraxvorderwand, Ax. palp. frei.

Rechte Hüftgelenksbeweglichkeit:
Beugung/Streckung: 140 - 0 - 10
Abduktion/Adduktion: 45 - 0 - 50
Aussenrotation/Innenrotation: 45 - 0 - 25
linkes Hüftgelenk:
Beugung/Streckung: 115 - 25 - 0
Abduktion/Adduktion: 55 - 0 - 50
Aussenrotation/Innenrotation: 60 - 0 - 25
Kniegelenksbeweglichkeit:
rechts: 0 - 0 - 0
links: Beugung/Streckung   150 - 0 - 10

Das Kniegelenk rechts ist eingesteift. Zudem auffälliger Antekurvationsfehler im Bereich des rechten Oberschenkels mit Varuskomponente. Rechts imponiert ein Spitzfuß mit gleichzeitiger Hohlfußkomponente. Das linke Sprunggelenk zeigt keine Spitzfußfehlstellung. Am linken Kniegelenk liegen reizlose Verhältnisse vor, wir finden ein geringes retropatellares Reiben. Im Stehen fällt eine spontane linksseitige Knie-Beuge-Stellung auf, bei Beugekontraktur der linken Hüfte. Unter Berücksichtigung des rechtsseitigen Spitzfußes und der linksseitigen Hüftbeugekontraktur finden wir einen annähernden Beckenkammgeradstand bei BU von rechts 7 cm unter die Ferse (Spitzfuß), von 3 cm unter die Ferse (Hüftgelenksbeugekontraktur).

Röntgenbilder: Vom 16.8.77 zeigt den rechten Oberschenkel a.p. mit Knie einen (?) Kniegelenk sowie einen Varusschwung des knienahen Femurdrittels ausgemessen zirka 20 Grad. Zustand nach alter Osteomyelitis, z. Z. sicher keine flur. Reaktion. Die rechte Hüfte a.p. vom selben Datum ist unauffällig.

Vom 08.11.77 zeigt die LWS a.p. den Eindruck eines horizontalen Verlaufs. Kreuzbeinplateaus einen sogenannten oberen Beckenschiefstand mit Anpassung der Kreuzbeinartikulationen im IS-Gelenk an die Höhe bzw. Tiefe der linken bzw. rechten Darmbeinschaufel. Im seitlichen Strahlengang fällt im wesentlichen eine hyperlordose Beckeneinstellung und ein LWS-Schwung auf. ZWR unauffällig.

Zur Zeit habe die Patientin diffuse linksseitige Kniegelenksbeschwerden sowie rezidive Kreuzbeschwerden. Die Hüften machen keine Beschwerden.

Die Beckenübersicht vom 16.08.77 zeigt weitgehend normal geformte Hüftgelenke, es kommt des weiteren eine deutliche Asymetrie der beiden Beckenschaufeln (nicht projektionsbedingt) zur Darstellung (?). Die rechte Beckenschaufel gegenüber der linken hypoplast. und steht tiefer, entsprechend sind die Artikulationsverhältnisse zum Kreuzbein in den IS-Fugen und nicht seitengleich hoch.

Die Beckenübersicht mit hängenden Unterschenkeln sowie die AT-Aufnahme (beides problematisch bei Kniesteife) rechts zeigen eine reelle CCD rechts von 117, links von 130, AT rechts 22, links unter 5 Grad Retrotorsion.

Diagnose: Ausgeprägte Beckenbeinfehlstatik, Zustand nach kindlicher hämatogener (?) Osteomyelitis mit Einsteifung des rechten Knies, Varusschwung des rechten Oberschenkels und Wachstumsrückstand (?) des rechten Beines mit Spitzfuß, sowie Zustand nach mehrfachen Osteotomien im Bereich des linken Hüftgelenks zwecks Verkürzung mit konsekut (?) Beugekontraktur linkes Hüftgelenk.

Nachtrag: Penicillinallergie sei seit Jahren bekannt ... (?)

Verlauf:

07.11.77:	Stationäre Aufnahme 05. Laborchem. und im EKG, Rö.-Thorax keine Besonderheiten Senkung 6/19
08.11.77:	Nur zögernd gibt die Patientin bekannt, wo sie überall operiert worden sei. Telefonate mit einer orthopädischen Klinik in Nordrheinwestfalen (?), der Uni.-Klinik in K. (?) sowie der Univ.klinik in F. warnen eindringlich vor weiteren Operationen. Von seiten der Klinik in Nordrheinwestfalen liegen keine Unterlagen mehr vor. Aus K. und F. erreichen uns große Berichte mit Röntgenaufnahmen, siehe Aktenanlage und Röntgentüte.
14.11.77:	Nach erneuten ausführlichen Gesprächen mit dem Chef (?) läßt die Patientin sich operieren. Ihr wird mitgeteilt, daß eine Erzielung der physiologischen Antetorsion, eine Herstellung der phys. Achsen des Femurbeines (mittels Unterstellung) sowie eine eigentliche Belassung des CCDs bei einer Kontrolle der Verhältnisse im Bereich des Iliopsoas (?).
15.11.77:	In ITN erneute Korrekturosteotomie linke Hüfte, siehe OP.-Bericht. In Narkose ist das Hüftgelenk nach Osteotomie phantastisch beweglich. Postoperativ keine Besonderheiten.
22. 11. 77:	Allergie auf Totocillin.
25.11.77:	Die Fäden werden entfernt, die Wunde ist reizlos verheilt.
29.11.77:-	AT-Aufnahme und BÜ zeigen einen CCD von 126 bei einer AT von ca. 5 - 10 Grad. Es ist auffällig, daß die Patientin das in Narkose völlig frei bewegliche Bein später in Flexion und Adduktion hält. Bei dem Versuch, das Bein in orthograte Stellung zu bringen, drückt sie aktiv dagegen. Sie meint, eine andere Stellung als die ihrem Bein angeborene, könne aufgrund des Muskelapparates einen

schadenhaften ng (?) und eine schlechte Einstellung für ihr Becken und somit für ihre LWS bedeuten. Wenn man sie im Bett untersucht, fallen Phasen auf, in denen das Bein in völlig, orthograter Stellung liegen kann, es geht dann wie bei einem to. (?) Geschehen wieder in die eben beschriebene Position.

05.12.77: Die Patientin erhält Teilbelastung, sie geht stark innenrotiert, sie hat in ihrem Auto eine kleine Antrittsrampe mitgebracht und stellt diese vor das Bett. Nur in Innenrotation und Flexion des Beines könne sie gehen, meint sie. Bewegungsbad. Die Patientin lehnt gegenüber der Krankengymnastin extendierende Übungen ab, das wird auch noch einmal bei der Visite bekräftigt.

15.12.77: Die Patientin wird nach erneuten ausführlichen Gesprächen mit Prof. H. entlassen. Hier hat sie zum Ausdruck gebracht, daß sie eine muskeldehnende Übungsbehandlung im Sinne eines kompletten krankengymnastischen Übungsprogramms ablehnt, siehe hierzu auch die Anlage Akte. Diese wird angelegt, da die Patientin ihre bisherigen Therapeuten wegen Körperverletzung angeklagt hat.

Epikrise:

28.12.77: Nach ausführlicher Voruntersuchung und Röntgendarstellung sowie Besprechung der Problematik mit der Patientin, die bezüglich der Anatomie und bezüglich ihres Körpers nicht ganz leicht zu verstehende Ansichten hat, wird ihr eine Antetorsionsvermehrung bei Belassung des CCDs und eine Medialisierung des Schaftes in die Tragelinie sowie eine Inspektion des Ilio-psoas-Ansatzes intraoperativ vorgeschlagen.

Die Korrekturosteotomie erfolgte am 15.11.77, in Narkose war das Hüftgelenk gut beweglich. Postoperativ fiel bei unauffälligen Wundverhältnissen allmählich auf, daß die Patientin das Bein - wie wir meinen - stets aktiv, wenn auch unbewußt, in starker Flexions- und Adduktionsstellung mit Innenrotationskomponente hielt. Schließlich überwog eine ausgeprägte Innenrotation. Die neue eingestellte Antetorsion beträgt ca. 5 - 10 Grad, der CCD dürfte bei guter physiologischer Unterstellung 125 Grad des Femurschaftes in der Tragelinie zeigen.

Die Patientin lehnte eine ausführliche krankengymnastische Übungsbehandlung auch mit muskeldehnenden Übungen ab. Wir entließen sie schließlich am 15.12.1977 nach Teilbelastung.

Die Patientin wollte sich unverzüglich in andere operative Behandlung begeben, um dort, wie sie wörtlich sagte, „dieses unmögliche Bein nach meinen Berechnungen auseinander- und zusammensetzen zu lassen"!

Da die Patientin während des stationären Aufenthaltes dazu überging, mit Prof. H. bezüglich ihrer Operation nur durch ausführliche, lange Briefe Kontakt aufzunehmen, wurde eine Sammelakte mit diesen sowie mit denen von auswärts eingetroffenen Befunden angelegt.

Von auswärts haben wir aus K. und aus F. kurze Briefe und Operationsberichte sowie Röntgenbilder bekommen, siehe hierzu ebenfalls die Aktenanlage sowie die Röntgenbilder.

***

Abschriften von Schreiben diverser Ärzte aus Kliniken, Krankenhäusern und Arztpraxen:

Am 30.10.1972 aus B.:

„... Bei ihr handelt es sich um eine rechtsseitige Beinverkürzung wegen vorausgegangener Osteomyelitis mit 14 cm Verkürzung im Jahre 1968. Damals wurde eine Verlängerungsosteotomie rechts (?) von uns abgelehnt. In der Zwischenzeit ist in der Nähe von M. eine Verkürzungsosteotomie im Bereich des linken Oberschenkels mit einer varisierenden Umstellung vorgenommen worden.

Bei der klinischen Untersuchung besteht jetzt noch eine Beinverkürzung zwischen 6-7 cm, die durch den Schuh voll (?) ausgeglichen ist.

Auf einer Meßaufnahme im Stehen zeigt der Schenkelhalsschaftwinkel ideale Stellung, die Osteotomiestücke sind knöchern durchbaut, lediglich der Trochanter minor ist mit einer Zugschraube fixiert worden und scheint noch nicht durchbaut. Die Beweglichkeit im linken Hüftgelenk ist vollkommen frei, endgradig nicht schmerzhaft. Die Reflexe sind normal auslösbar. Bei Prüfung der groben Kraft kann sowohl bei Beugung/Streckung und Adduktion als auch Innen- und Außenrotation keine grobe Muskelinsuffizienz festgestellt werden.

Da die letzte Operation erst 18 Wochen her ist, kann man von einer verkürzenden Osteotomie von 6 cm, noch keine einwandfreie Gehfunktion erwarten. Das Gesamtergebnis der Operation darf als gut bezeichnet werden. Die Patientin selbst erscheint uns sehr mißtrauisch der vorgenommenen Operation gegenüber, was jedoch nicht direkt gerechtfertigt ist. Sie wird sich mit aller Wahrscheinlichkeit, wenn sie sich richtig an den jetzigen Zustand gewöhnt hat, durch Training im nächsten Jahr einwandfreier bewegen können.

Wir haben mit der Patientin außerdem einen Wiedervorstellungstermin in einem dreiviertel Jahr ausgemacht, um dann auch zu der Metallentfernung Stellung nehmen zu können.

Therapeutisch würden wir zur Zeit Gehübungen durch eine Krankengymnastin vornehmen lassen.

Am 03.03.1975 aus der Schweiz:

Auf Grund unserer Untersuchung vom 07.02.1975 möchten wir Ihnen nun eine Zusammenfassung unserer Untersuchungsbefunde, der Röntgenbefunde, der Diagnose und unserer Auffassung in prognostischer Hinsicht mitteilen.

Die Anamnese ist Ihnen selbst gut bekannt. Bei unserer klinischen Untersuchung stellten wir nun beim Barfußgang ein starkes Verkürzungshinken rechts fest, wobei der Gang ohne Stöcke nur schlecht möglich war. Rechts ist bei dem Stand in den Schuhen mit einem Ausgleich von 5 cm ein Hinken feststellbar, außerdem pendelt der Oberkörper, das linke Bein wird beim Gehen in starker Innenrotationsstellung gehalten. Rechts ist wegen Versteifung die Kniebewegung nicht möglich. Beim Stand in den Schuhen mit der Absatzerhöhung sind die Schultern horizontal. Es besteht eine leichte rechtskonvexe Lumbalskoliose, außerdem ein Flachrücken. Die Beweglichkeit der Wirbelsäule ist nicht wesentlich eingeschränkt. Rechts besteht ein Beckenschiefstand, der durch etwa 1 cm Unterlage beim Schuhstand ausgeglichen werden kann. Das Becken ist nach vorne rechts verdreht. Das Trendelburg'sche Zeichen rechts positiv, links o. Das linke Bein wird in einer Innenrotationsstellung von etwa 20 ° gehalten. Links besteht außerdem ein Genu valgum von etwa 10 °, rechts ist das Knie in Streckstellung ohne wesentliche Achsenabweichung versteift. Narben im rechten Kniebereich und im linken Oberschenkelbereich sind reizlos. Eine Rüttel- und Klopfdolenz der Dornfortsätze besteht nicht, die Nervenaustrittspunkte sind nicht druckdolent. Die Hüftbeweglichkeit ist rechts für die Beugung und Streckung um 20 ° eingeschränkt, links um 40 °. Endgradig besteht in beiden Hüften eine leichte Flexionskontraktur. Die A-/Adduktion ist beiderseits im Normbereich, die Innen-/Außenrotation ist rechts normal, links besteht eine stark vermehrte Innenrotation, die Außenrotation ist nicht möglich. Wir fanden eine funktionelle Beinverkürzung rechts von 7 cm. Die gemessene Beinverkürzung war ebenfalls 7 cm. Der rechte Fuß ist gegenüber dem linken um 3 cm verkürzt, außerdem besteht ein Spitzfuß rechts, mit überhöhtem Längsgewölbe und durchgetretenem Quergewölbe. Die Reflexe waren gut auslösbar. In den von uns angefertigten Röntgenbildern stellten wir bei der Beckenaufnahme ap im Stehen mit der LWS, mit einer Unterlage von 5,5 cm ein Horizontalstand des Beckens und eine gerade Lendenwirbelsäule fest. Im Bereich der linken Hüfte sieht man einen Zustand nach mehrfachen intertrochanteren Osteotomien, einen Zustand nach altem Ausriß des Trochanter minor und intertrochanteren Valgisierungs-Osteotomie mit einer 90 °-Winkelplatte. Der Schenkelhals links ist in einer Steilstellung von ca. 160 °, die Osteotomie ist gut durchbaut. Es besteht eine starke Osteoporose. In der axialen Dunn-Aufnahme ist kein großer Unterschied in der Antetorsion feststellbar. Der projizierte Winkel beträgt rechts 16 °, links 20 °, so daß von der Schenkelhalsachsenstellung her kein großer Unterschied in der Torsion besteht. In den Knieaufnahmen ap sahen wir eine Arthrodese des rechten Kniegelenks nach früherer Osteomyelitis mit Varusdeformität im distalen Femuranteil. Seitlich besteht eine Antekurvationsfehlstellung im distalen Femurbereich. Links sieht man eine beginnende Gonarthrose und Osteporose. In der Seitaufnahme der LWS ist eine Hyperlordose bei verstärkter Beckenkippung nach vorne sichtbar mit nahezu horizontalstehendem Sacrum.

Wie Sie wissen, wurde die Problematik, die Befunde und die Röntgenbilder Herrn Professor Sch. vorgelegt. Unseres Erachtens sind durch die vielen intertrochanteren Osteotomien links eine erhebliche Schwäche der Oberschenkelmuskulatur und der sogenannten Ischiocruralmuskulatur eingetreten. Dies ist auch aus den Umfangsdifferenzen ersichtlich. Dadurch ist einerseits die Stabilität in der linken Hüfte und des linken Beines eingeschränkt. Eine wesentliche knöcherne Rotationsfehlstellung besteht nicht, wie dies auf den axialen Aufnahmen nach Dunn sichtbar ist. Durch das muskuläre Ungleichgewicht wird das linke Bein in der starken Innenrotationsfehlstellung gehalten. Außerdem ist das Becken vermehrt nach vorne gekippt und etwas verdreht. Da die Rotationsfehlstellung im Moment nicht erheblich ist, würden wir zur Zeit keine erneute Osteotomie vorschlagen, vor allem da die letzte ja erst knapp ein Jahr zurückliegt und jeder erneute Eingriff mehr Gefahren, auch die einer Infektion mit sich bringt. Es sollte jetzt ein langfristiges, über viele Monate gehendes intensives physikalisches Training mit Ihnen durchgeführt werden, um vor allem das muskuläre Ungleichgewicht links wieder zu beheben, die muskulär bedingte Innenrotation zu verbessern und durch die Kraft der Oberschenkelmuskulatur eine bessere Stabilität in dem Kniegelenk zu erreichen, so daß die Beschwerden auch dort zurückgehen dürften. Sollte danach weiterhin die Innenrotationsfehlstellung bestehen, könnte nach Plattenentfernung nochmals eine Revision durchgeführt werden, um die Rotation zu korrigieren. Eine operative Revision wäre also unserer Meinung nach momentan ungünstig. Das von Ihnen so störend empfundene Kippen des Beckens nach vorne und die Überbelastung der Kniegelenke kann bei gebessertem Muskelgleichgewicht reduziert werden. Wir hoffen, Ihnen nun mit diesen Angaben gedient zu haben."

Am 15.08.1977 aus der Mayo Clinic in Amerika:

„Ihren Brief habe ich mit großem Interesse gelesen. Trotz der ausführlichen Beschreibung über die Operation Ihres Beines, ist es mir nicht möglich, davon ein Bild zu machen. Ich würde die Röntgenaufnahmen von Ihrem Becken und Ihren Hüften gerne anschauen, auf jeden Fall muß ich die Aufnahmen sehen, um Ihnen eine Opinion zu geben, ob Ihnen überhaupt geholfen werden kann. Sollten Sie die Röntgenaufnahmen zu uns senden, würde ich sie gerne überprüfen und Ihnen schriftlich wissen lassen, ob es möglich ist, Ihnen zu helfen."

Am 26.05.1983 aus G.:

„... Danach handelt es sich bei Ihnen ursprünglich um eine mit 13 Jahren durchgemachte Knochenmarkseiterung des rechten Oberschenkelknochens. Wegen einer als Folge dieser Osteomyelitis aufgetretenen hochgradigen Beinverkürzung ist dann am linken Bein eine sog. Verkürzungsosteotomie zum Zwecke eines teilweisen Ausgleichs der beträchtlichen Längendifferenz beider Beine vorgenommen worden.

Diese operative Maßnahme war offensichtlich ein Mißerfolg machte jedenfalls weitere Eingriffe erforderlich, die von Komplikationen und unerwünschten Folgezuständen der verschiedensten Art begleitet waren. Wie ich Ihrer Krankengeschichte entnehme, sind Sie von verschiedenen namhaften Orthopäden, behandelt worden.

Aufgrund der mir von Ihnen gegebenen Schilderung Ihres Krankheitsverlaufs halte ich die Aussichten auf eine erfolgreiche Geltendmachung von Schadensersatzansprüchen gegen den Arzt, der die Verkürzungsosteotomie am linken Bein durchführte, für außerordentlich gering. Bei der Beurteilung der Frage ärztlichen Verschuldens muß zunächst einmal von der unbestreitbaren außerordentlichen Schwere des Grundleidens und dessen Folgen ausgegangen werden.(?) Ich vermute, daß der Chirurg, der die Verkürzung des linken Beines durchführte, die Schwierigkeiten unterschätzt und er mit diesem Eingriff überfordert gewesen ist. Aber wie gesagt: dies ist nur eine Vermutung von mir und nicht gleichbedeutend mit einem Schuldvorwurf, der die Geltendmachung von Schadensersatzansprüchen mit Aussicht auf Erfolg rechtfertigt. Da Sie, wie anzunehmen, schon jahrelang ohne Erfolg prozessieren und sich Institutionen und Informationsmedien Ihrer Sache nicht anzunehmen bereit sind, gehe ich davon aus, daß Ihre Ansprüche von den Gerichten aufgrund von Sachverständigengutachtern abgelehnt worden sind, was ich auch ohne weiteres verstehen kann.

Wie andere Fälle ähnlicher Art, mit denen ich durch mein Engagement für Patienten in Arzthaftungssachen im Laufe der Jahre bekannt geworden bin, geht mir auch Ihr Schicksal und alles, was sie haben durchmachen müssen, menschlich sehr nahe. Auch halte ich es für ganz selbstverständlich, daß die für solche Notlagen zuständigen Institutionen Ihnen jene Hilfe und Unterstützung angedeihen lassen, die Sie vor dem Schlimmsten bewahren.

Auf der anderen Seite sehe ich aber keine Möglichkeit, auf dem Wege über Haftpflichtprozesse gegen den oder die betreffenden Ärzte irgend etwas zu erreichen, denn nach Ihren Schilderungen halte ich es für weitgehend ausgeschlossen, den sicheren Nachweis zu erbringen, daß in Ihrem Fall die betreffenden Ärzte die üblichen Sorgfaltregeln verletzt haben und die aufgetretenen Komplikationen mit hinlänglicher Sicherheit auf einer Vernachlässigung der Sorgfaltspflicht beruhen.

Nach alledem kann ich Ihnen nur dringend davon abraten, diese Sache weiter zu verfolgen. Sie werden m. E. nur weitere Enttäuschungen erleben und sich unnötigen Ärger und Kosten machen.
Liquidation: DM 100,00"

Am 21.12.1982 aus der Schweiz:
"Nach Durchsicht Ihrer Dokumente komme ich zum Schluß, daß wenig Sinn darin besteht, mich auch noch in die Liste Ihrer Hüftchirurgen einzureihen."

Am 04.03.1983 aus St. A., behandelnder Orthopäde:
„... Ich brauche Ihnen zur Vorgeschichte und zur Persönlichkeit Ihrer Patientin nichts mehr Neues zu erzählen.(?) Ich habe die Patientin nicht sachgemäß untersuchen können, da sie zu keiner ehrlichen Kooperation bereit schien.(?) Von dem Bild, das ich mir zur Untersuchung machen konnte, besteht wohl ein Innenrotationsfehler nach Umstellungsosteotomie im intertrochanteren Bereich des linken Oberschenkels.

Die Patientin kann nach eigenen Angaben das linke Bein nicht ohne Schmerzen belasten, da sie rechts ein steifes Knie nach einer Osteomyelitis im Oberschenkelbereich hat, was zu einer Beinverkürzung von 6 cm geführt hat. Dadurch ist sie zusätzlich gehbehindert und kann nur mit zwei Unterarmstützen gehen.

Auf die Frage, warum sie noch keine Korrekturoperation habe vornehmen lassen, sagte die Patientin, zum einen sei der Knochen zu sehr geschwächt. Darin würde kein Osteosynthesematerial halten. Zum anderen habe sie noch nicht den Operateur gefunden, der ihr die Korrekturoperation nach ihren eigenen Wünschen und Vorstellungen durchführen würde.(?)

Bei der klinischen Untersuchung, war das linke Bein frei beweglich. Es bestanden keine Meniskuszeichen, kein Kniescheibenandrück- und verschiebeschmerz ...

Die Röntgenaufnahmen des linken Knies in zwei Ebenen zeigten außer einer hochgradigen Inaktivitätsosteoporose keinen krankhaften Befund.

Ich habe der Patientin krankengymnastische Behandlungen verordnet und außerdem eine Behandlung mit Calcitonin Injektionen zur Unterstützung der Rekalzifizierung des Knochens eingeleitet."

Am 04.10.1983 aus V.:
„... nach Ihren mir von Ihnen dargestellten Vorstellungen sehe ich mich nicht in der Lage, Sie zu behandeln oder zu beraten."

Am 19.10.1983 aus T.:
„... Das Engagement für Ihre Gesundheit ist Ihr gutes Recht und schreckt mich überhaupt nicht. Was mich jedoch überaus stört sind Ihre detaillierten Forderungen an das, was ich zu tun oder zu lassen habe. Die Medizin und speziell die Chirurgie ist trotz aller Notwendigkeit einer exakten Durchführung von operativen Maßnahmen nun eben keine exakte Naturwissenschaft und läßt sich deswegen recht schlecht bis ins einzelne vorausprogrammieren. Es gibt trotz bester Vorbereitung, einer exakten und qualifizierten Technik leider immer wieder Komplikationen, die unvorhersehbar und unerwünscht sind.

Ein angelesenes Pseudowissen aus Fachbüchern und Kongreßberichten u. a. birgt immer die Gefahr eines Unverständnisses für unvorhergesehene Situationen und Komplikationen. Ich würde einer Damenschneiderin, wenn ich ein entsprechendes Kleidungsstück haben wollte, wohl meine Vorstellung und meine Wünsche über das endgültige Aussehen darlegen können, niemals aber würde ich in der Lage sein zur Durchführung eines solchen Auftrages detaillierte Angaben zu machen und Forderungen zu stellen.

Dies scheint mir der Unterschied zwischen Ihrem Auftrag und der darin enthaltenen Erwartungshaltung mir gegenüber und einem mutmaßlichen Auftrag meinerseits an Sie, als Damenschneiderin zu sein.
Da ich das Gefühl habe, daß doch erhebliche Normabweichungen im Hinblick auf die Sicherheit eines Behandlungsergebnisses von Ihrer Seite aus bestehen meine ich, nicht in der Lage zu sein, Ihren Wünschen auf Übernahme der Behandlung genügend Rechnung tragen zu können."

Am 21.12.1983 aus H.:
„... Ihren umfangreichen Brief ... habe ich erhalten und mir sorgfältig durchgelesen.

Darin sind im Grunde alle Dinge enthalten, die Sie mir hier bei Ihrer ambulanten Vorstellung vorgetragen haben. Sie dürfen versichert sein, daß die operativen Maßnahmen der intertrochanteren Hüftosteotomie in der modernen Orthopädie Allgemeingut sind. Es besteht eine innige Zusammenarbeit mit den Kollegen in der Schweiz, so daß mit absoluter Sicherheit keine Wissenslücken zwischen den führenden, deutschen, orthopädischen Kliniken und denen im Ausland auf diesem Gebiet bestehen. Ich darf Ihnen außerdem versichern, daß Sie bisher von Kapazitäten aus diesem Bereich behandelt worden sind.

Die jetzt vorgelegten Röntgen-Aufnahmen nach Ihrer letzen operativen Behandlung zeigen den Hüftgelenksbefund in zwei Ebenen, so daß man sich durchaus eine objektive Vorstellung Ihrer Hüftgelenksverhältnisse machen kann, auch wenn die Röntgentechnik bei Spezialaufnahmen durch die Versteifung des gegenüberliegenden Kniegelenks gestört sein kann.

Ich bin der festen Überzeugung, daß man Ihnen mit erneuten operativen Maßnahmen nicht sinnvoll helfen kann und habe aus diesem Grund von erneuten, operativen Interventionen abgeraten."

Am 02.03.1984 aus G.:

„... Für Ihren Brief mit Anlagen danke ich Ihnen.

Grundsätzlich bin ich gerne bereit, Sie zu beraten. Dazu ist jedoch eine persönliche klinische Untersuchung erforderlich.

Die mitübersandten Kopien der Röntgenaufnahmen wie auch die Zeichnungen der Aufnahmen in der 2. Ebene sind für die gewünschten Beurteilungen unzureichend. In Ihren Anmerkungen haben Sie die projektionsbedingte Änderung des hüftgelenksnahen Oberschenkelendes unter der Röntgenprojektion mit Recht vermerkt. Entgangen ist Ihnen aber die Tatsache, daß, gleich welche Werte festgestellt wurden, eine Umrechnung unter bezug auf die 2. Ebene nach entsprechenden Tabellen notwendig ist. Die aufgezeichneten Werte können also nicht als Vergleichswerte betrachtet werden.

Dies entspricht mit hoher Wahrscheinlichkeit der von Ihnen festgestellten Ungereimtheiten der Lehrmeinung. Sie haben im übrigen die Literatur nur unvollkommen gelesen, da nach der Grunderkrankung eine Stellungsänderung des Hüftkopfes zur Oberschenkelachse gewünscht und dem Krankheitsbild erforderlich durchgeführt werden muß.

Bei allem Verständnis für Ihre Schwierigkeiten sollten Sie m. E. abwarten wie die Revision Ihres Rechtsstreits beim Bundesverfassungsgericht in Karlsruhe ausgeht, zumal hier weitere Begutachtungen angefordert werden (?)."

Am 16.07.1984 aus der Schweiz:

„... Beim Lesen Ihres Schreibens nach meiner Konsultation und genauer Durchsicht Ihres Schreibens vor der Konsultation steht für mich die Diagnose eindeutig fest, und zwar nicht nur vom orthopädischen Standpunkt aus, sondern auch vom psychiatrischen.

Da ich es selbst nicht notwendig habe, weder auf Grund meiner bisherigen Leistungen noch der Stellung, die ich gerade wegen dieser Leistungen einnehme, mich vor Ihnen zu rechtfertigen und Ihre vielfältigen Anschuldigungen gegen alle meine ärztlichen Vorgänger, die Ihren Standpunkt äußerst fragwürdig gestalten, kann ich Ihnen nur einen Rat geben, der Klinik die Rechnung fürs Röntgen von Fr. 160,-- und meine Rechnung von Fr. 150,-- unverzüglich zu begleichen.

Ich bin mir voll bewußt, daß die Zeit, die ich für Sie aufgewendet habe, und meine Stellung es mühelos erlauben würden, Ihnen das Doppelte zu verrechnen, so wie es sehr viele meiner Kollegen für ausländische Privatpatienten tun. Ich weiche jedoch nicht von meinen Gewohnheiten, in dieser Hinsicht bescheidener zu sein, ab.

Sollten Sie jedoch Schwierigkeiten in irgendeiner Weise machen, dann werde ich mit Ihnen nur noch über einen Anwalt verkehren, es sei denn, Sie brächten mir ein glaubwürdiges psychiatrisches Gutachten bei."

Am 21.09.1984 aus Paris:
„... Ich habe mit Interesse die Briefe und Fotokopien durchgesehen, die Sie mir zugeschickt haben.

Ich denke nicht, daß im Augenblick ein neuerlicher chirurgischer Eingriff Ihnen zu dem erträumten Bein helfen kann. Wir kennen einige sehr gute Orthopäden in Deutschland, zu denen wir totales Vertrauen haben. Ich empfehle Ihnen, sich nochmals in Verbindung zu setzen mit einigen dieser Kollegen, zum Beispiel mit ... in H."

Am 15.04.1986 aus B.:
„... besten Dank für Ihren ausführlichen Brief ... mit der Schilderung Ihres Krankheitsverlaufes.
Es scheinen wirklich ungewöhnliche Verhältnisse vorzuliegen. Ich möchte Sie deshalb nicht selbst behandeln, sondern empfehle Ihnen, sich bei ... in B. vorzustellen. Dort hat man mit Sicherheit die größten Erfahrungen auf diesem Gebiet und kann Ihnen wahrscheinlich wunschgemäß helfen."

Am 12.09.1986 aus Schweden:
„... Ich habe Ihren Brief ... bekommen und muß unmittelbar mich entschuldigen, daß ich ihn nicht früher beantwortet habe.

Ihre Verhältnisse sind wirklich sehr interessant, und ich habe Ihre Röntgenaufnahmen sehr genau studiert sowie Ihre Zeichnungen. Doch muß ich sagen, daß ich kann nicht jetzt verstehen, was wir eigentlich von operativen Standpunkt Ihnen erbieten können.

Wenn man die mechanische Verhältnisse verändern kann man nicht mit Sicherheit sagen, daß sie verbessert werden.

So ich will Ihnen wirklich von einer Operation abraten."

Am 15.02.1987 ein Schreiben der Patientin an einen Arzt in T.:
„... gemäß einem Urteil aus dem Jahre 1982 erbitte ich höflichst eine Abschrift Ihres Untersuchungsergebnisses vom 12.02.1987 auf meine Kosten.

Darüber hinaus halte ich fest, daß Sie grundlos nicht bereit sind, mein 45 ° knöchern innenverdrehtes linkes Bein operativ wieder herzustellen m. E. deshalb, weil Sie die Arbeit der Kollegen nicht korrigieren wollen. Immerhin war es Ihnen wichtig zu erfahren, wer alles das Bein in diesen Zustand gebracht hatte, obwohl dieses Faktum für eine Wiederherstellungsoperation unerheblich gewesen wäre.

Aus dem von meinem Arzt erbetenen Untersuchungstermin vom ... hatten Sie mich unverrichteter Dinge nach Hause geschickt und mich am ... ein zweites Mal zur Untersuchung kommen lassen, nachdem ich Ihnen auf drei Briefseiten vorgetragen hatte, daß ein Arzt verurteilt wurde, welcher mein gesundes linkes Bein gegen meinen Willen und ohne Auftrag u. a. an der Hüfte operiert hatte und 6 cm Oberschenkel verkürzt hatte und das Verfahren unnötigerweise 9 Jahre mit dem Prozeßbetrug in Gang gehalten hatte, er habe keine Hüftoperation durchgeführt. Die gutachterlichen Ausführungen hatte ich aus dem Urteil zitiert und ich hatte a.H. des beigefügten Röntgenmaterials nachgewiesen, daß das Bein tatsächlich 45 ° knöchern innenverdreht ist und warum die herkömmlichen Diagnosehilfen Rippstein, Bildwandler, klinische Untersuchung auf dem Untersuchungstisch, unanwendbar sind.

Am 9. machten Sie jedenfalls noch nicht den Eindruck, daß Sie am 12. nach einer üblichen klinischen Routineuntersuchung, die erforderliche Wiederherstellungsoperation ablehnen würden. So daß ich davon ausgehe, daß Sie aus sachfremden Erwägungen ärztliche Hilfe verweigert haben. Ihre Absage haben Sie dann mit einem Schwall von Argumenten begründet, welche ich, wegen der Geschwindigkeit des Vortrages, überhaupt nicht aufnehmen konnte. Darüber hinaus litt ich in Ihrem fensterlosen Warte- und Untersuchungszimmer an Sauerstoffmangel mit der Folge, mich nicht konzentrieren zu können.

Vorsorglich bestreite ich deshalb, daß Sie mich vor Risiken des Eingriffs genügend aufgeklärt hätten um so mehr, als Sie diese Aufgabe schon deshalb nicht erfüllen konnten, weil Sie m. E. keine genügende Diagnose erstellt haben.

Z. B. steht der große Rollhügel 33 ° zu weit hinten, quasi in Kniekehlenposition, während Sie ihn in einer normalen Position vorfanden, weil Sie ihn auf dem Untersuchungstisch abgetastet haben, wo er 33 ° nach vorne gedrückt liegen muß.

Vom 26.06.1978 gibt es eine Lauenstein, welche offensichtlich zeigt, daß der Trochanter major extrem nach hinten gedreht steht, wobei das Becken extrem verdreht gelagert werden mußte.

Jedenfalls kann ich, wenn ich das linke Bein 45 ° innengedreht aufsetze, völlig normal laufen bei voller Entlastung der gesamten Wirbelsäule und der beiden Knie. So daß damit gerechnet werden kann, daß bei Wiederherstellung der richtigen Drehstellung des Beines der tägliche extreme Verschleiß dieser Körperteile sofort gestoppt und ein Knochenaufbau ermöglicht wird.

Professor Schlegel sagt: „Wirkt die Gelenkfunktion so, daß eine 'Fehlgängigkeit' besteht, sind alle intertrochanteren Osteotomien zwei- oder gar dreidimensional wirksam einzuplanen. Sie haben dann nur Erfolg, wenn man die Fehlgängigkeit des Gelenkes beläßt, das Bein jedoch in richtiger Laufstellung unterstellt, also die im Gelenk bestehende Fehlbeweglichkeit durch eine gegenläufige „Unterstellungs"-Osteotomie in Laufrichtung nutzbar macht (Verhandlungen der Deutschen Gesellschaft für Orthopädie und Traumatologie, 56. Kongreß 1969).

Diese Aussage ist für die richtige Drehstellung meines Beines anwendbar. Für den richtigen Schenkelhalswinkel ist das Photo des rechten Schenkelhalswinkel über Bildwandler erstellt anwendbar. Auf Bildwandlergröße vergrößert, auf eine Overheadfolie gezeichnet, nach links gedreht für das linke Bein, muß dessen Schenkelhalswinkel in die senkrechten äußeren Begrenzungslinien der Zeichnung hineinpassen. Überragt das linke Bein diese Begrenzung, muß durch Aufrichten des Schenkelhalses korrigiert werden. Im anderen Fall muß der Schenkelhalswinkel belassen werden.

Jedenfalls hat Professor Idelberger schon 1970/1975 erklärt, daß bei Extremwerten die Rippstein nicht genau genug ist, daß vielmehr die Innenrotationsaufnahme angewendet werden müsse (Lehrbuch der Orthopädie, Springer-Verlag).

Professor König hat mit Hilfe des Physikers W. Schult errechnet, daß durch eine Außendrehung von 45 ° lediglich 33 ° Antetorsion verringert werden (...).

Auch die Osteoporose läßt sich voroperativ therapieren, was mein Arzt schon bewiesen hat. Sonst könnte ich heute nicht ohne Unterarmstützen gehen, nach 15 Jahren mit Krücken laufen.

Auf der Grundlage der vorgetragenen Fakten habe ich eine sehr gute Chance der Wiederherstellung meines Beines. Das wird von Ihnen aus sachfremden Erwägungen aberkannt.

Sie würden jedem anderen Patienten zu einer Operation raten, der, wie ich, mit dem Oberkörper stark nach links pendelt, weil das linke Bein, mit 2 cm Schuhausgleich rechts, beim Laufen zu kurz ist. Was bei Innendrehung von 45 ° nicht der Fall ist."

Am 20.02.1987 antwortet der Arzt aus T.:

„... nachdem ich Sie nun zweimal angehört, Ihre ausführlichen Schreiben durchgelesen, mir die mitgebrachten Röntgenaufnahmen angesehen und Sie auch ausführlich untersucht habe, bin ich zu dem Ergebnis gekommen, daß man aus verschiedenen Gründen Ihnen von weiteren Umstellungsosteotomien abraten sollte. Diese Gründe habe ich Ihnen mitgeteilt, wie Sie schreiben in einem Schwall von Argumenten. Ich habe sie auch in einem Arztbrief ... mitgeteilt. Diesen Arztbrief können Sie sich bei Ihrem Arzt in Kopie geben lassen. Ich muß mir aber nach dieser Tätigkeit für Sie, die den Zeitaufwand einer normalen Untersuchung und Beratung doch um einen erheblichen Faktor überschritten hat, verbitten, daß ich einer Flut von Anschuldigen ausgesetzt werde.

1.) Habe ich keine ärztliche Hilfe verweigert.

2.) Habe ich keine sachfremden Erwägungen in meine Entscheidung einfließen lassen.

3.) Sehe ich keine Notwendigkeit, Sie über Risiken von Eingriffen genügend aufzuklären, die ich nicht für günstig halte, und die ich nicht durchführen werde.

Zum Schluß möchte ich Sie doch noch wie folgt beraten: Es ist doch wenig gewinnbringend, wenn Sie mir einzelne Sätze aus orthopädischen Abhandlungen zitieren und Operationen auf Grund von Winkelmaßen fordern, die an Hand der vorhandenen Röntgenbilder so nicht nachweisbar sind. Der von Ihnen zitierte Professor König hat sich in seiner wissenschaftlichen Zeit in Tübingen ausschließlich mit dem Problem der Antetorsion beschäftigt. Er ist nun Chefarzt einer operativen orthopädischen Abteilung in St. ... Mein Rat: Fahren Sie doch zu Professor König und lassen sich dort von ihm so untersuchen, wie er es für erforderlich hält. Er kann Sie dann ja auch zu der Frage der Heilchancen und Risiken einer weiteren Umstellung am kompetentesten beraten.

Geholfen werden kann einem Patienten nur dann, wenn sich auf beiden Seiten ein Vertrauensverhältnis gewinnen läßt. Der von Ihnen in Ihrem letzten Brief eingeschlagene Weg ist für ein solches jedoch denkbar ungeeignet. "

Am 16.02.1987 Arztbrief aus T.:

Vielen Dank für die freundliche Zuweisung der o.g. Patientin, die am 09.02. und 12.02.87 ambulant untersucht wurde.

Diagnose: Zustand nach Osteomyelitis rechter distaler Femur mit Kniegelenksversteifung 1945-1947 unter massiver Beinverkürzung rechts.

Zustand nach Verkürzungsosteotomien linker Femur 1971 ca. 6 cm (?) sowie multiplen Umstellungsosteotomien intertrochanter, 1972, 1973, 1975, 1977.

Multiple Wirbelsäulenbeschwerden bei gestörter Statik der unteren Extremitäten.

Ungeklärte Torsionsverhältnisse linke Hüfte.

Zur Vorgeschichte hatte die Patientin mir einen langen Bericht über 3 Schreibmaschinenseiten hin vorgelegt, in dem die Patientin selbst die Diagnose einer Antetorsion von 45 ° stellt.

Bei der klinischen Untersuchung ist das Gangbild kleinschrittig, die Patientin trägt Konfektionsschuhe mit Sohlen- und Absatzerhöhung rechts von ca. 2,5 cm.

Die Wirbelsäule insgesamt kompensiert, es besteht eine Spitzfußkontraktur rechts von ca. 15 ° mit 3 cm Brettchenunterlage ist annähernd ein Beckengleichstand herbeizuführen. Das Trendelenburg'sche Zeichen links negativ mit eindeutig positivem Duchenn-Zeichen. Die rechte Hüfte frei beweglich <120/0, 40/030, Rotation 30/0/40>. Versteifung des Kniegelenkes in Varusfehlstellung, zahlreiche tiefeingezogene Narben an der Streckseite. Der Fuß als Hohlspreizfuß mit kontrakten Krallenzehen und Schwielen unter den Metatarsalköpfchen in 15 ° Spitzfußkontraktur.

Die linke Hüfte weist folgende Funktion auf: Beuge-Streckung 110/0, Ab-Adduktion 40/0/30. Rotation im Hüftgelenk meines Erachtens muskulär blockiert, es läßt sich bei gestrecktem Hüftgelenk eine Innen- und Außenrotation um jeweils 20 ° hervorrufen. Die verstärkte Innendrehfähigkeit des Beines führt dazu, daß dieses beim Gehen häufig in Innenrotation gehalten wird (?). Möglicherweise wurde auch der Trochanter major versetzt. Er ist nämlich eher vorn als hinten zu tasten, wie bei vermehrter Antetorsion zu erwarten wäre (?).

Röntgenaufnahmen liegen mir zum Diktat nicht vor, ich habe auch nur Beckenübersichtsaufnahmen gesehen (?), die in schöner Regelmäßigkeit angefertigt wurden und stets den gleichen Befund aufweisen. Eine Rippsteinaufnahme wird von der Patientin wegen der Strahlenbelastung abgelehnt.

Ich habe die Patientin dahingehend beraten:
Ich kann ihr ärztlicherseits keine Umstellungsosteotomie der linken Hüfte empfehlen, nachdem hier bereits einmal verkürzt und viermal umgestellt (?) wurde.

Als Gründe habe ich angeführt: Die intertrochantere Region ist durch die vielen Voroperationen bereits arg verkürzt, eine sichere Osteosynthese ist kaum möglich, Knochenbruchheilungsstörungen sind zu befürchten. Mit jedem weiteren Eingriff und der entsprechenden Metallentfernung steigert sich die Narbenbildung paraartikulär, so daß eher weiterer Funktionsausfall (?) zu erwarten ist. Die eingeschränkte Beugefähigkeit der linken Hüfte resultiert nicht aus einer Fehlrotation (?), sondern sie ist m. E. schlicht Folge der Narbenbildung nach vielen Operationen. Eine praearthrotische Deformität am Hüftgelenk selbst liegt nicht vor (?). Es ist einem Operateur unzumutbar, einen Eingriff durchzuführen, der in seiner Funktionsverbesserung höchst umstritten ist, bei deren Mißlingen jedoch schriftlich schon vorher ein jahrelanger Haftpflichtprozeß angedroht wird (?). Zudem ist das Hüftgelenk links selbst nicht Ausgangspunkt der subjektiven Beschwerden, ob sich die LWS-Beschwerden bei verbleibender Fehlstatik durch Beinverkürzung und Knieankylose rechts bessern werden, ist nicht voraussagbar (?), zumal ich einen Röntgenbefund der LWS nicht gesehen habe."

Am 04.12.1987 aus H.:
„...besten Dank für Ihr Schreiben vom 30.11.1987, welches Sie in der Meinung an mich richteten, ich sei Präsident der Deutschen Gesellschaft für Orthopädie und Traumatologie. Hier muß ich richtigstellen, ...

... An sich führen alle orthopädischen Kliniken Umstellungsosteotomien durch. Insbesondere darf auch ich selbst auf diesem Gebiet als Experte gelten, da wir nicht nur eine große Zahl von Osteotomien an unserer Klinik durchgeführt haben (?), sondern ich mich auch insbesondere mit der Verbesserung der OP-Technik befaßt habe.

...

Aus Ihrem Schreiben geht allerdings hervor, daß Sie offensichtlich nicht nur das Problem mit Ihrer mehrfach operierten Hüfte haben, sondern offensichtlich auch psychisch sehr alteriert sind (?), wie insbesondere aus Ihrem Schreiben an Herrn ... hervorgeht. Es ist natürlich juristisch unsinnig, daß Herr ... Ihnen eine 'Genehmigung' zu einer Nachoperation erteilen müßte, da ja allein Sie selbst über das, was bei Ihnen durchgeführt werden soll, zu entscheiden haben. Aufgrund Ihrer Darlegung wird natürlich jeder Operateur überlegen, ob er Sie aus Selbstschutzgründen überhaupt nochmals operativ angehen soll, zumal vermutlich auch der beste Operateur kein ideales Ergebnis erreichen kann. Sollten Sie jedoch tatsächlich eine bestmögliche Wiederherstellung anstreben, so würde ich mich trotz allem nicht verschließen, Ihnen, falls Sie dies wünschen, meine Hilfe angedeihen zu lassen.
Um jedoch zu sehen, was überhaupt zu machen wäre, müßte ich Sie um Zusendung der Röntgenbilder sowie den letzten orthopädischen Befundbericht bitten.
Selbstverständlich müßten Sie in diesem Falle auch vorher nochmals zu einer ambulanten Voruntersuchung und Besprechung mit exakter Risiko-Aufklärung hierher kommen."

Am 08.12.1987 Patientenschreiben nach H.:
„... da Herr Dr. B. ohne Auftrag und ohne jede Indikation an meinem gesunden linken Bein die große Hüftchirurgie durchgeführt hat bei einer von mir in Auf-

trag gegebenen Oberschenkelverkürzung von 8 cm, mit den genannten Folgen, und letztendlich nach elf Prozeßjahren verurteilt wurde, erschien es mir wichtig, Fakten zu nennen und nicht nutzlos Rücksichten zu nehmen.

Mir daraus eine psychische Alteriertheit zu attestieren erscheint mir völlig fehl am Platz. Denn die Erkenntnis der Schwächen der Ärzte, mit welchen ich notgedrungen in Kontakt gekommen bin, gibt mir heute die Gelassenheit, die erforderlich ist, den richtigen Arzt für das Hüftproblem auszusuchen, zu welchem ich nach alledem noch Vertrauen aufbauen können muß. Immerhin hat die Erfahrung gezeigt, daß jedes Gericht dem sozial Starken gegen den sozial Schwachen Recht gibt. So daß ich als Patient bei jeder Operation bzw. Narkose in den Händen von Ärzten mich in Lebensgefahr begebe und straflos, sogar vorsätzlich, gesundheitlich geschädigt werden kann. Das ist kein Widerspruch zum vorerwähnten Prozeßerfolg, sondern das Ergebnis der Standespolitik der Ärzte.

Diese Standespolitik verlangt die Aussage von dem Drittchirurgen 1975: „wir können doch nicht die Arbeit des Kollegen korrigieren!". Sowie das Operationsziel des Viertchirurgen, den Knochen zu durchtrennen und so zu verschieben, daß der Eindruck entsteht, als wäre der kleine Rollhügel noch vorhanden, welcher im Februar 1975 als insgesamt vergrößerter Knochen operativ entfernt wurde.

Verantwortlich für den Zustand meines Beines sind zwei Fakten: a) aus Standesrücksichten um Vertuschung, bemüht zu sein und b) ein ungewöhnlicher Mangel der Hüftdiagnose in unserer hochtechnisierten Zeit. Das jedenfalls ist meine Meinung, nachdem jeder Chirurg versäumt hat, vom Voroperateur alle Behandlungsunterlagen und Informationen anzufordern. Wozu jeder Arzt verpflichtet war.

Aus den genannten Gründen erscheint es mir aus Standesgründen erforderlich, daß der Viertchirurg seine Einwilligung in die Wiederherstellung des von ihm in diesen Zustand gebrachten Beines erteilt. Da Dr. B. das von dem Viertchirurgen mit Erfolg eingeklagte Privathonorar bezahlen mußte, sehe ich auch keine juristischen Bedenken für diese Einwilligung.

Andererseits gibt mir Ihr Schreiben keinen Hinweis darauf, wie Sie das Diagnoseproblem bewältigen wollen, welches ich ausführlich angesprochen hatte. Jedenfalls bin ich nicht mehr bereit, mich ohne weitere Diagnose und Operationsplanung ein weiteres Mal operieren zu lassen. Wegen dem Diagnosemangel bzw. den Standesrücksichten gibt es auch keinen Befundbericht, welchen ich Ihnen zusenden könnte. Es gibt lediglich Beschreibungen über Symptome und Abnormitäten.

In verkleinerten Kopien übersende ich die wichtigsten Röntgenaufnahmen gepaust sowie Röntgenkopien auf Filmen vom 04.07.1984 und vom 29.01.1987 zu Ihrer Kenntnisnahme. Die Röntgenfilm-Kopien erbitte ich zurück."

Am 18.02.1988 erbittet ein beauftragter Rechtsanwalt das Röntgenfilmmaterial aus H. zurück, nachdem zwei Erinnerungen unbeantwortet geblieben waren.

Am 26.02.1988 Antwort aus H.:
„...zunächst bestätige ich den Eingang Ihres Schreibens vom 08.12.1987 mit zwei Röntgenfilmkopien und einer Reihe von verkleinerten Zeichnungspausen, desgeichen Ihr nachgereichtes Schreiben vom 01.02.1988.

Leider ist Ihre Angelegenheit nicht so einfach „aus der Hand" zu beurteilen, wie Sie ja selbst schreiben, so daß ich nicht postwendend antworten konnte. Wegen Überlastung war es mir erst jetzt nach Semesterschluß möglich, mich nochmals gründlich mit Ihren Briefen und den Röntgenbildern zu befassen.

Nach reiflicher Überlegung teile ich Ihnen jedoch mit, daß ich mich nicht bereit finden kann, einer nochmaligen Operation bei Ihnen näherzutreten. Es dürfte sich dabei erübrigen, dies näher zu begründen."

Am 19.09.1988 Antwort aus M.:
„... besten Dank für Ihr Schreiben... Wie Sie sehr richtig in Ihrem Brief anführen, bedarf es einer ausführlichen persönlichen Untersuchung, um Ihnen eine entsprechende Operation vorschlagen zu können.

Selbstverständlich sollten Sie hierzu einen besonders erfahrenen Unfallchirurgen aufsuchen.

Ich empfehle Ihnen hierzu entweder ... oder ... Wenn Sie sich in einer der Kliniken vorstellen werden, sollten Sie unbedingt alle Unterlagen, insbesondere die Röntgenbefunde, die bisher erhoben wurden, mitnehmen. Ich bin überzeugt, daß man Ihnen an einer der Kliniken kompetent helfen wird."

Am 27.09.1988 Antwort aus F.:
„... der Höflichkeit halber möchte ich Ihren Brief vom 18.09.1988 beantworten, obwohl uns Ihr Anliegen nicht tangieren kann, da wir nicht operativ tätig sind. Als mögliche Anlaufadresse in Ihrer Problematik benenne ich Ihnen ..."

Am 14:10.1988 Antwort aus D.:
„... Ihren Brief vom 07.10.1988 bestätige ich hiermit. Es ist sicher nicht möglich, derart komplexe medizinische Sachverhalte im Sinne eines Briefwechsels abzuklären, und ich empfehle im übrigen, sich an den Arzt Ihres Vertrauens zu

wenden, bei dem Sie Ihrer Mitteilung entsprechend eine Operation durchführen lassen wollen (?). Das übersandte Bildmaterial ist wieder be igefügt."

Am 25.10.1988 Antwort aus H. (Kurzmitteilung auf einem Vordruck):
„... Aus zeitlichen Gründen ist die Bearbeitung Ihrer Unterlagen derzeit nicht möglich. Gruß Di."

Am 25.10.1988 Antwort der Rechtsanwälte des Viertchirurgen:
„... namens und im Auftrag unseres Mandanten beantworten wir Ihr Schreiben vom 29.09.1988 und erklären, daß die von Ihnen geforderte Bescheinigung von unserem Mandanten nicht abgegeben wird. Unser Mandant kann und wird Ihnen nicht vorschreiben, daß und welche Operation Sie durchführen wollen."

***

LG Münster   Aktenzeichen 2 O 468/74
Urteil vom 25.06.1975   Abschrift

„... hat das Gericht für Recht erkannt:
Die Zwischenfeststellungsklage vom 7.5.1975 wird abgewiesen.
    Die Kosten der Zwischenfeststellungsklage werden der Klägerin auferlegt.
Das Urteil ist gegen Sicherheitsleistung in Höhe von 1.000,-- DM vorläufig vollstreckbar.

Tatbestand:
Die Klägerin erkrankte mit 13 Jahren an einer Knochenmarksentzündung am rechten Bein. Als Folge davon behielt sie ein steifes Knie und eine Verkürzung des rechten Beines um 14 cm gegenüber dem linken. Nach Konsultierung mehrerer Fachärzte entschloß sich die Klägerin, bei dem Beklagten durch Verkürzung des linken Beines um ca. 8 cm die Längendifferenz in diesem Umfang ausgleichen zu lassen. Die 1. Operation erfolgte am 6.10.1972. Weitere Operationen erfolgten am 7.4.1972 und am 22.6.1972.
    Die Klägerin behauptet, die Operationen hätten nicht den gewünschten Erfolg gehabt. Ihr Zustand habe sich erheblich verschlechtert. Der Beklagte habe sie nicht hinreichend über die Art der Operation und die damit verbundenen Risiken aufgeklärt. Der Beklagte habe nicht nur ein Stück Knochen aus dem Oberschenkel entnommen, sondern auch am Hüftgelenk operiert. Die Operation sei auch nicht nach den Regeln der ärztlichen Kunst durchgeführt worden. Mit der Klage verlangt die Klägerin ein angemessenes Schmerzensgeld, die

Zahlung einer monatlichen Rente wegen ihrer Behinderung und die Feststellung der Ersatzpflicht des Beklagten hinsichtlich der zukünftigen Schäden.

Nachdem über die Frage, ob die Klägerin durch den Beklagten über die Art der Operation und die damit verbundenen Risiken aufgeklärt worden ist, Beweis erhoben worden war, hat die Klägerin mit Schriftsatz vom 7.5.1975 gem. § 280 ZPO eine Zwischenfeststellungsklage erhoben, mit der sie beantragt, festzustellen, daß die Klägerin dem Beklagten für die von diesem am 6.10.1971 durchgeführte Operation keine wirksame Einwilligung erteilt habe.

Der Beklagte beantragt, die Zwischenfeststellungsklage abzuweisen. Er ist der Ansicht, daß die Zwischenfeststellungsklage unzulässig sei, da über die Frage der Einwilligung bei dem Urteil über den Klageanspruch mitentschieden werden müsse. Im übrigen behauptet er, daß die Klägerin von ihm ausführlich über die Art der Operation und die damit verbundenen Risiken aufgeklärt worden sei.

Wegen der Einzelheiten des Parteivorbringers wird auf die Schriftsätze verwiesen.

Entscheidungsgründe: Die Zwischenfeststellungsklage ist unzulässig.

Die Frage, ob die Klägerin nicht eine wirksame Einwilligung für die Operation erteilt hat, ist eine Anspruchsvoraussetzung für die Klageanträge. Sie wird im Urteil über die Hauptsache mitentschieden. Es ist nicht ersichtlich, daß aus ihr noch weitere Rechtsfolgen hergeleitet werden könnten. Demnach fehlt das Rechtsschutzinteresse für die Zwischenfeststellungsklage. Sie war daher mit den Nebenentscheidungen aus den §§ 91 und 710 ZPO abzuweisen."

LG Münster   Aktenzeichen 2 O 468/74
Urteil vom 6.10.1976   Abschrift

„...hat das Gericht für Recht erkannt:
Der Beklagte wird verurteilt.

Tatbestand:
Die am 11. Mai 1931 geborene Klägerin erkrankte mit 13 Jahren an einer Knochenmarkseiterung des rechten Oberschenkels. Diese führte zu einer knöchernen Versteifung des rechten Kniegelenkes und zu einer Verkürzung des rechten Beines um 14 cm gegenüber dem linken. Die an den Schulbesuch anschließende Berufsausbildung schloß die Klägerin als Schneidermeisterin ab. Die Tätigkeit als selbständige Schneidermeisterin wurde durch das Tragen einer ca. 12 cm langen Verkürzungsausgleichsprothese, in der die Klägerin in Spitzfuß-

stellung lief, ermöglicht. Dadurch bildeten sich allerdings vermehrt Schwielen im Vorfußballenbereich. Etwa im Jahre 1969 gab die Klägerin ihre selbständige Tätigkeit als Schneidermeisterin auf und arbeitete seitdem als Telefonistin.

Nachdem sich die Klägerin bei verschiedenen Ärzten nach der Möglichkeit einer Verkürzungsosteotomie des linken Oberschenkels erkundigt hatte, wandte sie sich an den Beklagten. Sie hatte von einer Bekannten erfahren, daß der Beklagte bei ihr erfolgreich eine Verkürzungsoperation vorgenommen hatte. Das erste Vorstellungsgespräch fand am 1. März 1971 statt. Der Beklagte stellte ihr eine Verkürzung um ca. 8 cm in Aussicht.

Am 22.9.1971 wurde die Klägerin in das Krankenhaus aufgenommen. Die Operation erfolgte am 6. Oktober 1971. Dabei wurde dem rechten (?) Oberschenkel ein 6 cm langes Knochenstück entnommen und der Hüftknochen schräg gestellt. Hierdurch sollte eine weitere Verkürzung von 2 cm erreicht werden (?). Bei der Operation brach der kleine Rollhügel (Trochanter minor), an dem die Hüftmuskel befestigt sind, (?) ab. Er wurde zunächst mit einer Schraube fixiert.

Am 7.4.1972 erfolgte eine 2. Operation. Dabei wurde eine Revision des Osteotomiespaltes vorgenommen (?). Der kleine Rollhügel, der etwas höher getreten war und sich gelockert hatte, wurde wieder in seine normale Stellung gezogen (?) und hier mit zwei Schrauben befestigt. Da aber im weiteren Verlauf immer noch keine Befestigung eintrat, wurde am 23.6.1972 eine Aufrichtung des Schenkelhalses mit einer Winkelplatte vorgenommen und der kleine Rollhügel in seiner alten Stelle mit zwei Schrauben befestigt. Am 2.9.1972 wurde die Klägerin entlassen.

Da die Gehfähigkeit der Klägerin stark beeinträchtigt war, ließ sie sich im August 1973 ... in K. erneut operieren. Zwei weitere Operationen wurden im Februar und August 1975 in der Orthopädischen Klinik in F. vorgenommen.

Die Klägerin verlangt von dem Beklagten ein angemessenes Schmerzensgeld und ab 1.1.1974 eine monatliche Rente, hilfsweise die Feststellung der Ersatzpflicht des Beklagten hinsichtlich aller zukünftigen Schäden.

Sie behauptet, sie habe starke Schmerzen im linken Kniegelenk. Sie müsse das linke Bein nach innen und das linke Becken nach vorne drehen. Dem linken Bein sei keine normale Stellung gegeben worden. Sie könne sich nur mit Hilfe von Krücken für kurze Strecken bewegen. In der Wohnung gebrauche sie einen Rollstuhl.

Der Beklagte sei aus mehreren Gesichtspunkten zum Schadensersatz verpflichtet.

Für die erste Operation habe sie keine wirksame Einwilligung gegeben. Sie sei nicht hinreichend von dem Beklagten über die Art der Operation und die damit verbundenen Risiken aufgeklärt worden. Von einer Operation am Hüftgelenk sei nie gesprochen worden. Als Risiko habe der Beklagte nur eine erneute Knochenmarksentzündung erwähnt. Wenn sie vom Beklagten richtig aufgeklärt worden wäre, hätte sie die Operation nie durchführen lassen.

Bei der Operation habe der Beklagte das Alter und den Körperbau der Klägerin nicht ausreichend berücksichtigt. Die Operation sei auch nicht sachgerecht durchgeführt worden. Den Trochanter minor habe der Beklagte nicht ausreichend befestigt. Nach dem Abriß sei er an der falschen Stelle und in unnatürlicher Größe fixiert worden. Die Hüftmuskeln hätten danach nicht richtig arbeiten können. Außerdem sei das linke Bein nur um 6 cm und nicht wie gefordert um 8 cm gekürzt worden.

Die Klägerin meint, daß ihr wegen der Operation und der damit verbundenen Krankenhausaufenthalte sowie wegen der schweren Gehbehinderung ein Schmerzensgeld zusteht.

Der Beklagte behauptet, er habe der Klägerin die Operation in allen Einzelheiten erklärt und sie auf die damit verbundenen Risiken hingewiesen. Die Klägerin sei auch vorher von anderen Ärzten schon aufgeklärt worden. Mit der Verkürzung des Oberschenkels habe eine Schrägstellung des Hüftgelenkknochens (?) verbunden werden müssen (?). Hierüber sei die Klägerin auch vorher informiert worden. Bei allen Operationen seien die Regeln der ärztlichen Kunst beachtet worden. Die zweite und dritte Operation sei notwendig geworden, weil die Knochen der Klägerin sehr spröde gewesen seien. Dies habe er erst bei der ersten Operation festgestellt.

Der Beklagte behauptet, die Klägerin sei auch bereits vor der Operation wegen der Beinverkürzung erheblich gehbehindert gewesen. Die Klägerin brauche keinen Kraftwagen und keine Putzhilfe. Sie sei nicht in einem größeren Umfang beschwert als vor der Operation. Die Klägerin könne auch nicht ... Zinsen verlangen.

Es ist durch Vernehmung mehrerer Zeugen sowie durch Einholung eines medizinischen Gutachters Beweis erhoben worden.

Wegen des Ergebnisses der Beweisaufnahme sowie wegen der Einzelheiten des Parteivorbringens wird auf den Akteninhalt bezug genommen.

Entscheidungsgründe:
Die Klage ist begründet.
Die Haftung des Beklagten ergibt sich aus § 823, I BGB. Die Beeinträchtigung der Funktionsfähigkeit des linken Beines und die Schmerzen im linken Kniegelenk der Klägerin sind durch die Operation verursacht worden. Vor der Operation war das linke Bein gesund und voll gebrauchsfähig.

Der Beklagte haftet für die Folgen der Operation, weil sich nicht feststellen läßt, daß die Klägerin eine wirksame Einwilligung erteilt hat. Der Beklagte ist dafür beweispflichtig, daß er die Klägerin umfassend über die Art der Operation und über die damit verbundenen Risiken aufgeklärt hat. Dieser Beweis ist von ihm nicht erbracht worden.

Die Zeugen ... haben nichts darüber bekunden können, was der Beklagte vor der Operation der Klägerin gesagt hat. Die Zeugin ... hat zwar bekundet, der Beklagte habe der Klägerin gesagt, die Operation sei schwierig. Er habe ihr auch anhand der mitgebrachten (?) Röntgenaufnahmen die Operation erklärt. Die Zeugin ... wußte aber nicht mehr, was der Beklagte im einzelnen gesagt hat.

Hiernach ist nicht bewiesen, daß der Beklagte der Klägerin erklärt hat, daß er die Operation nicht nur am Oberschenkel, sondern auch am Hüftgelenk vornehmen wolle.

Hinsichtlich der Risiken ist nur bewiesen, daß die Klägerin auf eine Aktivierung der Osteomyelitis hingewiesen worden ist. Dies ergibt sich auch aus dem Bericht über die erste Vorstellung der Klägerin beim Beklagten. Es liegt aber kein Hinweis dafür vor, daß der Beklagte die Klägerin auf die tatsächlich eingetretenen Risiken hingewiesen hat. Der Beklagte behauptet nicht, daß sie als Möglichkeit nicht vorauszusehen waren.

Es läßt sich nicht feststellen, daß die Klägerin vor der Operation von anderen Ärzten über die Art der Operation und die eingetretenen Risiken aufgeklärt worden ist. Die geäußerten Bedenken können sich auf die Wiederholung der Osteomyelitis und auf den Umfang des Längenausgleichs sowie auf das Alter der Klägerin bezogen haben.

Es kann ferner nicht der Schluß gezogen werden, daß die Klägerin auch bei umfassender Aufklärung die Operation gewünscht hätte. Für eine derartige Schlußfolgerung müßten ganz besondere Umstände vorliegen, die aber bei der Klägerin nicht gegeben sind.

Zu der Frage, ob die Operation vom Beklagten nach den Regeln der ärztlichen Kunst ausgeführt worden ist, meint der Sachverständige ..., daß ein grober Verstoß gegen die allgemein anerkannten Regeln der ärztlichen Kunst nicht vorgelegen hat. Allerdings ist, so führt der Sachverständige weiter aus, gerade die Technik, der Fixierung von Brüchen und Knochenschnitten in besonders starker Weise verfeinert worden. Unter diesem Gesichtspunkt ist die erste Operation insofern - retrospektiv gesehen - nicht wie im allgemeinen üblich durchgeführt worden, als die Knochenschnittflächen nicht glatt aufeinander gelegt und dann entsprechend komprimiert werden konnten. Vielmehr wurde gerade im mechanisch besonders gefährdeten subtrochanteren Gebiet lediglich eine verkantete Einstellung der Bruchstücke erreicht; ob gewollt oder ungewollt, läßt sich aus den vorliegenden Unterlagen nicht ohne weiteres entnehmen (?). Auf jeden Fall wäre zu erwarten gewesen, daß bei glatter Zurichtung der

Schnittflächen eine normale Heilung des Knochenschnittes eingetreten wäre (?). Eine besonders gute Adaption der Osteotomieschnitte wäre in diesem Fall um so mehr angezeigt gewesen, als durch die Einstellung des Schenkelhalses in O-Stellung (?) eine vermehrte mechanische Beanspruchung in der Knochenschnitthöhe gegeben ist. Einen schweren Verstoß gegen die geltenden Regeln kann man jedoch in der angewandten Technik meines Erachtens nicht erblicken."

Das Gericht stimmt dem Sachverständigen zu, daß ein grobes Verschulden auf Seiten des Beklagten nicht vorliegt, zumal nach seinen Ausführungen die Operationstechnik (?) des Beklagten von anderen Kollegen heute noch häufig angewandt wird. Der Beklagte hätte aber bei dem Alter der Klägerin und bei dem Umfang der Verkürzung die Technik anwenden müssen, die am günstigsten war und eine möglichst baldige Heilung der Schnittflächen gewährleistete. Hierbei hätte in Kauf genommen werden müssen, daß das Bein vielleicht um 1 cm weniger verkürzt (?) worden wäre. Darauf, daß ihm die vom Sachverständigen geschilderte Technik (?) unbekannt gewesen sei, hat sich der Beklagte nicht berufen.

Prima facie ist auch anzunehmen, daß die Beeinträchtigung der Gehfähigkeit darauf zurückzuführen ist, daß der Beklagte die Operation nicht nach den Regeln der ärztlichen Kunst durchgeführt hat. Weder der Beklagte noch der Sachverständige ... haben Umstände dargetan, die eindeutig gegen ein Verschulden sprechen. Mit der Möglichkeit, daß die Knochen bei der über 40 Jahre alten Klägerin spröde (?) sein könnten, mußte der Beklagte rechnen.

Nach alledem ist der Beklagte verpflichtet, der Klägerin nach § 847 BGB ein angemessenes Schmerzensgeld zu zahlen. Der Sachverständige ... hat ausgeführt, daß eindeutig eine Verschlechterung des Zustandes der Klägerin eingetreten ist. Das Gehen, so heißt es in dem Gutachten weiter, ist erheblich beeinträchtigt, ebenso die Standfestigkeit des linken Beines ohne Benutzung von zwei Unterarmgehstützen. Außerdem werden jetzt Schmerzen im linken Kniegelenk geklagt, die - wenn auch nicht objektivierbar - doch jedenfalls in ihrem Kern als glaubhaft angesehen werden müssen. Dafür spricht die wohl anzunehmende Kalksalzminderung auf der letzten Röntgenaufnahme. Auch ist offensichtlich, daß längere Strecken in dem vorliegenden Zustand trotz Benutzung von zwei Unterarmhandstützen nicht zumutbar und nur unter großer Mühe zu bewältigen sind, während vor der Operation mit einer Verkürzungsausgleichsprothese durchaus eine längere Gehstrecke ohne linksseitige Beinbeschwerden zu bewältigen gewesen sein dürften. Diese Beeinträchtigungen werden auch durch die verminderte Spitzfußstellung rechts gegenüber dem Zustand vor der Operation nicht annähernd kompensiert; immer noch besteht ja eine deutlich stärkere Verschwielung des Vorfußballens rechts als Ausdruck der Mehrbelastung im Vergleich zum linken Bein.

Unter Berücksichtigung dieses Krankheitsbildes und des Verschuldens des Beklagten, ferner unter Berücksichtigung der fünf Operationen und der damit verbundenen Krankenaufenthalte (?) sowie der Vermögensverhältnisse der Parteien erscheint ein Schmerzensgeld in Höhe von 30.000,00 DM angemessen (?).

OLG Hamm   Aktenzeichen 9 U 282/76
Urteil vom 29.05.1979   Abschrift

„... hat der Zivilsenat ... für Recht erkannt:
Die Berufung der Klägerin gegen das Urteil des Landgerichts ... wird zurückgewiesen.
Auf die Berufung des Beklagten wird das genannte Urteil abgeändert.
Die Klage wird abgewiesen.
Die Klägerin trägt die Kosten des Rechtsstreits.
...
Tatbestand siehe oben: Gegen das LG-Urteil haben beide Parteien Berufung eingelegt.

Der Beklage trägt vor: Er habe die Klägerin, die sich vor dem ersten Gespräch mit ihm bereits von mehreren anderen Ärzten habe beraten lassen und die infolgedessen über weit über dem Durchschnitt liegende Kenntnisse über die von ihr gewünschte Operation verfügt habe, vor der Operation ausreichend über das Risiko aufgeklärt. Er habe in den zwei Wochen vor der Operation sogar immer wieder versucht, die Klägerin von der Operation abzubringen (Beweis: Schwester O.). Es treffe auch nicht zu, daß ihm bei der Operation ein Kunstfehler unterlaufen sei. Er habe die Operation nach der sog. AO-Methode ausgeführt. Diese Operationsmethode sei die modernste. Die Komplikationen seien nur dadurch aufgetreten, daß während der Operation der Trochanter minor abgesprungen sei. Dies könne jedem Operateur passieren, so daß ein Kunstfehler nicht vorliege. Es treffe aber nicht zu, daß er den Trochanter minor bewußt abgespalten habe. Die Hüfte oder das Hüftgelenk seien durch die Operationen nicht berührt worden. Es sei lediglich der Schenkelhals durch eine Winkelplatte in eine O-Stellung (?) gebracht worden, um so eine weitere Verkürzung von 1,5 cm zu erreichen. Dies sei der Klägerin am Bildumwandler anhand einer Röntgenaufnahme erläutert worden (?). Im übrigen fehle es an einer Kausalität zwischen der Operation und den vom Sachverständigen ... festgestellten Beeinträchtigungen bei der Klägerin. Die jetzigen Beschwerden wären auch ohne die Operation aufgetreten.

Die Klägerin begehrt mit ihrer Berufung eine Erhöhung des ihr zuerkannten Schmerzensgeldes von 30.000,00 DM. Sie vertritt die Ansicht, daß der angemessene Schmerzensgeldbetrag bei 200.000,00 DM liegen müsse. Sie behauptet, daß dem Beklagten ein grober Verstoß gegen die allgemein anerkannten Regeln der ärztlichen Kunst zur Last falle. Bei glatter Zurichtung der Schnittflächen wäre eine normale Heilung des Knochenschnittes eingetreten. Der Beklagte habe die Operation nicht so durchgeführt, wie es allgemein üblich sei. Wegen ihrer vermehrten Bedürfnisse (Personenkraftwagen und Haushaltshilfe) verlangt die Klägerin eine Rente von monatlich 400,00 DM. Außerdem macht sie einen bezifferten Schaden von 14.573,00 DM geltend. Schließlich verlangt sie die Feststellung der Verpflichtung des Beklagten zum Ersatz des Zukunftschadens.

Der Senat hat durch Beweisbeschluß ... die Einholung eines medizinischen Sachverständigengutachtens vor der mündlichen Verhandlung zu den im Beweisbeschluß näher bezeichneten Fragen angeordnet und durch Beschluß ... mit der Erstattung des Gutachtens den Direktor der Orthopädischen Universitätsklinik ... beauftragt. Dem Sachverständigen ist auf seinen Antrag hin gestattet worden, sich bei der Erstattung des Gutachtens der wesentlichen Mithilfe seines Oberarztes zu bedienen, nachdem die Klägerin hierzu grundsätzlich ihr Einverständnis erklärt hatte. ...

Der Sachverständige hat daraufhin der Klägerin zu einer Untersuchung ... in die Universitätsklinik ... bestellt. Die Untersuchung erfolgte durch ..., der auch die Anfertigung von Röntgenaufnahmen veranlaßte. Er ließ sich von der Klägerin schriftlich bestätigen, daß sie mit den anläßlich der Untersuchung angefertigten Röntgenaufnahmen hinsichtlich der Röntgentechnik einverstanden sei. ... Unmittelbar nach der Untersuchung hat die Klägerin an ... ein Telegramm mit folgendem Wortlaut geschickt:

„Kein Gutachten mit falschem Röntgenmaterial. Widerrufe Unterschrift." Die Klägerin hat anschließend mit einem Schreiben vom ... nochmals darauf hingewiesen, daß mit diesem „unqualifizierten" Röntgenmaterial" kein Gutachten erstellt werden dürfe. ... Der Sachverständige hat daraufhin mit ..., unterschrieben vom ..., die Akte an den erkennenden Senat ohne Erstattung eines Gutachtens zurückgeschickt. ...

In dem sodann anberaumten Senatstermin vom ... hat der Prozeßbevollmächtigte der Klägerin erklärt, daß die Klägerin mit der Verwertung der bei der Untersuchung durch Professor ... gefertigten Röntgenaufnahmen einverstanden sei; die Klägerin habe mit ihrem Telegramm nur zum Ausdruck bringen wollen, daß der Sachverständige eine andere Röntgentechnik anwenden müßte, um die Beweisfrage abschließend zu beantworten.

Entscheidungsgründe:
Die Berufung der Klägerin ist unbegründet, die Berufung des Beklagten dagegen gerechtfertigt, so daß in Abänderung des angefochtenen Urteils die Klage
abgewiesen werden mußte.
Der Klägerin stehen gegen den Beklagten keine Schadensersatzansprüche gem.
§§ 823 Abs. 1, 847 BGB zu.

Die Klägerin hat den ihr obliegenden Beweis, daß dem Beklagten bei der
Operation schuldhaft ein Kunstfehler unterlaufen ist, nicht geführt. Entgegen
der vom Landgericht vertretenen Auffassung läßt sich aufgrund des Gutachtens
des Sachverständigen ... nicht feststellen, daß der Beklagte die erste Operation
nicht nach den Regeln der ärztlichen Kunst ausgeführt hat. Die Ausführungen
des Sachverständigen sind insoweit widersprüchlich. Der Sachverständige hat
in seinem Gutachten ... zwar ausgeführt, daß die Technik der Fixierung von
Brüchen und Knochenschnitten in besonders starker Weise verfeinert worden
sei und unter diesem Gesichtspunkt die erste Operation - retrospektiv gesehen -
insofern nicht wie im allgemeinen üblich durchgeführt worden sei, als die Knochenschnittflächen nicht glatt aufeinandergelegt und dann entsprechend komprimiert werden konnten... Vielmehr sei gerade im mechanisch besonders gefährdeten subtrochanteren Gebiet lediglich eine verkantete Einstellung der
Bruchstücke erreicht worden, ob gewollt oder ungewollt, lasse sich aus den
vorliegenden Unterlagen nicht ohne weiteres entnehmen. Auf jeden Fall wäre
zu erwarten gewesen, daß bei glatter Zurichtung der Schnittflächen eine normale Heilung des Knochenschnittes eingetreten wäre. Eine besonders gute Adaption der Osteotomieschnitte wäre in jedem Fall um so mehr angezeigt gewesen, als durch die Einstellung des Schenkelhalses in O-Stellung eine vermehrte
mechanische Beanspruchung in der Knochenschnitthöhe gegeben gewesen sei.
Der Sachverständige hat aber in seiner Erläuterung des Gutachtens darauf hingewiesen, daß die vom Beklagten seinerzeit angewandte Operationstechnik
auch von anderen ihm bekannten Kollegen heute noch häufig angewandt werde. Dann aber kann dem Beklagten aus der von ihm angewandten Operationsmethode kein Schuldvorwurf gemacht werden. Im übrigen ergibt sich aus den
Ausführungen des Sachverständigen ..., daß eine abschließende Beurteilung der
Frage, ob dem Beklagten schuldhaft ein Kunstfehler unterlaufen ist, nicht
möglich gewesen ist, weil die Unterlagen über die später von Professor ... in K.
und Professor ... in F. durchgeführten Operationen nicht vorgelegen haben. Der
Sachverständige hat dargelegt, daß die Frage, ob die Drehung des linken Beines
nicht korrekt korrigiert worden sei und dem Beklagten hierbei ein Fehler unterlaufen sei, nicht eindeutig beantwortet werden könne (?), weil nach den An-

gaben der Klägerin dieser Drehfehler durch die Operation in K. von Professor L. habe beseitigt werden sollen und doch nicht beseitigt worden sei. Auch aus der Sicht des jetzigen Befundes heraus sei diese Frage nicht zu beantworten, nachdem auch heute noch nach einer weiteren Operation im gleichen Gebiet zwar ein Einwärtsgang bestehe, aber die Außenrotation durchaus möglich sei, lediglich eine funktionelle Einwärtsdrehung vorliege (?).

Der Senat hat deshalb gemäß § 358 a Ziffer 4 ZPO durch Beweisbeschluß vom ... die Einholung eines neuen Sachverständigengutachtens zu der Frage, ob dem Beklagten schuldhaft ein Kunstfehler unterlaufen ist, vor der mündlichen Verhandlung angeordnet und mit der Erstattung dieses Gutachtens den Direktor der Orthopädischen Klinik der Universität ... beauftragt. Der Sachverständige konnte jedoch sein Gutachten vor dem Senatstermin am ... nicht erstatten, weil die Klägerin ihre Zustimmung zu der Verwertung der von dem Sachverständigen gefertigten Röntgenaufnahmen telegrafisch und anschließend schriftlich ausdrücklich widerrufen hat. Gegen den Willen der Klägerin durfte der Sachverständige die Röntgenaufnahmen bei der Erstellung seines Gutachtens nicht verwerten. - Ohne die Auswertung der Röntgenaufnahmen konnte der Sachverständige ... jedoch die in dem Beweisbeschluß enthaltenen Fragen nicht beantworten. (?).

Die Klägerin hat zwar im Senatstermin am ... durch ihren Prozeßbevollmächtigten erklären lassen, daß sie mit der Verwertung der bei der Untersuchung durch Professor ... gefertigten Röntgenaufnahmen einverstanden sei, der Senat jedoch gemäß § 527 ZPO in Verbindung mit § 26 Abs. 1 ZPO davon abgesehen, nunmehr den Sachverständigen ... erneut mit der Erstattung des Gutachtens zu beauftragen. Denn die Klägerin hat dadurch, daß sie nach der Untersuchung durch Professor ... der Verwertung der von dem Sachverständigen gefertigten Röntgenaufnahmen widersprochen hat, ihre Prozeßförderungspflicht schuldhaft verletzt. Durch die Einholung des Sachverständigengutachtens würde die Erledigung des Rechtsstreites verzögert. Die Klägerin hat keine Tatsachen vorgetragen, die geeignet wären, ihren Widerruf und die dadurch eingetretene Verzögerung zu entschuldigen (?).

Der Senat kann auch nicht ohne sachkundige Beratung aufgrund der von der Klägerin mit Schriftsatz vom ... eingereichten Unterlagen selbst entscheiden, ob dem Beklagten ein Kunstfehler unterlaufen ist oder nicht (?).

Es steht auch nicht fest, daß die von der Klägerin vor der Operation vom 7. Oktober (?) 1971 erteilte Einwilligung wegen fehlender oder mangelnder Aufklärung über die mit dem Eingriff verbundenen Gefahren unwirksam gewesen ist mit der Folge, daß der Eingriff des Beklagten rechtswidrig gewesen ist und der Beklagte für alle Folgen haften muß, die sich aus der Operation ergeben haben. Im vorliegenden Falle mußte der Beklagte die Klägerin besonders sorgfältig über die mit der Operation verbundenen Gefahren aufklären, weil der Eingriff nicht der Abwendung einer akuten Gefahr für die Gesundheit der Klägerin dienen, sondern nur zu einer Besserung ihres Zustandes führen sollte (BGHST 12, 379; BGH in VersR 1968, 558). Deshalb mußte der Beklagte auch auf entfernte Komplikationsgefahren hinweisen, weil die Entscheidungsfreiheit der Klägerin selbst bei einem Risiko von 1 : 1 000 oder 1 : 2000 gewahrt bleiben mußte (vgl. BGH in VersR 1976, 253 gleich NJW 1976, 363). Bei der Aufklärung, deren Umfang Frage des Einzelfalles ist, konnte der Beklagte sich aber zunächst auf die Darlegungen der im großen und ganzen bestehenden Risiken beschränken und dann abwarten, ob die Klägerin noch weitere Fragen stellte, die er dann ebenfalls in gebotener Weise beantworten mußte (BGH in VersR 1973, 244). Die Beweisaufnahme hat ergeben, daß der Beklagte die Klägerin jedenfalls „im großen und ganzen" über die Operation und die damit verbundenen Gefahren aufgeklärt hat. Denn die Zeugin V. hat vor dem Landgericht glaubhaft (?) bekundet, daß der Beklagte der Klägerin die beabsichtigte Operation anhand von Röntgenbildern (?) erklärt hat. Die Zeugin konnte allerdings nicht angeben, was der Beklagte der Klägerin im einzelnen zur Aufklärung gesagt hat. Dies ist auch erklärlich, weil die Zeugin V. erst vier Jahre nach dem Aufklärungsgespräch hierzu vernommen worden ist. Die Zeugin hat aber ausgesagt, daß der Beklagte der Klägerin erklärt hat, daß die Operation möglicherweise auch „schief" gehen könne (?). Über welche Gefahren im einzelnen der Beklagte die Klägerin hätte aufklären müssen, kann der Senat aus eigener Sachkunde nicht entscheiden (?). Der Senat hatte deshalb gemäß Ziffer I 1 des Beweisbeschlusses vom ... auch eine gutachterliche Äußerung des Sachverständigen zu der Frage erbeten, mit welchen Risiken die Operation, so wie sie vom Beklagten vorgenommen worden ist, verbunden war und mit welchen Komplikationen gerechnet werden mußte (?). Die Klägerin hat dadurch, daß sie ihr Einverständnis zur Auswertung der vom Sachverständigen gefertigten Röntgenaufnahmen verweigert hat, die Beweisführung des Beklagten insoweit vereitelt (?). Dies hat zur Folge, daß der Beweis der ordnungsgemäßen Aufklärung in sinngemäßer Anwendung des § 444 ZPO durch den Beklagten als erbracht gilt. Im übrigen spricht viel dafür, daß die Klägerin schon vor ihrem ersten Besuch in der Klinik des Beklagten über die Operation orientiert war (?). Sie hatte vorher verschiedene Ärzte wegen der Durchführung der von ihr gewünschten (!) Operation konsultiert.

Der VI. Zivilsenat ... hat ... für Recht erkannt:
Auf die Revision der Klägerin wird das Urteil des 9. Zivilsenats des OLG Hamm vom 29.5.1979 aufgehoben.

Die Sache wird zur anderweitigen Verhandlung und Entscheidung, auch über die Kosten der Revision, an den 3. Zivilsenat des Berufungsgerichts zurückverwiesen.

Von Rechts wegen
Tatbestand siehe oben:
Der Beklagte stellte ihr eine Verkürzung des linken Oberschenkels um etwa 8 cm in Aussicht. Er operierte sie am 6. Oktober 1971 erstmals. Dabei wurde dem linken Oberschenkel ein 6 cm langes Knochenstück entnommen und der Hüftknochen schräg gestellt (?), wodurch eine weitere Verkürzung von 2 cm erreicht werden sollte. Bei der Operation wurde der kleine Rollhügel (Trochanter minor) abgelöst, wobei streitig ist, ob dies beabsichtigt war. Er wurde zunächst mit einer Schraube fixiert. Am 7. April 1972 operierte der Beklagte die Klägerin ein zweites Mal. Er nahm eine Revision des Osteotomiespaltes vor und befestigte den kleinen Rollhügel, der sich gelockert hatte (?). Als immer noch keine Festigung einsetzte, nahm der Beklagte am 23. Juni 1972 bei einer weiteren Operation eine Aufrichtung des Schenkelhalses mit einer Winkelplatte vor und befestigte den kleinen Rollhügel an seiner alten Stelle mit zwei Schrauben (?).

Inzwischen hat sich die Klägerin, deren Gehfähigkeit stark beeinträchtigt ist, weiteren Operationen unterzogen. Sie verlange von dem Beklagten Ersatz ihres materiellen Schadens, Zahlung eines angemessenen Schmerzensgeldes sowie die Feststellung der Ersatzpflicht des Beklagten für Zukunftsschäden. Im einzelnen wirft sie ihm vor, er habe die Operation (?) fehlerhaft ausgeführt. Darüber hinaus behauptet sie, der Beklagte habe sie nicht hinreichend über die Art der Operation und die damit verbundenen Gefahren aufgeklärt, so daß ihre Einwilligung in die Operation unwirksam sei.

Das Landgericht hat den Beklagten zur Zahlung eines Schmerzensgeldes von 30.000 DM sowie einer monatlichen Rente von 250 DM ab 1. September 1974 verurteilt. Das OLG hat die Berufung der Klägerin gegen die teilweise Klageabweisung zurückgewiesen und auf die Berufung des Beklagten die Klage abgewiesen.

Mit der Revision verfolgt die Klägerin ihre Klageansprüche weiter, den Anspruch auf Schmerzensgeld jedoch nur bis zu einem Betrag von 100.000 DM

(?), während sie bisher die Größenordnung dieses der Höhe nach in richterliches Ermessen gestellten Anspruches mit 200.000 DM angegeben hatte.

Entscheidungsgründe

I.

Das Berufungsgericht hält auf Grund der Beweisaufnahme vor dem Landgericht nicht für bewiesen, daß der Beklagte bei der ersten Operation der Klägerin einen ärztlichen Kunstfehler begangen hat. Zu dieser Frage hatte es die Einholung eines weiteren Sachverständigengutachtens angeordnet. Die Klägerin, die eine andere Röntgentechnik als die vom Sachverständigen angewandte für richtig hält, hatte ihre zunächst erteilte Zustimmung zur Verwertung der vom Sachverständigen angefertigten Röntgenaufnahmen deswegen widerrufen. Daraufhin gab der Sachverständige den Gutachterauftrag zurück. In der nächsten mündlichen Verhandlung stimmte die Klägerin zwar wiederum der Verwertung der Röntgenaufnahmen zu, das Berufungsgericht holte jedoch kein neues Sachverständigengutachten ein. Es führt dazu in den Entscheidungsgründen des angefochtenen Urteils aus, die Klägerin sei mit dem Beweismittel des Sachverständigengutachtens ausgeschlossen, weil sie schuldhaft ihre Prozeßförderungspflicht verletzt habe und durch die (erneute) Beauftragung des Sachverständigen die Erledigung des Rechtsstreits verzögert werde.

Zur ärztlichen Aufklärung der Klägerin vor der ersten Operation stellte das Berufungsgericht fest: der Beklagte habe die Klägerin jedenfalls „im großen und ganzen" über die Operation und die damit verbundenen Gefahren aufgeklärt. Er habe ihr die beabsichtigte Operation anhand von Röntgenbildern erklärt und auch gesagt, daß die Operation möglicherweise „schief gehen" könne. Das Berufungsgericht meint, der Beklagte habe sich zunächst auf die Darlegung der im großen und ganzen bestehenden Risiken beschränken und dann abwarten dürfen, ob die Klägerin noch weitere Fragen stellen wollte. Zu der Frage, über welche Gefahren im einzelnen der Beklagte die Klägerin hätte aufklären müssen, hatte es eine gutachterliche Stellungnahme des Sachverständigen für erforderlich gehalten und deren Einholung angeordnet. Die Erstattung eines Gutachtens ist auch insoweit unterblieben, weil der Sachverständige den ihm erteilten Auftrag zurückgegeben hat. Das Berufungsgericht führt dazu aus, die Klägerin habe durch die Verweigerung ihres Einverständnisses zur Auswertung der vom Sachverständigen gefertigten Röntgenaufnahmen die Beweisführung des Beklagten zur Aufklärungspflicht vereitelt mit der Folge, daß der Beweis einer ordnungsgemäßen Aufklärung als erbracht anzusehen sei. Im übrigen spreche viel dafür, daß die Klägerin schon vor der Konsultation des Beklagten über die geplante Operation orientiert gewesen sei.

II.

Diese Ausführungen halten den Revisionsangriffen nicht stand.

1. Das Berufungsgericht hat die Klägerin zu Unrecht mit dem Beweismittel des Sachverständigengutachtens zu der Frage, ob dem Beklagten ein ärztlicher Kunstfehler bei der ersten Operation unterlaufen ist, ausgeschlossen.

a) Entgegen der Ansicht des Berufungsgerichts liegt kein Fall, der § 527 ZPO in Verbindung mit § 296 Abs. 1 ZPO setzt, vor. § 257 ZPO setzt voraus, daß Angriffs- und Verteidigungsmittel entgegen § 519 ZPO in der Berufungs-begründungsschrift nicht mitgeteilt worden sind. Darum geht es ersichtlich nicht. Ebensowenig liegt ein Anwendungsfall des § 520 Abs. 2 ZPO vor, auf den § 527 ZPO ebenfalls verweist. Die Klägerin hat als Berufungsklägerin keine Frist versäumt, die ihr der Vorsitzende zur schriftlichen Stellungnahme auf die Berufungserwiderung gesetzt hat.

b) Eine Zurückweisung des beantragten Sachverständigengutachtens kam, soweit es um die Verletzung der Prozeßförderungspflicht der Klägerin geht, nur nach § 296 Abs. 2 ZPO i. Verb. mit § 286 Abs. 1 und 2 ZPO in Betracht. Daß diese Vorschriften auch in der Berufungsinstanz anwendbar sind, folgt aus § 523 ZPO und entspricht allgemeiner Ansicht (Stein/Jonas/Grusnky, 20. Aufl., § 527 ZPO Rdz. 14; Baumbach/Lauterbach/Albers, 39. Aufl., § 527 ZPO Anm. 3, Zöller/Schneider, 12. Aufl. § 527 ZPO Anm. 3). Indessen liegen die Voraussetzungen einer Ausschließung der Klägerin mit dem Sachverständigen-gutachten auch nach diesen Vorschriften nicht vor. Ihre Einwilligung gegen die Art und Weise der Erstattung des Gutachtens und die Verweigerung ihrer Zu-stimmung zur Verwertung der Röntgenaufnahmen sind nicht verspätet, sondern alsbald vorgebracht worden. Über die genannten Vorschriften hinaus gibt es keinen allgemeinen Rechtsgrundsatz des Inhalts, daß eine Partei mit dem von ihr beantragten Beweismittel wegen grober Vernachlässigung der Prozeßförde-rungspflicht ausgeschlossen werden kann. Vielmehr sind die Voraussetzungen, unter denen ein Beweismittel zurückgewiesen oder ausgeschlossen werden kann, im Gesetz im einzelnen und abschließend geregelt (so bereits Senatsurteil vom 1. Februar 1972 - VI ZR 134/70 - VersR 1972, 488 = NJW 1972, 1133).

c) Tatsächlich hat die Klägerin (wenigstens nach Ansicht des Berufungsge-richts) als Beweisführerin die Erstattung des medizinischen Sachverständigen-gutachtens dadurch verhindert, daß sie ihr Einverständnis zur Verwertung der Röntgenaufnahmen widerrufen hat. In einem solchen Fall muß das Gericht in der in § 356 ZPO vorgesehenen Weise vorgehen. Mit der Verweigerung ihrer Mitwirkung zur Untersuchung (?) hat die Klägerin ein Hindernis im Sinne des § 356 ZPO gesetzt. Es bedurfte mithin zunächst der Bestimmung einer Frist für die Klägerin, an der Untersuchung in einer Weise mitzuwirken, daß sie der Verwertung der Röntgenaufnahmen zustimmte und erst nach deren fruchtlosem

Ablauf wäre, wenn das Verfahren dadurch verzögert worden wäre, die Partei kraft Gesetzes mit dem Beweismittel auszuschließen gewesen. Der Klägerin hätte auf diese Weise Gelegenheit gegeben werden müssen, das von ihr geschaffene Hindernis zu beseitigen. Auf ein Verschulden des Beweisführers kommt es dabei nicht an (vgl. das oben genannte Senatsurteil vom 1. Februar 1972 m.w.Nachw.).

Die Zurückweisung der Klägerin mit dem Beweismittel ohne Setzung der erforderlichen Ausschlußfrist stellt daher einen Verfahrensfehler dar.

d) Auf diesem Verfahrensfehler beruht das angefochtene Urteil und kann deshalb keinen Bestand haben. Aus der Sicht des Berufungsgerichts hätte das weitere Sachverständigengutachten ergeben können, daß dem Beklagten ein ärztlicher Kunstfehler bei der Operation der Klägerin anzulasten ist, so daß die Klage wenigstens dem Grunde nach gerechtfertigt gewesen wäre. Auf die Frage, ob das Gutachten auch ohne die neuen Röntgenaufnahmen hätte erstattet werden können, so daß das Verhalten der Klägerin gar kein Hindernis hätte darstellen können, sowie darauf, ob die Klägerin ein Schuldvorwurf trifft, braucht nicht weiter eingegangen zu werden.

Bei der erforderlichen Neuverhandlung des Rechtsstreits wird die Klägerin Gelegenheit haben, ihre mit der Revisionsbegründung vorgetragenen Einwendungen gegen die Würdigung des Gutachtens des Sachverständigen Professor ... durch das Berufungsgericht vorzutragen. Da die Überzeugungsbildung des Berufungsgerichts insoweit noch nicht abgeschlossen ist (es hält die Einholung eines weiteren Gutachtens für erforderlich), kann der erkennende Senat über die Frage, ob ein schuldhaftes Verhalten vorliegt, selbst noch nicht entscheiden. Er muß die Würdigung der Beweise und des gesamten Prozeßstoffes, da es sich um Tatfragen handelt, auch dem Tatrichter überlassen. Bei der weiteren Aufklärung wird das Berufungsgericht aber erwägen müssen, daß es zweckmäßig sein kann, die zwischen der Klägerin und dem gerichtlich bestellten Gutachter kontroverse Frage, welche Röntgentechnik anzuwenden ist, möglichst frühzeitig zu klären; eine Stellungnahme des Sachverständigen dazu fehlt bisher.

2. Auch die Angriffe der Revision gegen die Erwägungen, mit denen das Berufungsgericht eine Verletzung der ärztlichen Aufklärungspflicht durch den Beklagten verneint hat, sind begründet.

a) Schon die Ausführungen über den Umfang der erforderlichen Aufklärungspflicht sind nicht frei von Rechtsirrtum. Zwar hat das Berufungsgericht erkannt, daß die Klägerin schon deshalb besonders sorgfältig über die mit der Operation verbundenen Gefahren aufzuklären war, weil der geplante Eingriff nicht vital indiziert war. Daher hatte der Beklagte, um der Klägerin eine echte Entscheidungsmöglichkeit zu geben, sie insbesondere auch auf entferntere Risiken hinzuweisen. Unrichtig ist indessen die Ansicht, der Beklagte habe sich zunächst auf „die Darlegung der im großen und ganzen bestehenden Risiken beschränkt" und dann abwarten dürfen, ob die Klägerin noch weitere Fragen stellte. In diesem Zusammenhang geht die Bezugnahme auf das Senatsurteil vom 28.11.1972 VI ZR 133/71 - VersR 1973, 244 fehl. Dort sollte die geplante Operation zwar ebenfalls nicht akute Gefahren für den Patienten abwenden, wohl aber durchaus schwerwiegende, von denen eine Schädigung wichtiger Organe drohte. Sie war also medizinisch eindeutig angezeigt. Darüber hinaus war der Patient „operationserfahren". Ganz anders liegt es im Streitfall: Die Klägerin hatte jahrzehntelang mit ihrer Behinderung gelebt und sich auf diese eingerichtet. Der Versuch einer operativen Korrektur war von vornherein mit einem erheblichen Risiko des Mißerfolges behaftet (?). Ein Fehlschlag der Operation konnte schwere Komplikationen und Leiden für die Klägerin mit sich bringen, und es bestand die ernsthafte Gefahr, die sich bei der Klägerin auch verwirklicht hat, daß ihr Zustand sich im Ergebnis deutlich verschlechtern würde. Davon muß jedenfalls nach den Behauptungen der Klägerin und den bisherigen Feststellungen des Berufungsgerichts aufgrund des vom Landgericht eingeholten Sachverständigengutachten ausgegangen werden. Unter diesen Umständen genügt nicht ein allgemeiner Hinweis darauf, daß die Operation möglicherweise „schief gehen" könne, wie ihn der Beklagte gemacht haben soll. Um dem Patienten eine eigene Entscheidung darüber zu ermöglichen, ob er den Eingriff wagen soll, ist es in solchen Fällen vielmehr erforderlich, ihm nicht nur den technischen Ablauf der Operation zu erklären und ihn ganz allgemein auf die Gefahr eines Mißlingens hinzuweisen, vielmehr bedarf es einer detaillierten, für den medizinischen Laien verständlichen Darlegung des Für und Wider, um sicher zu gehen, daß sich der Patient über die Erfolgschancen der geplanten (?) Operation und über das, was er im Falle eines Fehlschlages unter Umständen auf sich nehmen muß, keine Illusion macht (vgl. dazu zuletzt Senatsurteil vom 23.9.1980 - VI ZR 189/79 - VersR 1980, 1145 m.w.Nachw.). Das galt um so mehr, wenn der Beklagte selbst gegen den Entschluß der Operation Bedenken hatte, wie er behauptet hat.

b) Die bisherigen Feststellungen des Berufungsgerichts über Art und Umfang der Aufklärung der Klägerin vor der ersten Operation durch den Beklagten lassen nicht erkennen, daß dieser den oben genannten Anforderungen nachgekommen ist. Indessen hat das Berufungsgericht, das sich über die Chancen und Risiken der Operation weiteren Aufschluß durch Einholung einer Sachverständigenäußerung hat geben lassen wollen, aus diesem Grunde in tatsächlicher Hinsicht den Sachverhalt noch nicht vollständig aufgeklärt. Vor allem fehlen Feststellungen darüber, ob die Klägerin schon vor der Konsultation des Beklagten von anderen Ärzten ausreichend aufgeklärt wurde, was genügen würde (?) (Senatsurteil vom 23.10.1979 - VIZR 197/78 - VersR 1980, 68). Der dahingehende Beweisantrag des Beklagten stellt auch nicht etwa, wie die Klägerin meint, eine unzulässige Ausforschung dar. Das Berufungsgericht läßt das offen. Eine eigene Sachentscheidung ist dem Senat deshalb auch insoweit nicht möglich, als es um die von der Klägerin behauptete Verletzung der ärztlichen Aufklärungspflicht des Beklagten geht.

c) Das Berufungsgericht wird deshalb unter Berücksichtigung der dargelegten Rechtsgrundsätze den Sachverhalt weiter aufzuklären haben, wenn es nicht schon eine Haftung des Beklagten wegen eines schuldhaften Behandlungsfehlers bejaht. Dabei wird es, wenn es das für erforderlich hält, sich auch sachverständig über die medizinischen Voraussetzungen des Umfangs und der Art der geschuldeten Aufklärung beraten lassen müssen. Insoweit kann der Klägerin keine Beweislastvereitelung vorgeworfen werden, wie die Revision mit Recht rügt. Für die Beantwortung der an den Sachverständigen gerichteten Fragen des Gerichtes, die allgemeine medizinische Erfahrungssätze betreffen, bedurfte und bedarf es keiner Mitwirkung der Klägerin, insbesondere nicht der Anfertigung und Benutzung neuer Röntgenbilder. Im übrigen kann dazu auf die Ausführungen oben unter II2 d) Bezug genommen werden.

III.

Die danach erforderliche Aufhebung des angefochtenen Urteils betrifft den Schmerzensgeldanspruch der Klägerin nur insoweit, als sie noch dessen Abweisung mit der Revision angegriffen hat, mithin in Höhe von 100.000 DM.

Wegen des darüber hinaus gehenden Antrages in der Vorinstanz verbleibt es bei der Klageabweisung. Das wird das Berufungsgericht bei der ihm überlassenen Entscheidung auch über die Revisionskosten zu berücksichtigen haben."

OLG Hamm   Aktenzeichen: 3U100/81
Teil- und Zwischenurteil vom 28.02.1983   Abschrift:

„... hat der 3. Zivilsenat ... für R e c h t erkannt: Die Berufung des Beklagten gegen das am 06.10.1976 verkündete Urteil ... wird zurückgewiesen, soweit sie sich gegen eine Verurteilung zur Zahlung eines Schmerzensgeldes in Höhe von 30.000 DM ... sowie gegen den Grund des Anspruchs auf Zahlung einer Rente zum Ausgleich vermehrter Bedürfnisse richtet.

Auf die Berufung der Klägerin wird das genannte Urteil so abgeändert: Es wird festgestellt, daß der Beklagte verpflichtet ist, der Klägerin alle Schäden zu ersetzen, die aufgrund der Verkürzungsoperation vom 6.10.1971 nach dem 2.6.1978 entstanden sind und noch entstehen werden, soweit dieser Anspruch nicht auf öffentlich-rechtliche Leistungsträger übergegangen ist oder übergehen wird. Die weitergehende Feststellungsklage wird abgewiesen. Die Kostenentscheidung bleibt dem Schlußurteil vorbehalten.

Das Urteil ist vorläufig vollstreckbar. Der Beklagte darf die Vollstreckung durch Sicherheitsleistung von 45.000 DM abwenden, falls nicht die Klägerin eine Sicherheit in derselben Höhe leistet. ...

Tatbestand:

Die am 11.05.1932 geborene Klägerin erkrankte im Jahre 1945 an einer Knochenmarksvereiterung (Osteomyelitis) des rechten Oberschenkels, in deren Folge das rechte Kniegelenk versteift wurde. Das rechte Bein war nach dem Ende des Wachstums (?) gegenüber dem linken um 14 cm kürzer; der Ausgleich geschah - so gut es ging (?) - durch orthopädisches Schuhwerk (?). In den Jahren 1956 und 1964 traten erneut entzündliche Prozesse am rechten Bein auf. Seitdem ist es zu keinem Rezidiv mehr gekommen.

Die Klägerin begann am 01.4.1949 mit der Lehre als Damenschneiderin, die sie erfolgreich abschloß; im Sommer 1961 legte sie die Meisterprüfung ab. Nach einer selbständigen Tätigkeit in dem erlernten Handwerk bis Ende 1969 wurde sie als Telefonistin Verwaltungsangestellte im Bundesinnenminist erium.

Schon bald nach dem Wechsel der beruflichen Tätigkeit zog die Klägerin bei verschiedenen Fachärzten Erkundigungen darüber ein, wie (?) ein Ausgleich ihrer unterschiedlich langen Beine erzielt werden könne. Dabei ging es ihr darum, den Fuß an ihrem kürzeren rechten Bein flach aufsetzen zu können, weil sich an diesem Fuß, insbesondere an den stark belasteten Zehen, schmerzhafte Schwielen bildeten.

Einige der angeschriebenen Fachärzte wie ... begnügten sich mit der schriftlichen Antwort, es müsse in einer ambulanten Voruntersuchung abgeklärt werden, ob die grundsätzlich mögliche Verkürzungsosteotomie bei der Klägerin am linken Bein angezeigt sei. Zu anderen Ärzten trat die Klägerin in persönlichen Kontakt, nämlich ... .

Anläßlich des Besuchs bei ... lernte die Klägerin eine Patientin kennen, die sich später beim Beklagten in ... behandeln ließ. Nachdem die Klägerin von wenigstens einer durch den Beklagten erfolgreich durchgeführten Verkürzungsosteotomie erfahren hatte, wandte sie sich ebenfalls mit ihrem Anliegen an den Beklagten. Am 01.03.1971 kam es zu einem ersten Gespräch in der Sprechstunde des Beklagten in ..., dem die Klägerin den Brief vom 07.03.1971 an den Beklagten folgen ließ, in dem es unter anderem heißt: „Ich habe mich entschlossen, meinen linken Oberschenkel 8 cm kürzen zu lassen. Bitte, für wann können Sie mich vormerken?"

Die Klägerin wurde am 22.09.1971 stationär in das ... aufgenommen, in dem der Beklagte als Chefarzt die Orthopädische Klinik (?) leitete.

Am 6.10.1971 führte der Beklagte eine Osteotomie des linken Oberschenkels (?) durch. Der Operationsbericht lautet:

Unter Innendrehung des linken Beines Hautschnitt an der Außenseite des linken Oberschenkels vom Trochanter abwärts. Nach Spaltung der Fascie teils stumpfes teils scharfes Auseinanderdrängen der Muskulatur und Freilegen des Femurschaftes auf längere Distanz.

Vorgesehen ist die Entnahme eines 6 cm langen Knochenstückes, außerdem soll wegen der Coxa valga-Stellung (?) mit Antetorsion (?) noch eine Varisierung (?) und Derotation (?) erfolgen.

Deshalb wird zunächst unter Bildwandlerkontrolle bei Innendrehung des Beines der Klingenmeißel in den Schenkelhals eingeschlagen. Im Anschluß daran wird zunächst subtrochantär osteotomiert. Dabei stellt sich der Knochen als sehr spröde (?) dar, distal der Osteotomiestelle, spaltet sich der Oberschenkelknochen auf vier Zentimeter Länge. Darüber hinaus bleibt ein spitzer Knochenstachel im Bereich des Trochanter minor, der in toto abgesprengt wird, stehen. Nach Festlegung der distalen Osteotomiestelle mit dem Meßband (6 cm), gelingt dieses nach mehrfachem Vorbohren ohne Schwierigkeiten. Im Anschluß daran Abtragen der Knochenspitze am Trochanter major (?) und Fixierung desselben mit einer Corticalisschraube.

Jetzt wird eine 100 Grad, 6 Loch Winkelplatte in den Schenkelhals eingeschlagen, im Anschluß daran durch Stauchen des Oberschenkels fester Kontakt der Osteotomiestelle hergestellt und die Platte mit 5 Corticalisschrauben am Oberschenkelschaft fixiert. Einlegen einer Redontrainage, Blutstillung und lokale Supracillingabe, danach schichtweiser Wundverschluß, Lagerung auf Braun'scher Schiene.

Eine Röntgenkontrolle am 22.10.1971 zeigte den Abriß (?) des mit einer Corticalisschraube fixierten Trochanter minor (die Bezeichnung Trochanter major im Operationsbericht ist unstreitig ein Schreibfehler). In der Folgezeit ist bei der Klägerin praktisch kein Heilungsfortschritt festzustellen. So ist unter dem 22.02.1972 nach Röntgenkontrolle im Krankenblatt eingetragen:

Osteotomiespalt scheint sich zu durchbauen. Der Trochanter minor sitzt am Adam'schen Bogen, er ist hochgerutscht. Platte steht in etwas zu extremer Varusstellung (?). Patientin darf belasten.

Der Beklagte hat vor dem Senat zu dieser Eintragung erklärt, richtig hätte es „Teilbelastungsversuch" lauten müssen, denn eine richtige Belastung sei nicht möglich gewesen. Unter dem 21.03.1972 ist im Krankenblatt vermerkt:

Erneute Rö-Kontrolle geringe Fortschritte im Durchbau des Osteotomiespalts sind zu erkennen. Weiterhin Gymnastik, Bäder und Massagen. Nach

Rücksprache mit dem Chef Entschluß zur Revision der Osteotomie am linken Oberschenkel (?). Es soll versucht werden, evtl. die Stellung zu korrigieren (?) und dabei den Trochanter minor wieder herunterzuholen.

Der geplante Eingriff erfolgte durch den Beklagten am 07.04.1972. Dazu heißt es im Operationsbericht unter anderem:

Danach gelingt eine manuelle Redression nach distal in Höhe der Osteotomiestelle, die sich nicht als vollständig knöchern durchbaut zeigt. Die oberste Corticalisschraube wird entfernt, der Trochanter minor nach distal gezogen und an den Oberschenkel angelagert. In dieser neuen Stellung Eindrehen einer langen Corticalisschraube in den Trochanter minor hinein, eine zusätzliche 2. Schraube wird kurz oberhalb des Osteotomiespaltes zur zusätzlichen Sicherung miteingeschraubt, wobei diese aber mit ihren Windungen die erste Schraube erfaßt und nicht zur Gänze eingedreht werden kann. Sie verhindert aber seitliche Wackelbewegungen.

Nach Röntgenkontrolle war ausweislich der Eintragung im Krankenblatt am 09.05.1972 der Trochanter minor in seiner neuen Stellung zwar gut fixiert, aber die alte Osteotomiestelle war noch nicht genügend fest durchbaut, und das Bein stand unterhalb der Osteotomiestelle in einer Fehlstellung im Sinne der Adduktion von 15 Grad. Die Klägerin wurde zunehmend besorgt und schrieb unter dem 17.06.1972 an den Beklagten:

Leider bin ich überzeugt, daß die Verkürzungsosteotomie vom 06.10.1971 kein Erfolg ist. Sie haben mir das gesunde Bein so verändert, daß die leichte X-Stellung des Beines im Kniegelenk nun als O-Bein abrollt. Je mehr ich das Bein belaste, um so mehr bekomme ich Beschwerden im Knie. Ich fürchte um mein Knie.

Ich war gegen eine Veränderung meiner stabilen Hüfte. Es ist bedauerlich, daß man diesen Wunsch nicht akzeptierte. Die Statik des Beines scheint meinen Körper nicht mehr voll zu tragen.

Ich möchte Sie höflichst bitten, zu überlegen, wie ich die normalen Funktionen meines Beines wiederbekommen kann.

Unter dem 20.06.1972 wurde im Krankenblatt festgehalten, daß nach wie vor eine deutliche Adduktionsstellung im Bereich des distalen Oberschenkels bestehe, so daß „wir uns zu einer Korrektur dieser Fehlstellung entschlossen haben"(?). Der Beklagte nahm am 23.06.1972 den erneuten Eingriff vor, über den im Operationsbericht unter anderem vermerkt ist:

Lösung der AO-Platte und Einbringen einer neuen Winkelplatte von 130 (?) Grad. Die Osteotomiestelle erweist sich als teilweise fest, das Bein läßt sich aber trotzdem genügend aus seiner bisherigen Adduktionsstellung in Mittelstellung bringen (?). Eine Überprüfung des Trochanter minor zeigt, daß dieser inzwischen an seinem alten Platz verblieben ist (?). Er wird erneut mit einer Zug- und Corticalisschraube fixiert.

In der Folgezeit wuchsen die Spannungen zwischen den Parteien (?), wie die Klägerin in ihrem Schreiben vom 17.07.1972 dies gegenüber dem Beklagten zum Ausdruck bringt:

Setzen Sie sich bitte dafür ein, daß ich ein Bett in der Orthopädischen Klinik in K. bekomme.

Ich kam nach S. weil ich darauf vertraute, daß Sie die Erfahrung besitzen, mir den linken Oberschenkel 8 cm zu kürzen. Heute, nach ¾ Jahre, habe ich eine Verkürzung von 6 ½ cm und muß für den Rest meines Lebens orthopädische Schuhe tragen. Dafür haben Sie mir meine gesunde stabile Hüfte zerstört, das Knie hat einen Defekt, weil ich das Knie von Februar bis Juni verkantet belasten mußte. Den für meine Balance wichtigen Stand meines Beines haben Sie nicht wieder hergestellt, wodurch ich mein Körpergewicht von einem Bein aufs andere verlagern muß und ein ruhiges, normales Gehen undenkbar ist. Ich habe einen gesundheitlichen und finanziellen Schaden. Wenn ich eine Treppe hochgehe, dreht der Schenkel nach links heraus. Versprochen hat man mir zu Hause auch, daß man das Bein 8 cm kürzen kann.

Aber es sollte für mich kein Experiment werden. Ich kam nach S. mit einem geraden, aufrechten Gang und konnte die Treppe zu DI freihändig ohne Anstrengung hochlaufen. Ich hatte eine Chance, um die Sie mich durch Ihre Eigenmächtigkeit (Veränderung meines Standbeines und Zerstörung meiner Hüfte) gebracht haben.

Die Klägerin befand sich noch bis zum 02.09.1972 in stationärer Behandlung beim Beklagten. Zum Zeitpunkt der Entlassung war das linke Bein der Klägerin unstreitig um 6 cm verkürzt. In dem Arztbericht vom 08.09.1972 wurde, ohne die letzte Operation datumsmäßig zu erwähnen, im Anschluß an die Re-Operation vom 07.04.1972 unter anderem ausgeführt:

Die nachfolgenden, röntgenologischen Kontrollen zeigten einen knöchernen Kontakt zwischen Trochanter minor und Femurschaft. Die Beweglichkeit im linken Hüftgelenk zeigte keine Einschränkung mehr, auch das Stand- und Gangbild war nach entsprechender Korrektur durch orthopädisches Schuhwerk zufriedenstellend.

Die Klägerin war hingegen mit ihrem Zustand keineswegs zufrieden. Sie begab sich vom 31.07. bis 03.10.1973 in die stationäre Behandlung von Prof. L., dem leitenden Arzt der orthopädischen Abteilung am ... Krankenhaus in K., der sie am linken Oberschenkel (?) erneut operierte (Operation am 13.08.1973). Prof. ... von der Orthopädischen Universitätsklinik in F. führte am 26.02. und 16.09.1975 weitere Eingriffe am linken Oberschenkel (?) durch (stationär vom 11.02. - 18.03.1975 und vom 26.08. - 27.11.1975). Während eines Krankenhausaufenthaltes vom 14. bis 23.12.1976 wurde durch Operation vom 15.12.1976 die Verplattung entfernt. Die 8. Operation in diesem Bereich nahm Prof. ... von der Universitätsklinik in E. am 15.11.1977 vor. Der Zustand des linken Beines der Klägerin ist auch nach diesen Operationen weiter unbefriedigend; er hat sich gegenüber dem Zustand im Jahre 1971 vor den Operationen deutlich verschlechtert.

Mit Klageschrift vom 12.09.1974 hat die Klägerin von dem Beklagten die Zahlung eines angemessenen Schmerzensgeldes (Vorstellung nicht unter 40.000 DM) und die Zahlung einer in das Ermessen des Gerichtes gestellte monatliche Rente wegen erhöhter Aufwendungen für die Lebensführung, hilfsweise die Feststellung der Ersatzpflicht des gesamten Zukunftsschadens begehrt. Sie hat dem Beklagten einmal vorgeworfen, die Operation am 06.10.1971 fehlerhaft ausgeführt zu haben. Er habe nämlich insbesondere den Trochanter minor beschädigt und unzureichend wieder befestigt. Zum anderen hat sie behauptet, der Beklagte habe sie über die besonderen Risiken, die sich vor allem im Bereich des Oberschenkelhalses und der Hüfte ergeben könnten, nicht aufgeklärt. Gegenstand des Aufklärungsgespräches sei nur das Risiko einer Knochenmarksentzündung gewesen. Im übrigen habe der Beklagte die Operation als völlig gefahrlos geschildert. Von der dann vorgenommen Umstellung im Hüftgelenk sei ebensowenig die Rede gewesen wie von einer Beschädigung des Trochanter minor.

Der Beklagte hat bestritten, die Klägerin fehlerhaft behandelt zu haben, und hat behauptet, ihr Gesundheitszustand wäre auch ohne seine Operationen nicht wesentlich anders, da die Klägerin infolge der Beinverkürzung eine Verbiegung der Wirbelsäule habe. Darüber hinaus hat er behauptet, er habe der Klägerin einen Verzicht auf die Verkürzungsosteotomie nahegelegt. Da die Klägerin auf Durchführung der Verkürzungsoperation bestanden habe, habe er mit ihr die Operation in allen Einzelheiten durchgesprochen, insbesondere auch die beabsichtigte Verkürzung des Oberschenkelknochens um 6 cm und die Änderung des Schenkelhalswinkels mit der Verkürzungswirkung von 2 cm.

Die 2. Zivilkammer des Landgerichts Münster hat Beweis erhoben zur Frage der Aufklärung durch Zeugenvernehmung der Ärzte ..., sowie der Arztsekretärin .... Das Gericht hat außerdem ein fachorthopädisches Gutachten eingeholt .... Das Landgericht hat durch Urteil vom 06.10.1976 der Klage stattgegeben und den Beklagten verurteilt, an die Klägerin ein Schmerzensgeld von ... zu zahlen. Das Gericht hat einmal angenommen, daß die Klägerin mangels erschöpfender Aufklärung nicht wirksam in die Operation vom 06.10.1971 eingewilligt habe, und zum anderen, daß der Beklagte „prima facie" die Operation nicht nach den Regeln der ärztlichen Kunst ausgeführt habe. Der Beklagte habe nämlich nicht die günstigste Operationstechnik verwandt und die Knochen-schnittflächen mit hohem Druck glatt aufeinandergelegt, sondern er habe in dem mechanisch besonders gefährdeten subtrochanteren (?) Gebiet lediglich eine verkantete Einstellung der Bruchstücke vorgenommen, obwohl wegen der Einstellung des Schenkelhalses in O-Stellung mit zusätzlicher mechanischer Beanspruchung zu rechnen gewesen sei. Die Rentenhöhe hat das Gericht mit 150 DM für die Haltung eines Pkw's und 100 DM für eine Putzfrau bemessen.

Gegen dieses Urteil haben beide Parteien Berufung eingelegt. Die Klägerin wollte höhere Ansprüche durchsetzen, während der Beklagte die Abweisung der Klage erstrebte. Der 9. Zivilsenat des OLG Hamm ... hatte als Berufungsge-richt eine erneute Begutachtung durch den zum Sachverständigen bestellten Prof. .. vorgesehen. Die Begutachtung unterblieb aus jetzt nicht mehr interes-sierenden Gründen. Der Senat hat sodann nach Anhörung der Parteien ... ohne Beweisaufnahme durch das am 29.05.1979 verkündetes Urteil abändernd die Klage abgewiesen.

Auf die Revision der Klägerin hat der BGH durch Urteil vom ... (veröffentlicht in NJW 1981, 1319) wegen eines Verfahrensfehlers das Urteil des OLG Hamm ... aufgehoben mit Ausnahme der Abweisung des über 100.000 DM hinausgehenden Schmerzensgeldanspruchs und die Sache zur an-derweitigen Verhandlung und Entscheidung; auch über die Kosten der Revision wurde an den 3. Zivilsenat des OLG Hamm zurückverwiesen, der inzwischen allein für die Entscheidung in Arztsachen zuständig ist.

Unter Wiederholung ihres erstinstanzlichen Vorbringen behauptet die Klä-gerin, sie sei von dem Beklagten vor der ersten Operation nicht in dem erfor-derlichen Umfang aufgeklärt worden. Sie ist der Ansicht, der Beklagte sei ver-pflichtet gewesen, sie besonders sorgfältig aufzuklären, da der Eingriff nicht vital indiziert gewesen sei. Er habe sie auch auf die entferntesten Risiken hin-weisen müssen. Dabei verweist sie bezüglich der Anforderungen auf die Ent-scheidung des BGH vom 24.02.1981.

Insbesondere habe er die Klägerin darüber aufklären müssen, daß er entge-gen den Empfehlungen des damals bereits seit Jahren vorliegenden medizini-schen Schrifttums die Knochenverkürzung nicht mittels Säge, sondern mit Hammer und Meißel hart unterhalb des Trochanter minor (?) ausführen wollte; denn bei diesem Vorgehen habe die Gefahr des Absprengens des Trochanter minor bestanden, sei das Zusammenwachsen der beiden Knochenenden nicht so gut gewährleistet (?) und es leichter möglich gewesen, die beiden Knochen-teile axial zu verdrehen.

Auch habe der Beklagte ihr offenbaren müssen, daß er sich nicht auf die ihm in Auftrag gegebene Entnahme eines Knochenstücks aus dem Oberschenkel-knochen beschränken, sondern darüber hinaus die Stellung des Oberschenkels zur Hüfte verändern wollte (sog. Umstellungsosteotomie). Aber nicht nur über Art und Umfang des Eingriffs habe der Beklagte sie weitgehend im Unklaren gelassen, auch die Aufklärung über Risiken und Folgen der Operation sei unzureichend gewesen. Er habe ihr nur gesagt, infolge der Knochenverkürzung könne sie möglicherweise einen dickeren Oberschenkel erhalten, da ja die vorhandene Muskel- und sonstige Gewebssubstanz irgendwo bleiben müsse.

Darüber hinaus habe der Beklagte bei der Durchführung der Operation auch gegen die Regeln der ärztlichen Kunst verstoßen. Er habe die Operation vom 06.10.1971 nicht mit einem Operationsplan vorbereitet. Wenn er bei dem vorgeschrittenen Alter der Klägerin den Eingriff überhaupt habe vornehmen wollen, hätte er den sicheren Weg mit der Säge wählen müssen. Ein grober Fehler liege darin, daß er mit Hammer und Meißel in dem Bereich unmittelbar unter (?) dem Trochanter minor ein 6 cm langes Knochenstück entnommen habe. Dem Beklagten müsse zudem zum Vorwurf gemacht werden, daß er nach der Entnahme des Knochenstückes die verbleibenden Knochenenden nicht unter Druck gegeneinander gesetzt habe. Damit habe er die Regeln der von ihm angewandten AO-Technik nicht beachtet.

Zur Bemessung des Schmerzensgeldes verkennt die Klägerin nicht, daß sie mit der Revision nicht mehr ihre ursprüngliche Vorstellung von 200.000 DM verfolgt, sondern das Urteil des 9. Zivilsenates des OLG Hamm nicht übersteigendes Schmerzensgeld abgewiesen worden ist, nachdem der VI. Senat des BGH durch Beschluß vom 22.01.1980 die Bewilligung des Armenrechts auf den Betrag bis zu einer Höhe von 100.000 DM beschränkt hatte. Sie meint jedoch unter Hinweis auf den Gedanken des § 323 ZPO, daß sich diese Beschränkung auf den Zeitraum bis zum Jahre 1979 beziehe, zwischenzeitlich aber der Kaufkraftentwertung und den von der Klägerin ertragenen Unbilden Rechnung getragen werden müsse, so daß die Rechtskraft des einen damals über 100.000 DM hinausgehenden Schmerzensgeldanspruch abweisenden Urteils den 3. Zivilsenat nicht hindere, einen höheren Betrag zuzusprechen.

Die Klägerin meint weiterhin, das LG habe die monatliche Rente mit 250 DM zu gering bemessen. Eine monatliche Rente von 400 DM sei angemessen und erforderlich, um die vom Beklagten verursachten Behinderungen erträglich zu machen. Darüber hinaus seien ihr an Arzt-, Medikamenten- und Fahrtkosten ersatzpflichtige 14.573 DM entstanden, die die Klägerin erstmals mit Schriftsatz vom 02.06.1978 ... geltend gemacht hat.

Unter Wiederholung des erstinstanzlichen Vorbringens behauptet der Beklagte, er sei in vollem Umfang der ihm obliegenden Aufklärungspflicht nachgekommen. Als die Klägerin am 01.03.1971 außerhalb der normalen Sprechstunde (?) das erste ausführliche Gespräch mit ihm geführt habe, habe er festgestellt, daß die Klägerin infolge der Beschäftigung mit ihrem Problem und der

Beratung durch andere Ärzte über weit überdurchschnittliche Kenntnisse über die von ihr gewünschte Operation (?!) verfügt habe und nicht von der Operation abzubringen gewesen sei. Sie habe ihn zur Vornahme der Operation förmlich gedrängt, weil sie bereits damals die Gehunfähigkeit auf sich zukommen gesehen habe. Er habe ihr seine Methode auch anhand einer Röntgenaufnahme erklärt, daß er nämlich einen Teil aus dem Bein herausnehmen, anschließend den Knochen wieder aufeinanderstellen und mit dem sog. AO-Druckbesteck fixieren würde. Er habe ihr erläutert, daß die von ihr begehrte Verkürzung um 8 cm technisch ganz besonders schwierig sei; denn aus dem Knochen könnten nur 6 cm entfernt werden, und eine zusätzliche Verkürzung müsse durch eine Veränderung des Winkels des Schenkelhalses erreicht werden (?). Auch in den zwei Wochen ihres stationären Aufenthaltes vor der Operation sei die Klägerin nicht von dem Eingriff abzubringen gewesen, obwohl er ihr die Vor- und Nachteile sowie die Gefahren der Operation dargestellt habe.

Einen Behandlungsfehler habe er nicht begangen. Bei der Operation vom 06.10.1971 sei er nach der AO-Methode vorgegangen. Zu diesem Zeitpunkt habe er noch nicht mit der oszillierenden Säge gearbeitet, sondern sei mit dem Meißel geübt gewesen. Den besonders scharfen Klingenmeißel habe er als Plattensitzinstrument benutzt (?) und drei oder vier Löcher mit dem elektrischen Bohrer zur Schwächung des Knochens an den vorgesehenen Durchtrennungsstellen mit dem Meißel gesetzt. Während des Meißelns habe er bemerkt, daß der Knochen in der Elastizität vermindert, nämlich spröde gewesen sei. Als der Trochanter minor wider Erwarten beim Meißeln abgesprengt worden sei, habe er den ursprünglichen Operationsplan ändern müssen. Ursprünglich habe er den Trochanter minor selbst nicht mit einbeziehen wollen, sondern in Höhe des Trochanter minor einen Knochenkeil aus dem Oberschenkelhals entnehmen (?) wollen, so daß die obere Osteotomie keilförmig geworden wäre. Nach dem Absprengen des Trochanter minor, was jedem Operateur passieren könne, seien die Adaptionsflächen ungünstiger geworden (?). Außerdem habe die Gefahr bestanden, daß der Trochanter minor noch weiter nach oben vom Ursprungsort weggedrängt worden wäre, wenn die Flächen der beiden Restknochen unter zu hohem Druck zusammengezogen worden wären. Deshalb habe er auf einen starken Kompressionsdruck verzichtet. Die zweite Operation vom 07.04.1972 sei zur Fixierung des hochgerutschten Trochanter minor erforderlich gewesen. Die Operation vom 23.06.1972 habe einer notwendigen Revalgisierung gedient, weil die Osteotomiefläche wegen verstärkter Varisierung nicht stabil und belastbar gewesen sei (?).

Im übrigen fehle es an der Kausalität zwischen seiner Behandlung und den Beeinträchtigungen bei der Klägerin. Auch ohne Verkürzung des linken Beines hätte sich an der Wirbelsäule der Klägerin eine Verbiegung eingestellt, die zu einer statischen Dekompensation geführt hätte (?), wie ihm als Obergutachter bei Versorgungsfällen und aufgrund eigener Forschungen bekannt sei. Die erhebliche Beeinträchtigung der Gehfähigkeit und Standfestigkeit des linken Beines wäre spätestens fünf Jahre später auch ohne seine Operation eingetreten (?).

Wegen der Einzelheiten des Vorbringens der Parteien wird auf den vorgetragenen Inhalt der gewechselten Schriftsätze und die überreichten Anlagen Bezug genommen. Der Senat hat Beweis erhoben ... durch Zeugenvernehmung der Ärzte ... sowie durch Einholung von Sachverständigengutachten, die mündlich im Senatstermin vom 19.01.1983 erstattet worden sind durch Prof. ... Die Krankenunterlagen des ... über die Behandlung der Klägerin in den Jahren 1971 und 1972 sowie Röntgenaufnahmen aus dieser Zeit lagen vor und waren Gegenstand der Verhandlung.

Entscheidungsgründe:
Die zulässige Berufung des Beklagten hat wegen des vom Landgericht zuerkannten Schmerzensgeldes und zum Grund des Anspruchs keinen Erfolg. Nach weiterer Beweisaufnahme ist der Senat in Übereinstimmung mit dem Landgericht überzeugt, daß der Beklagte der Klägerin auf Schadensersatz gemäß § 823 Abs. 1 BGB haftet. Jedoch ist zunächst nur der Anspruchsgrund entscheidungsreif, so daß ein Zwischenurteil nach § 304 ZPO angebracht erschien. Über die Höhe des Schmerzensgeldes sowie die streitigen materiellen Schäden ist die Beweisaufnahme fortzuführen.
Aus gleichem Grund konnte über die zulässige Berufung der Klägerin noch nicht abschließend entschieden werden. Durch Teilurteil war jedoch ihrem Feststellungsbegehren zu entsprechen, das sie nach der hilfsweisen Geltendmachung in erster Instanz mit Schriftsatz vom ... neben der Leistungsklage, mit der sie bereits entstandene Schäden mit 14.573 DM beziffert hat, als Hauptantrag verfolgt. Dabei war jedoch ein möglicher Rechtsübergang auf öffentlich-rechtliche Leistungsträger (z. B. § 1542 RVO) zu berücksichtigen und das Feststellungsinteresse im Sinne von § 256 ZPO nur für die Zeit ab Eingang des klageerweiternden Schriftsatzes beim OLG Hamm am 02.06.1978 zu bejahen, die weitergehende Feststellungsklage war abzuweisen.
Der Beklagte hat mit der Operation vom 06.10.1971 schuldhaft eine Körper- und Gesundheitsverletzung der Klägerin begangen, indem er den Eingriff bei der Klägerin ohne ihre rechtswirksame Einwilligung und nicht sorgfältig sowie unter Beachtung der zur damaligen Zeit allgemein anerkannten Regeln der medizinischen Wissenschaft vorgenommen hat.

Den Behandlungsfehler sieht der Senat darin, daß der Beklagte am 06.10.1971 gegen die AO-Richtlinien verstoßen hat, indem er ohne Grund auf die erforderliche Kompression der Knochenschnittflächen verzichtet hat.

Der Beklagte hat bei seiner mündlichen Anhörung erklärt, er habe sich bei der Verkürzungsosteotomie eines sog. AO-Druckbestecks bedient, denn die Operation vom 06.10.1971 sei wie folgt geplant gewesen und durchgeführt worden:

Entsprechend dem von der Klägerin vorgegebenen Ziel, den linken Oberschenkel um 8 cm kürzen zu lassen, sei er um eine möglichst große Verkürzung bemüht gewesen. Diese habe er erreichen wollen durch die Entnahme eines 6 cm langen Femurstückes distal einer Osteotomie im unteren Drittel des Trochanter minor (?) in stufenförmigem Winkel zur Vergrößerung der Knochenschnittflächen sowie durch Varisierung des Schenkelhalses (?). Möglicherweise habe gleichzeitig eine Änderung an der Rotation des linken Beines vorgenommen werden sollen (?), doch habe das Schwergewicht auf der Varisierung gelegen. Er müsse auch davon ausgehen, daß durch Vermessen einer Lauenstein-Röntgenaufnahme routinemäßig wie bei allen Hüftoperationen (!) der Antetorsionswinkel vor der Operation vom 06.10.1971 bestimmt worden sei. Der Grad der Varisierung werde von ihm mit Winkelplättchen der AO-Normierung festgelegt (?). Der scharfe Klingenmeißel habe als Plattensitzinstrument für das Einschlagen der Winkelplatte dienen sollen (?), mit der eine stabile, feste Verbindung der Osteotomiefläche erreicht werde.

Diese von dem Beklagten geschilderte Operationsplanung ist nicht zu beanstanden. Die Sachverständigen Prof. ... haben übereinstimmend vor dem Senat überzeugend dargelegt, daß grundsätzlich zwei Methoden der Verkürzungsosteotomie zur Auswahl stehen, nämlich bei geringeren Verkürzungen bis 5 cm, unter Beachtung der Empfehlungen des neuen AO-Manuals, bis 3 cm, ein Eingriff proximal im Oberschenkelbereich, nämlich am Schenkelhals, und bei Verkürzungen darüber hinaus im Femurschaft mittels Marknagelung (sog. Küntscher Nagel) oder Verplattung. Beide Operationsmethoden haben Vor- und Nachteile. Beide Sachverständige haben eine Kombination von Knochenresektion unterhalb des Trochanter minor mit Varisierung des Schenkelhalses selbst noch nicht gesehen. Der Beklagte selbst hat keine konkreten Angaben dazu gemacht, ob und in welchem Umfang er zum damaligen Zeitpunkt solche Kombinationsoperationen ausgeführt hat. Insbesondere der Sachverständige Prof. ... hat die Literatur im Hinblick auf die Methodenwahl ausgewertet. Er hat in der deutschen Literatur aus der fraglichen Zeit keine Veröffentlichung gefunden. Nach seiner Kenntnis erfolgte die erste Veröffentlichung dazu im Jahre 1971 in einer regionalen Zeitschrift in den USA. In Campbells Buch "Operative Orthopaedics" wird in der Ausgabe des Jahres 1980, nicht jedoch in derjenigen des Jahres 1971 ein kombinierter Eingriff beschrieben. Danach geht der Senat davon aus, daß der Beklagte eine Methode gewählt hat, die nicht allgemein gebräuchlich war, aber in späteren Jahren Anerkennung erfahren hat, weil aus der Verminderung des Schenkelhalswinkels eine Verkürzung resultiert und damit die Resektionsstrecke aus dem Femur kleiner gehalten wird, so daß die Schwächung der einzelnen Muskelgruppen geringer ist. Die Notwendigkeit, diese kaum erprobte Methode (?) anzuwenden, ist zwar nicht dargetan, denn die Klägerin mag vor der Operation wohl eine über der Norm liegende Valgusstellung links gehabt haben (?), ein pathologischer Befund kann daraus aber nicht ohne weiteres geschlossen werden. Gleichwohl ist der Senat der Ansicht, daß die Methodenwahl des Beklagten nicht als Behandlungsfehler zu bewerten ist, da die dargelegte kombinierte Methode unbestritten Vorteile gegenüber der Entnahme eines über 6 cm langen Knochenstücks aus dem Femurschaft bietet. Neben den Vorteilen im Hinblick auf die abspreizende und die Kniestreckmuskulatur gerät zudem die distale Osteotomiefläche nicht so sehr in die knöchernen Verhältnisse des Femurschaftes, die im Gegensatz zum spongiösen Knochenbereich, dem sog. Schwammknochen, schlechtere Heilungsaussichten vorsersehen lassen (?).

Auch die Vorbereitung des operativen Eingriffs ist nicht zu beanstanden. Die vor der Operation gefertigten Röntgenaufnahmen reichten nach den Darlegungen der Sachverständigen Prof. ... aus, um das operative Vorgehen abklären zu können. Ein Operationsplan, wie ihn die Klägerin unter Hinweis auf die Veröffentlichung von Müller, Die hüftnahen Femurosteotomien, Zürich 1957, Seite 54 ff. ... vermißt, befindet sich nicht bei den vom Beklagten überreichten Krankenunterlagen. Der Beklagte hat jedoch glaubhaft dargetan, daß er sich - wie üblich - nicht unvorbereitet dem Eingriff am 06.10.1971 gestellt hat. Im übrigen ist nicht ersichtlich, in welcher Weise das Fehlen eines Planes schadensursächlich geworden sein sollte.

Der Beklagte ist jedoch ohne Notwendigkeit vom ursprünglichen Operationsplan in einer Weise abgewichen, die von den beiden Sachverständigen Prof. ... als nachempfunden fehlerhaft dargelegt worden sind. Der Beklagte arbeitet nicht mit der oszillierenden Säge, die bereits ab 1970 zur Standardausrüstung einer orthopädischen Operationsabteilung gehörte. Vielmehr schwächte er die vorgesehene Osteotomiestelle mit dem elektrischen Bohrer, um dann die so geschwächte Stelle mit dem vom Hammer getriebenen Meißel zu durchtrennen. Dieses Vorgehen in der ihm vertrauten Methode kann dem Beklagten nicht als fehlerhaft angelastet werden, denn diese Methode findet auch heute noch in den Fachkreisen ihre Anhänger, wie insbesondere der Sachverständige ... ausgeführt hat. Bei dem Gebrauch des Meißels ist jedoch auf die besondere Gefahr zu achten, daß nicht beim Ansetzen am letzten Stück die Cortikalis in einem

Bereich abgesprengt wird, der über die Osteotomie hinausgeht. Als der Beklagte mit dem Meißel arbeitete, spaltete sich distal der Osteotomiestelle der Femur auf einer Länge von etwa 4 cm und wurde der Trochanter minor abgesprengt. Der Beklagte führt dies auf eine „spröde" Knochensubstanz, nämlich einen Knochen mit verminderter Elastizität zurück. Ein solcher Knochen setzte dem Meißel erhöhten Widerstand entgegen und vergrößerte das Risiko des Abspringens von Knochenteilen. In Übereinstimmung mit dem erstinstanzlichen Sachverständigen ... haben die beiden vom Senat gehörten Sachverständigen jedoch ausgeführt, daß sich hier beim Beklagten eine Komplikationsmöglichkeit realisiert habe, die jedem Operateur unterlaufen könne und nicht vorwerfbar sei. Dies erscheint insbesondere auch deshalb überzeugend, weil das einsehbare Operationsfeld nur klein (?) und ein elektrisches Nachbohren kaum möglich ist. Nach diesem Mißgeschick mit dem Trochanter minor ist der Beklagte jedoch in fehlerhafter Weise mit der Operation fortgefahren.

Der Operationsbericht erwähnt zwar nicht, daß der Beklagte nunmehr von dem ursprünglichen Plan abgewichen ist; dies erläuterte der Beklagte jedoch vor dem Senat wie folgt: Er habe den Trochanter minor mit einer Corticalisschraube fixiert und auf einen stärkeren Druck der Osteotomiefläche verzichtet, weil die Gefahr bestanden habe, den Trochanter minor noch weiter vom ursprünglichen Situr wegzudrängen (?). Darin liegt der entscheidende, dem Beklagten vorzuwerfende Behandlungsfehler. Die Sachverständigen Prof. ... haben übereinstimmend darin einen Verstoß gegen die Regeln der AO-Methode gesehen. Eine Winkelplatte, wie sie der Beklagte verwendet hat, wird im Regelfall am untersten Loch der Platte mit einem Instrument festgesetzt und unter enormer Kompression auf die Knochenschnittfläche verschraubt. So wird eine bestmögliche Stabilität im Hinblick auf die notwendigen Bewegungsübungen ohne Belastung sowie eine Begünstigung der Osteosynthese erreicht. Diese Vorteile der besseren Stabilität und günstigeren Osteosynthese der trochantären Osteotomie hat der Beklagte grundlos aufgegeben, indem er sich mit einem geringen Druck auf die Knochenflächen begnügte und darüber hinaus, wie aus den Röntgenaufnahmen ersichtlich ist, eine Situation der unvollständigen Stauchung schuf, nämlich keine kongruente, sondern eine verkantete Verbindung der Knochenfragmente.

Dabei hätte er wegen der unvollkommenen Parallelität der Osteotomie ohne Kontakt der Knochenrinde dem optimalen Kompressionsdruck, wie es die AO-Richtlinien empfehlen, eindeutig den Vorrang geben müssen gegenüber seinem Anliegen der größtmöglichen Verkürzung und des Erhalts des Trochanter minor. Der Sachverständige Prof. ... hat mit Zustimmung von Prof. ... dazu ausgeführt, daß gerade wegen der nicht parallel zugerichteten Osteotomieflächen die Kompression mit dem AO-Instrumentarium dringend notwendig war, um bestmögliche Einstauchung mit guter Heilungsaussicht und Stabilität zu erzielen; so bedeutete die Absprengung des Trochanter minor noch keine Gefährdung des Operationserfolges (?). Im gleichen Sinne führt der erstinstanzliche Sachverständige Prof. ... aus, daß eine besonders gute Adaption der Osteotomieschnitte in diesem Falle um so mehr angezeigt gewesen wäre, als die Einstellung des Schenkelhalses in O-Stellung eine vermehrte mechanische Beanspruchung in der Knochenschnitthöhe bedeutete.

Einen sog. groben Behandlungsfehler vermag der Senat jedoch nicht anzunehmen, auch wenn der Sachverständige Prof. ... auf postoperativen Röntgenaufnahmen fast 1 cm Luft zwischen den Osteotomieflächen festgestellt hat. Der Beklagte hat nicht leichtfertig im Sinne einer groben Fahrlässigkeit gehandelt, sondern in der durch die Komplikationen geschaffenen Zwangslage sich objektiv unrichtig entschieden, obwohl er den hohen Stellenwert der optimalen Verbindung der Osteotomieflächen gegenüber dem unerwünschten Operationsnachteil beim Trochanter minor hätte erkennen müssen. Auch ein schwerer Verstoß gegen die allgemein anerkannten Regeln der medizinischen Wissenschaft kann in dem Verhalten des Beklagten nicht gesehen werden. Bei einer schwierigen Operation, wie sie der Beklagte bei der Klägerin am 06.10.1971 vorgenommen hat, sind die Auswirkungen und die Wechselwirkungen einzelner Maßnahmen auch schwieriger zu überblicken, so daß der Vorwurf bei einer objektiv unrichtigen Entscheidung nicht so gewichtig ist (?). Die Frage des Vorliegens eines groben Behandlungsfehlers ist letztlich insoweit auch nicht von der Klägerin aufgeworfen und im Senatstermin ernstlich zur Diskussion gestellt worden.

Darüber hinaus hat der Beklagte am 06.10.1971 fahrlässig eine rechtswidrige Körperverletzung der Klägerin begangen, weil er die Operation ohne rechtswirksame Einwilligung der Klägerin durchgeführt hat. Zwar war die Klägerin unstreitig mit einer Verkürzungsosteotomie von 8 cm einverstanden, doch hat sie dieses Einverständnis erklärt, ohne zuvor von dem Beklagten oder von einem anderen Arzt ... ausreichend über diesen Eingriff aufgeklärt worden zu sein. Jedenfalls hat der Beklagte den ihm soweit obliegenden Nachweis nicht geführt.

Der Maßstab für die Anforderungen an die Aufklärung der Klägerin wird im Hinblick darauf, daß der Eingriff nicht vital indiziert (?) war und der Beklagte nach eigenem Vortrag selbst Bedenken hatte (?), von dem Revisionsurteil des BGH vom 24.02.1981 gesetzt. Darauf wird zur Vermeidung von Wiederholung Bezug genommen. ... Das Landgericht hat in dem angefochtenen Urteil ... zutreffend dargelegt, daß die Bekundungen der Zeugen ... nicht die Überzeugung vermitteln, daß die Klägerin ungefragt auch auf die entferntesten Risiken hingewiesen worden sei. Der BGH ... hat zu den Ausführungen des 9. Zivilsenat des OLG Hamm ... bemerkt, daß nach sachverständiger Beratung über Chancen und Risiken der (?) Operation sowie nach Feststellung des Wissenstandes der Klägerin in dieser Zeit erneut darüber entschieden werden müsse, ob eine rechtswirksame Einwilligung vorliege.

Der Senat hat unter Befragung der Sachverständigen Prof. ... die Überzeugung gewonnen, daß der Beklagte eine damals nicht geläufige Kombination von zwei Verkürzungsmethoden gewählt und nicht mit der im Hinblick auf Absprengungen risikoloseren oszillierenden Säge gearbeitet hat. Die Gefahren und möglichen Folgen der Operationsmethode, nämlich nicht auszuschließende Einwirkungen auf die Tragelinie des linken Beines oder auf die Einstellung des Beckens (?), wie auch einer Absprengung des Trochanter minor hätten der Klägerin verständlich und eindringlich vor Augen geführt werden müssen, damit sie sich keinen Illusionen hingab und als stark interessierte sowie schicksalhaft berührte Patientin abwägend entscheiden konnte.

Der Beklagte hat nicht nachgewiesen, daß er auf diese Risiken hingewiesen hat oder daß sie der Klägerin bereits bekannt waren. Soweit der Beklagte Nachteile in der Beweisführung infolge des Zeitabstandes zu dem damaligen Geschehen von mehr als zehn Jahren (?) hat, trägt er zutreffend das Risiko, da eine Dokumentation über eine Aufklärung fehlt. Bei der ausführlichen Anhörung des Beklagten am 02.03.1979 ... hat er selbst angegeben, mögliche Schwierigkeiten mit Absprengungen, insbesondere mit dem Trochanter minor, nicht erwähnt zu haben, weil er damit nicht gerechnet habe. Eine Kenntnis von diesen Gefahren kann bei der Klägerin nicht festgestellt werden. Die Klägerin hat nachvollziehbar dargelegt, sie sei durch die Publikationen in Illustrierten ... auf die Möglichkeit von Verkürzungsosteotomien aufmerksam geworden; dort sei vom Sägen die Rede. Die vom Senat vernommenen Zeugen ... konnten nicht die Überzeugung vermitteln, daß die Klägerin als medizinischer Laie bereits den Überblick über die vorliegend in Frage stehenden Risiken hatte. Diese Zeugen hatten, nach dem langen Zeitablauf verständlich, keine konkrete Erinnerung mehr an Kontakte oder gar Gespräche mit der Klägerin. Ihren Bekundungen entnimmt der Senat nur, daß der Klägerin bekannt sein mußte, daß sie sich auf eine schwierige Sache einließ (?) und der Arzt ... sowie möglicherweise auch der Arzt ... haben vor einem solchen Eingriff (?) gewarnt. Mag die Klägerin sich auch wegen ihrer bereits im jugendlichen Alter beginnenden Leiden stärker als gesunde (?) Menschen für medizinische Fragen interessiert haben und zeigt sie heute beachtenswerte einschlägige Kenntnisse, so läßt sich aus beidem nicht folgern, daß sie im Jahre 1971 nicht mehr aufklärungsbedürftig gewesen ist.

Infolge der rechtswidrig und fehlerhaft vorgenommenen Operation vom 06.10.1971 wurden zumindest die beiden vom Beklagten vorgenommenen Folgeoperationen erforderlich. Zwar hatte der Beklagte mit der ersten Operation eine Verkürzung von etwa 8 cm erreicht, nämlich 6 cm aus dem Femurschaft und etwa 2 cm mittels der Varisierung um 30 Grad, wie der Sachverständige Prof. ... errechnet hat. So mußte die dritte Operation am 23.06.1972 aber vorgenommen werden, weil die Osteotomiefläche, die nach Angaben der beiden vom Senat gehörten Sachverständigen im Regelfall 8-10 Wochen nach einer vergleichbaren Operation belastungsfähig ist, wegen der verstärkten Varisierung nicht stabil wurde und eine Valgisierung vorgenommen werden mußte, so daß bei der Entlassung am 02.09.1972 die Verkürzung am linken Bein noch 6 cm betrug (?). Die beiden Sachverständigen ... bezeichnen den Zustand zum Entlassungszeitpunkt demgemäß als keine Verbesserung, sondern sehen die nachteiligen Nebenwirkungen gegenüber dem präoperativen Zustand als überwiegend an. Bereits die unstreitige Berufsfähigkeit der Klägerin bis zu dem ersten Eingriff läßt den Schluß zu, daß sie sich trotz der Behinderung am rechten Bein ausreichend bewegen konnte und sich darauf eingestellt hatte. Nach der Behandlung durch den Beklagten, aber vor der Operation von Prof. L. in K. beschreibt der Facharzt Dr. Z. in S. in der Bescheinigung vom 22.02.1973 ... den Zustand der Klägerin unter anderem so: „Sie hat ferner nach einer Verkürzungsosteotomie des linken Oberschenkels eine erhebliche Gebrauchsbehinderung des linken Beines nach Verkürzungsosteotomie, es besteht eine Insuffizienz des Hüftgelenks, es bestehen Kniebeschwerden, so daß die Patientin nicht ohne Stock und fast nur über kleine Strecken gehen kann." Heute bewegt sich die Klägerin an zwei Unterarmstützen. Alleine aufgrund ihres ursprünglichen Leidens wäre nach den Ausführungen der Sachverständigen Prof. ... dieser Zustand nicht eingetreten. Trotz einer Verkürzung des rechten Beines um 14 cm im Verhältnis zum linken Bein besteht bei ausreichendem Verkürzungsausgleich, von dem bei der Klägerin ausgegangen werden kann, kein Grund zu der Annahme, daß das gesunde Hüftgelenk oder die Wirbelsäule Schaden genommen hätten. Insoweit besteht kein wesentlich vergrößertes Risiko gegenüber Menschen mit gleich langen Beinen. Außerdem bestand der Zustand der Klägerin von 1945 bis 1971 etwa 25 Jahre, ohne das konkrete Anhaltspunkte für eine Verschlechterung ersichtlich sind. In der weiteren Beweisaufnahme ist jedoch abzuklären, ob und in welchem Umfang die mit dem Eingriff von Prof. ... beginnenden Folgeoperationen im Zusammenhang mit der Behandlung des Beklagten stehen (?) und inwieweit der heutige Zustand dem Beklagten nicht zurechenbar durch diese Folgeeingriffe verursacht ist. Die im gegenwärtigen Verfahrensstand feststellbaren Auswirkungen der Operation vom 06.10.1971, nämlich die Folgeoperationen des Beklagten vom 07.04. und 23.06.1972 sowie der fast einjährige stationäre Krankenhausaufenthalt, rechtfertigen unter Berücksichtigung der Bemessungskriterien des § 847 BGB das aus dem Stande der landgerichtlichen Entscheidung zuerkannte Schmerzensgeld von 30.000 DM, das gemäß §§ 291, 288 Abs.1 BGB zu verzinsen ist. Ob und gegebenenfalls in welchem Umfang der Schmerzensgeldbetrag zu erhöhen ist, muß dem Ergebnis der weiteren Beweisaufnahme vorbehalten bleiben. ..."

OLG Hamm   Aktenzeichen: 3 U 100/81
Urteil vom 25.02.1985   Abschrift:

„... hat der 3. Zivilsenat des OLG Hamm ... für R e c h t erkannt: Die Berufung des Beklagten ... wird zurückgewiesen. ...
Auf die Berufung der Klägerin wird ... das landgerichtliche Urteil unter Zurückweisung des Rechtsmittels im übrigen so abgeändert:
Der Beklagte wird verurteilt, an die Klägerin über bereits zuerkannte 30.000 DM Schmerzensgeld nebst Zinsen hinaus weitere 40.000 DM Schmerzensgeld nebst Zinsen ... zu zahlen.
Der Beklagte wird ferner verurteilt, an die Klägerin 16.823,20 DM zu zahlen nebst Zinsen. ...
Der Beklagte wird außerdem verurteilt, an die Klägerin eine monatliche Mehrbedarfsrente einschließlich des vom Landgericht zuerkannten Betrages ... in Höhe von 500 DM zu zahlen ... nebst ... Zinsen ... beginnend am ...
Die weitergehende Klage wird abgewiesen.

Entscheidungsgründe:
Die Berufung der Klägerin hat zum überwiegenden Teil Erfolg, während diejenige des Beklagten zurückzuweisen ist.

I.
Als Schmerzensgeld in Kapital hält der Senat unter Berücksichtigung der Bemessensfaktoren des § 847 BGB den Betrag von insgesamt 70.000 DM für notwendig, aber auch ausreichend. Damit sind alle Folgen abgegolten, die nach dem gegenwärtigen Erkenntnisstand auch für die Zukunft vorhersehbar sind. Der Senat würdigt die feststellbaren Tatsachen gemäß § 287 ZPO im wesentlichen wie folgt: Der Schmerzensgeldrahmen ist vorgegeben durch die bereits zuerkannten 30.000 DM und den rechtskräftigen über 100.000 DM hinausgehenden, abgewiesenen Betrag. Nachdem die Klägerin ... auf 200.000 DM erhöht hatte, hat der BGH ... insoweit ein über 100.000 DM hinausgehendes Schmerzensgeld rechtskräftig abgewiesen. Damit wurde der Schmerzensgeldanspruch insgesamt der Höhe nach begrenzt, denn Kapital und Rente sind Teile eines gleichgerichteten Anspruchs. Die Anwendung der Grundsätze des § 323

175

ZPO ... ist nicht gegeben, da es sich vorliegend einmal um eine abgewiesene Klage handelt, wiederkehrende Leistungen nicht in Frage stehen und maßgeblicher Zeitpunkt die letzte Tatsacheninstanz ist. Zudem hat die Klägerin keine nach dem Erkenntnis des BGH eingetretene dauerhafte, wesentliche Veränderung ihrer Verhältnisse vorgetragen.

Weiterhin rechtskräftig vorgegeben ist durch das Senatsurteil vom 28.02.1983, daß dem Beklagten ein nicht grober Behandlungsfehler bei der Operation vom 06.10.1971 ... und ein rechtswidriges Handeln, nämlich ein solches, das mangels ausreichender Aufklärung ohne rechtfertigende Einwilligung der Klägerin war ..., anzulasten ist. Beides ist auch im Hinblick auf die Genugtuungsfunktion des § 847 BGB zu werten.

Der Leidensweg der Klägerin ergibt sich chronologisch aus dem Tatbestand des Senatsurteils vom 28.02.1983 und den Ausführungen am Ende der Entscheidungsgründe. ... Hierauf kann zur Vermeidung von Wiederholungen Bezug genommen werden. Der Sachverständige Professor ... hat zu dem hypothetischen Gesundheitszustand der Klägerin ohne Operation oder nach fehlerhafter Behandlung vor dem Senat wie folgt ausgeführt:

Wenn der Beklagte die Klägerin nicht operiert hätte, hätte sie jetzt nicht die Behinderung an beiden Beinen. Die prothetische Versorgung vor dem Oktober 1971 sei so gewesen, daß die Beinlängendifferenzen fast ausgeglichen gewesen sei (?). Das kranke Bein (?) wäre unverändert geblieben. Für das gesunde Bein wäre keine Mehrbelastung eingetreten, so daß ein normales Hüftgelenk (!) nicht im Sinne einer Coxarthrose (?) verändert worden wäre. Der Befund der Knochenentkalkung im Arztbrief vom 18.08.1967 ... besitzt keine klinische Relevanz. Der Befund gehe auf die Zeit der aktuellen Erkrankung zurück. Wenn nämlich eine Inaktivitätsathropie vorliege, so verbessere jede Aktivität den Zustand.

Wenn der Beklagte fehlerfrei operiert hätte, hätten sich nach der Operation in jedem Falle die Muskelverhältnisse (?) ungünstiger gestaltet; denn von vornherein habe das Problem des Störens der Muskelansätze bestanden (?). Wenn sich der Beklagte nach Auftreten der Komplikationen während der Operation richtig entschieden und die Knochenschnittstellen mit der erforderlichen Kompression zusammengebracht hätte, wäre der Schenkelhals nicht weiter abgesackt (?); denn dies sei wegen des fehlenden Druckes möglich gewesen (?). Es wäre keine Pseudoarthrose (?) entstanden. Wenn der erforderliche Druck bei der AO-Versorgung vorhanden und die Heilung regelrecht verlaufen wäre, so wäre die vorhandene Längendifferenz ausgeglichen worden (?). Weil aber im Schenkelhals nicht der richtige Drehwinkel eingetreten sei (?), seien die Folgeoperationen erforderlich. Die sechs Korrekturoperationen, die über diejenigen, die der Beklagte vorgenommen habe, hinaus von anderen Ärzten ausgeführt worden seien, seien dementsprechend ein Teil der Folgen für die Klägerin. Die Folgeoperationen (?) hätten vor einer immer größer werdenden Komplexität von Fehlerquellen und Schwierigkeiten gestanden (?). Bei den Nachoperationen sei aus seinem Informationsstand kein Fehler ersichtlich.

Es sei sicher, daß bei fehlerfreier Operation durch den Beklagten die Folgeoperationen nicht erforderlich geworden wären Die Notwendigkeit der Folgeoperationen ergebe sich aus dem Befund, denn die Torsionsverhältnisse seien damals wie heute verbesserungsbedürftig (?) (!). Beispielsweise sei es das Ziel der Operation von Professor Sch. in F. am 16.09.1975 gewesen, aus dem klinischen Bild heraus die Schenkelhalsstellung in drei Ebenen zu korrigieren (?). Zuvor habe Professor L. in K. durch Operation vom 13.08.1973 den Schenkelhalswinkel etwas aufzurichten (?) versucht. Prof. Sch. in F. entfernte am 26.02.1975 den Trochanter minor, weil eine pseudarthrotische Verbindung zum Schaft bestand (?). Auch die Operation von Professor Sch. in F. am 15.12.1976 (Metallentfernung), von Professor H. in E. am 15.11.1977 (Korrekturosteotomie) und vom 18.10.1978 (Metallentfernung) brachten nicht die erhoffte Besserung. Das Ergebnis sei weiterhin unbefriedigend. Die Folgeoperationen müßte als logische Konsequenz aus dem Befund (?) bei der Klägerin angesehen werden und seien deshalb angezeigt gewesen, um eine Verbesserung zu versuchen. Weil das Bein der Klägerin nämlich immer nach einwärts gedreht worden sei, gebe es Schwierigkeiten, das Bein nach vorn zu bewegen.

Diesen überzeugenden Ausführungen des Sachverständigen Professor ... folgt der Senat und stellt zum heutigen Zustand der Klägerin fest, daß eine hochgradige Reduktion der Belastungsfähigkeit des linken Beines mit atypischen Bewegungseinschränkungen durch die veränderte Gelenkmechanik (?) mit Auswirkungen auf die Beckenstellung und die Wirbelsäule im Sinne asymmetrischer Körperhaltung vorliegt (?). Die statische Störung des Beines ist in ihrem Zusammenwirken der Gelenke sehr schwierig zu beschreiben (?), wie der Sachverständige Professor ... ausgeführt hat. Der Effekt dieser Störung ist aber eindeutig, denn der Klägerin ist ein normaler Bewegungsablauf nicht möglich. Das Stehen und Gehen bereitet ihr erhebliche Schwierigkeiten. Sie ist auf zwei Stockstützen angewiesen. Bei parallel gestellten Füßen und beiden Fußspitzen auf gleicher Höhe tritt zwangsläufig eine Beugung des Rumpfes zusammen mit einer Beugestellung im Hüft- und Kniegelenk auf. Diese Zwangsstellung läßt sich aufheben durch Rückwärtssetzen des linken Beines um etwa 20 Grad und durch maximale Innenrotation des linken Beines ohne Mitnahme des Beckens. Durch diese Beschränkung wird die Gangart der Klägerin bestimmt, nämlich mit nach vorn gerichtetem Fuß, leichter Beugung im Kniegelenk und im Hüftgelenk bei vornübergeneigtem Rumpf mit zwei Stockstützen. Die Klägerin, die vor Oktober 1971 Fahrrad fuhr und ihr Rad eigenhändig in den Keller bringen konnte, kann Treppen hinunter nur rückwärts oder seitlich und dem rechten Bein mit steifem Knie voran bewältigen. Beim Treppensteigen bewegt sie das linke Bein voran und nimmt die Stufen durch aktive Beugung und Innenrotation im Hüftgelenk sowie Beugung im Kniegelenk. Um Schmerzsymptomatik im Knie und Kreuz zu verhindern, wird der Gebrauch des früher gesunden linken Bein stark eingeschränkt. Die Klägerin hat von dem Sachverständigen nachempfunden angegeben, daß sie in der Regel eine Gehstrecke von 30 Meter nicht überschreite. Auch beim Sitzen und Liegen erfolgen zugunsten der Wirbelsäule, die auf Fehlstellung des Beckens mit Schmerzen reagiert, besondere Maßnahmen, wie sie der Sachverständige, Professor. ..., in seinem schriftlichen Befund vom ... nach Angabe der Klägerin beim Untersuchungstermin am ... angeführt hat.

Zu den Zukunftsaussichten ist aufgrund der Ausführungen des Sachverständigen Professor ... davon auszugehen, daß eine Besserung nicht in Sicht ist. Bei einer neuen, weiteren Operation wäre das Ergebnis und der Erfolg offen. Es müßte mittels CTG die genaue Position von Knie- zur Schenkelachse festgestellt und eine Analyse der Muskelansätze (?) durchgeführt werden. Wahrscheinlich müßten sowohl Weichteil- wie auch Knochenprobleme in einer neuen Operation gelöst werden. Für eine weitere Operation sind wegen der insgesamt neun Voroperationen schwierigere Verhältnisse zu erwarten, so daß von einer Duldungspflicht der Klägerin im Rahmen des § 254 BGB nicht ausgegangen werden kann.

Bei der Bemessung des Schmerzensgeldes war schwergewichtig auf die zahlreichen Operationen, die langdauernden stationären Krankenhausaufenthalte und die immer gegenwärtigen starken Behinderungen mit temporären Schmerzsymptomen abzustellen und zum Ausgleich dafür ein bedeutsamer Betrag in Kapital zuzusprechen. Ausgleichspflichtig erscheint auch das Regulierungsverhalten; denn die 30.000 DM Schmerzensgeld, die der Beklagte nach dem von ihm nicht angefochtenen Senatsurteil vom 28.02.1983 zu zahlen hat, sind bis heute nicht geleistet worden.
Das Schmerzensgeld ist gemäß §§ 291, 288 Abs. 1 BGB zu verzinsen.

II.
Der Klägerin war beginnend mit dem 1. Januar 1974 eine Mehrbedarfsrente von ... für ihre Lebensdauer zuzusprechen, die gemäß §§ 291, 288 Abs. 1 BGB zu verzinsen ist. Diese einheitliche Rente des § 843 BGB setzt sich zusammen aus ...

„... hat die 10. Zivilkammer des LG Bonn für Recht erkannt:
Die Beklagte wird verurteilt, an den Kläger 3.517 DM nebst 4 % Zinsen seit
dem 16.04.1979 ... zu zahlen. Im übrigen wird die Klage abgewiesen.
Die Widerklage wird abgewiesen.
Die Kosten des Rechtsstreits werden der Beklagten auferlegt. ...

Tatbestand:
Die Beklagte, die am 11.05.1932 geboren wurde, erkrankte im Alter von 13
Jahren an einer Knochenmarkseiterung des rechten Oberschenkels.
Operationen, die infolge dieser Krankheit zur Abwendung einer Amputation
durchgeführt werden mußten, führten zu einer knöchernen Versteifung des
rechten Kniegelenkes und zu einer Verkürzung des rechten Beines um 14 cm
gegenüber dem linken. Eine 12 cm lange Verkürzungsausgleichsprothese, in
der die Beklagte in Spitzfußstellung laufen konnte, sorgte für den nötigen Ausgleich. Da sich infolge der Spitzfußstellung starke und schmerzhafte Schwielen
im Bereich des Vorfußes bildeten, zog die Beklagte einen operativen Beinlän-
genausgleich in Erwägung.
Am 06.10.1971 wurde eine Verkürzungsosteotomie des linken Oberschenkels durchgeführt. Dieser wurde um 8 cm verkürzt. Der Schenkelhalswinkel,
der beim gesunden Bein eines Erwachsenen 126 Grad bis 128 Grad bei einem
Antetorsionswinkel von 12 Grad beträgt, betrug als Folge der Operation nur
noch ca. 100 Grad. Dies bedeutete, daß das gesunde linke Bein ähnlich einem
sogenannten „O-Bein" schräg nach innen gestellt wurde. In drei weiteren Ver-
kürzungs- und Umstellungsosteotomien in den Jahren 1973 und 1975 (?) wurde
durch zwei weitere Operateure vergeblich versucht, den durch die erste Operation hervorgerufenen Zustand des linken Beines zu verbessern; der Schenkelhalswinkel hatte zuletzt eine Projektion von 130 Grad, wobei das Knochenfragment 15 Grad nach hinten geneigt und zum Körper verschoben war, das
Bein war etwa 35 Grad innenverdreht (!).
Die Beklagte suchte am 16.08.1977 ... den Assistenzarzt im Krankenhaus in
E. auf, um sich über mögliche Eingriffe an ihrem linken Bein (?) und eine
eventuelle erneute „letzte" Korrektur beraten zu lassen. Anläßlich dieser Konsultation wurden Röntgenaufnahmen gefertigt, insbesondere eine Beckenübersichtsaufnahme und eine Antetorsionsaufnahme (?): Von Herrn Dr. Sch., dem
die Beklagte mit Schreiben vom 28.08.1977 ausführlich ihre bisherige Krankengeschichte schilderte, wurde die Beklagte an den Kläger verwiesen, dem sie
ihre Krankengeschichte mit Schreiben vom 2310.1977 ebenfalls darlegte. Der

Kläger nahm dann die Beklagte vom 07.11.1977 bis zum 15.12.1977 stationär in E. auf.

Die Innendrehung des linken Beines sollte durch eine Operation korrigiert werden. Zur Vorbereitung auf die in Aussicht genommene Operation wurden am 08.11.1977 röntgenologische Voruntersuchungen durchgeführt. Es wurden eine Beckenübersichtsaufnahme in Mittelstellung im Liegen ... und eine Antetorsionsaufnahme nach der Methode von Rippstein im Sitzen gefertigt. Die bei der Auswertung dieser Aufnahme ermittelten Befunde wurden am 11.11.1977 unter Zuhilfenahme eines Bildwandlergerätes überprüft (?). Am 14.11.1977, dem Tag vor der Operation, fand eine Vorbesprechung des Operationsteams statt, zu der die Beklagte hinzugezogen wurde. Die Beklagte unterzeichnete eine Einverständniserklärung folgenden Wortlauts:

„Ich bin von Herr Dr. (?) H. ... über meine Erkrankung und die Behandlungsmöglichkeiten unterrichtet worden. Ich wünsche die vorgeschlagene Operation. Ich bin auf die möglichen Operationsgefahren und nachteiligen Operationsfolgen hingewiesen worden. Zur Klärung des Krankheitsbildes und zur Heilung notwendig werdende Nebeneingriffe finden meine Zustimmung."

Handschriftlich fügte die Beklagte hinzu:
„Ich wünsche keine Endoprothese, Hüftversteifung, Trochanter-major Abschlagen. Wenn möglich, bitte keine Verkürzung mehr."

Am folgenden Tag operierte der Kläger die Beklagte am linken Oberschenkel.

Es wurde ein Kirschnerdraht in der Achse des Schenkelhalses eingeschossen, der die bereits rechnerisch ermittelte Retrotorsion (?) von etwa 5 Grad zeigte. Es wurden dann zwei Kirschnerdrähte im rechten Winkel zum Femurschaft, davon einer in Höhe des geplanten Knochendurchschnitts, eingebohrt. Nach Platten eines Plattensitzinstrumentes mit einer Einschlagtiefe von 50 mm wurden Rotationsmarken gelegt und eine Drehkorrektur von 15 Grad durchgeführt. Am 19.11.1977 wurde eine weitere Antetorsionsaufnahme gefertigt.

Am 14.02.1978 stellte der Kläger der Beklagten die von ihm erbrachten Leistungen in Rechnung. Die Parteien streiten darum, ob der Kläger die Operation ordnungsgemäß durchgeführt hat, ob die vorausgehende röntgenologische Untersuchung fachgerecht war und ob der Kläger seiner Aufklärungspflicht genügt hat. Diesbezüglich hat die Beklagte bereits mit Schreiben vom ... Einwendungen erhoben.

Der Kläger trägt dazu vor:
Das Ergebnis der erfolgreich verlaufenden Operation sei zunächst - während der Narkose und am nächsten Tag - ein fast seitengleicher Antetorsionswinkel

(?) und ein annähernd normaler Schenkelhalswinkel gewesen (?) - es habe eine völlig gleiche Drehbarkeit des linken Beines im Hüftgelenk nach innen und außen bestanden (?). Erst als die Nachwirkungen der Operation zurückgegangen seien, habe die Beklagte - aus ihm nicht erklärbaren Gründen - das linke Bein in die vor der Operation bestehende Fehlhaltung (?) zurückgeführt, wobei sie zeitweise noch in der normalen Stellung im Bett gelegen habe. Die Ursache dieser später eintretenden Fehlstellung liege nicht in der Operation, sondern vermutlich (?) darin, daß die Beklagte innerlich darauf fixiert gewesen sei (?), dafür spreche, daß sie die im Anschluß an die Operation notwendige krankengymnastische Übungsbehandlung mit muskeldehnenden (?) Übungen nicht besucht habe (?).

Die Operation - insbesondere die Lagerung dabei - sei fachgerecht durchgeführt worden. Das Becken der Beklagten sei waagerecht gelagert worden (?), wie es Voraussetzung für jeden hüftkorrigierenden Eingriff sei. Er - der Kläger - habe mit Hilfe eines Bildwandlers die Lage des Beckens unter Kontrolle gehabt (?).

Zu der nach seiner Auffassung sachgerechten röntgenologischen Voruntersuchung trägt der Kläger vor:

Bei den Röntgenaufnahmen sei es entscheidend darauf angekommen, den Schenkelhalswinkel in beiden Ebenen des Raumes zu erfassen; hierbei sei von äußerlich erkennbaren reproduzierbaren Lagerungen auszugehen. Aus der am 08.11.1977 unter Berücksichtigung dieser Grundsätze gefertigten Röntgenaufnahmen (?) werde ersichtlich, daß der linke Unterschenkel senkrecht hänge (?), während der Oberschenkel in der Hüfte 20 Grad abgespreizt gewesen sei (?). Aufgrund dieser Erkenntnis habe dann eine fachgerechte Antetorsions- und Beckenaufnahme erstellt (?) werden können. Mögliche Ungenauigkeiten aufgrund der Tatsache, daß nur projizierte Winkel gemessen werden konnten, seien unvermeidbar, aber auch unerheblich gewesen (?), da sie durch die Zuhilfenahme des Bildwandlers korrigiert worden seien (?).

Der Beckenschiefstand der Beklagten habe nicht ausgeglichen werden müssen, da es eben auf die plattenparallele Lage des Oberschenkels angekommen sei (?). Insoweit wird im übrigen auf die Darlegung des Klägers ... Bezug genommen.

Zu der der Operation vorangegangenen Aufklärung behauptet der Kläger:
Er habe die Beklagte in mehreren Gesprächen ausführlich über Art, Umfang und Durchführung des Eingriffs aufgeklärt (?). Schon während der ambulanten Behandlung der Beklagten bei Herrn Dr. Sch. (?) seien Gespräche über die bevorstehende Korrekturosteotomie geführt worden (?). Zu diesem Zeitpunkt sei die Beklagte bereits umfassend und ausführlich durch mehrere Ärzte über ihr Krankheitsbild und über die bevorstehende Operationsmöglichkeit einer Kor-

rekturosteotomie informiert gewesen (?); zudem habe sie entsprechende Operationen (?) bereits in den Jahren 1971, 1973, 1975 durchführen lassen (?). So habe sie in dem Schreiben vom ... selbst zum Ausdruck gebracht, daß ein Chirurg zu der durchzuführenden Operation (?) sehr viel Mut benötige, aber auch der Patient mutig sein müßte, sie habe jedenfalls diesen Mut.

Bei der Besprechung am 14.11.1977 habe er - der Kläger - ausführlich seine Absicht erläutert, eine intertrochantäre Osteotomie zur Herstellung des normalen Schenkelhalswinkels durchzuführen, d. h. bestehende Außendrehung (?) abzuändern, indem der Knochen im Bereich des Schenkelhalses durchsägt und nach innen gedreht würde (?). Weiter habe er seine Absicht zum Ausdruck gebracht, den musculus Ileo-psoas zu entspannen, der durch vorangegangene Operationen verkürzt und Ursache der Beckenfehlstellung gewesen sei (?). In der sich anschließenden Diskussion habe er mit Nachdruck zum Ausdruck gebracht, daß er die von der Beklagten ihrerseits vorgeschlagene Maßnahme - Drehung des Beines nach außen, weil ihr linkes Bein erheblich nach innen verdreht sei (!) - nicht durchfuhren könne (?); eine solche Operation müsse die Beklagte durch einen anderen Arzt vornehmen lassen (?). Neben der Verlaufserklärung habe er - der Kläger - auf das Risiko der Operation, die Gefahr von möglichen vorübergehenden und dauernden Schäden sowie auf die typischen und wesentlichen Risiken hingewiesen, wie Narkosezwischenfall, Wundinfektionen und Nichtverheilung der Knochentrennung mit der möglichen Folge einer Nachoperation (?). Wegen des weiteren Vorbringens des Klägers zur Aufklärung wird auf .. verwiesen.

Die Beklagte bestreitet die Angemessenheit des Honoraranspruchs und rechnet im übrigen hilfsweise mit Schadensersatzansprüche ... wegen Schlechterfüllung, weiter hilfsweise mit einem Teil der Schmerzensgeldforderung, die auch Gegenstand der Widerklage ist, auf. Dazu behauptet sie:

Die vom Kläger vorgenommene Operation sei nicht ordnungsgemäß durchgeführt und mißlungen.

Der Kläger habe es unterlassen, ihr Becken waagerecht zu lagern, das infolge des Erschlaffens der Muskulatur während der Narkose nach hinten verdreht gewesen sei und mithin „windschief" gelegen habe. Daher habe der Kläger bei der Operation keinerlei Kontrollmöglichkeiten mehr gehabt und die Antetorsion verstärkt mit der Folge einer Verstärkung der Innendrehung ihres linken Beines. Diese betrage nunmehr 45 Grad was zur Folge habe, daß sie bei 90 Grad angewinkelter Hüfte den Unterschenkel nicht nach außen (?) schwenken könne. Außerdem knicke sie in der Hüfte seitlich ein, weil die kleinen Gesäßmuskeln zu weit hinten ansetzen und keine Spannung hätten. Im Liegen werde durch die Stellung des Beines das Becken stark nach hinten in ein sehr ausgeprägtes Hohlkreuz geknickt. In Seitenlage könne das linke Bein nicht auf das rechte gelegt werden; das linke Bein hänge in der Luft. Eine Seitenlage etwa im Bett sei nur möglich, wenn sie das Bein um ca. 58 Grad nach innen drehe. In Bauchlage betrage die Innenrotationsfähigkeit des linken Beines 60 Grad, während die Außenrotation nur knapp über Neutralstellung gelinge, wobei der Hüftkopf in der Leistengegend tastbar werde. Schließlich neige sich bei in Neutralstellung aufgesetztem linken Bein der Oberkörper zur linken Seite hin. Die Beklagte behauptet darüber hinaus, sie sei über die Operation und ihre Folgen nicht umfassend genug aufgeklärt worden: Bei der Vorbesprechung der Operation am 14.11.1977 habe sie den Raum nach kurzer Zeit verlassen müssen. Bereits die Tatsache, daß sie bestimmte Eingriffe nicht gewünscht und dies auf der sogenannten „Einverständniserklärung" auch schriftlich vermerkt habe, spreche für eine unzureichende Aufklärung über den vorgenommenen Eingriff. Inhaltlich sei die von ihr unterschriebene Erklärung nicht richtig. Sie sei nicht auf mögliche Operationsgefahren hingewiesen worden. Wenn der Kläger ihr seine Absicht mitgeteilt hätte, das Bein weiter nach innen zu drehen, hätte sie die Operation nicht durchführen lassen. Die „Einverständniserklärung" habe sie nur unter dem Druck des Klägers unterschrieben, der sie sonst nicht operiert hätte (?).

Den Kläger habe eine gesteigerte Aufklärungspflicht getroffen, da die Operation nicht vital indiziert gewesen sei. Ihm sei bekannt gewesen, daß sie - die Beklagte - ihn trotz des ihr aus den Voroperationen annähernd bekannten Risikos (?) gerade deshalb aufgesucht habe, weil sie sich von ihm eine Ausschaltung der Komplikationen versprochen habe; der Kläger sei ihre „letzte Rettung" gewesen und habe deshalb in Erfüllung seiner dadurch verursachten besonderen Aufklärungspflicht ihre Erwartungen auf ein realistisches Maß zurückführen müssen (?).

Letztlich sei die der Operation vorausgegangene röntgenologische Voruntersuchung nicht nach den Regeln der ärztlichen Kunst durchgeführt worden. Ihre Lagerung bei Anfertigung der Röntgenaufnahmen sei ungenügend und nicht ausreichend präzise gewesen. Da bei ihr ein Beckenschiefstand festzustellen gewesen sei, habe dieser bei den Röntgenaufnahmen ausgeglichen werden müssen. Weiterhin hätte der Unterschenkel des linken Beines zum Ausgleich der Innenrotation ca. 47 Grad (?) nach außen geschwenkt gelagert werden müssen (?). Wegen dieser Mängel habe die für die Operation notwendige Bestimmung des Schenkelhalsschaft- und Antetorsionswinkel anhand von Röntgenaufnahmen nicht sachgerecht erfolgen können. Zudem sei die für die Antetorsionsaufnahme vom 08.11.1977 verwendete Methode nach Rippstein überhaupt - auch bei sachgemäßer Anwendung - ungeeignet, da sie ungenau sei (?).

Zur Höhe des Schmerzensgeldanspruches trägt die Beklagte vor:
Art und Umfang der Beeinträchtigungen des körperlichen und seelischen Wohlbefindens seien erheblich.

Die Körperverletzungen seien Dauerfolgen, die eine Gewöhnung und minder starke Empfindung nach Ablauf einer gewissen Zeitdauer ausschlössen. Zu berücksichtigen sei insbesondere, daß durch diese weitere Operation zwei Zentimeter über der ersten Schnittstelle ein weiterer Knochenschnitt erfolgt und an einer zweiten Stelle die Hüftform zerstört und verbaut worden sei. Die Durchblutung des Knochens, der Muskeln und Gefäße sei geschwächt worden. Große Knochenteile gingen im Laufe der Zeit zugrunde, weil sie keinen Kontakt mehr hätten. Zwei weitere sinnlose Narben seien entstanden; die bei ihr vorhandene Penicillinallergie mit ihren Beeinträchtigungen sowie Röntgenschäden kämen hinzu. Die weitere Innenverdrehung des Beines führe zu enormen Fehlbelastungen der Gelenke. Psychische Beeinträchtigungen durch schwerste Aufregungen oder Enttäuschungen vor und nach dem Eingriff seien aufgetreten.

Wegen der Einzelheiten des Vorbringens der Parteien wird ... verwiesen.
Die Kammer hat Beweis erhoben. ...
Die Beklagte hat Einwendungen gegen das Sachverständigengutachten erhoben, ...

Entscheidungsgründe:
Die Klage ist bis auf die vorgerichtlichen Mahngebühren begründet; die Widerklage war abzuweisen. Dem Kläger steht gegen die Beklagte aus § 611 BGB ein Anspruch auf Zahlung von 3.517 DM zu. ...

Die nach § 387 BGB notwendige Aufrechnungslage bestand nicht. Die Beklagte hat gegen den Kläger keine Ansprüche auf Ersatz ihrer materiellen oder immateriellen Schäden aus einer positiven Forderungsverletzung. ...

Nach dem Ergebnis der Beweisaufnahme liegt weder ein ärztlicher Behandlungsfehler des Klägers noch ein Verstoß gegen die Aufklärungspflicht durch ihn vor.

I.
Zwischen den Parteien ist unstreitig, daß die vom Kläger durchgeführte Operation als solche angezeigt war (?), d. h. ihre Indikation gegeben war (?). Dem entspricht die Stellungnahme des Sachverständigen Professor ..., daß die bei der Beklagten vorliegende Ursache der Bewegungsstörung im Bereich des Gelenkes (extraartikulär (?)) nur durch eine Operation wie die vom Kläger durchgeführte beseitigt werden könne (?).

Nach dem klinischen Untersuchungsbefund, dem wichtigsten Kriterium bei der Indikationsstellung bei einer Verkleinerung der Innendrehfähigkeit (?), sei die Indikation zum operativen Eingriff gegeben gewesen. Nur mit der queren intertrochanteren Osteotomie lasse sich überhaupt eine Antetorsionswinkeländerung herbeiführen, da nur dieses Verfahren eine Änderung der Antetorsion und gleichzeitig der Innendrehfähigkeit erlaube (?). Diese Indikation gelte unabhängig von dem - zwischen den Parteien streitigen - Umfang bzw. der Qualität der voroperativen röntgenologischen Antetorsionswinkelbestimmung, da sie jedenfalls dem klinischen Befund zu entnehmen gewesen sei (?).

II.

Nach dem Ergebnis der Beweisaufnahme ist ein ärztlicher Kunstfehler bei der Durchführung dieser Operation am 15.11.1977 nicht festzustellen. Nach dem vom Sachverständigen Professor geprüften Operationsbericht ist in diesem ... Ablauf der Osteotomie so beschrieben, wie er sein sollte, so daß von einer technisch einwandfreien Durchführung der Operation auszugehen ist. Dies bestätigt auch die vom Sachverständigen mit klinischen und röntgenologischen Mitteln durchgeführte Rekonstruktion des Eingriffs. Nach querer Durchtrennung des Oberschenkelknochens sei das distale Fragment um 15 Grad nach innen gedreht und danach die Verplattung mit einer Winkelplatte vorgenommen worden.

Während der Operation seien auch die Innen- und Außendrehverhältnisse geprüft und festgestellt worden, daß die Innen- und Außendrehfähigkeit im linken Hüftgelenk gleich groß gewesen sei. Die Knochenfragmente seien richtig aufeinander eingestellt und unter der Verwendung einer Winkelplatte regelrecht an den Enden vereinigt worden, wie sich auch an der einwandfreien knöchernen Verheilung ... gezeigt habe. Daher sei der Eingriff auch nicht mißlungen (?). Wenn sich bei den - wegen der nicht möglichen exakten Lagerung des linken Beines (?) der Beklagten - nur angenäherte Meßwerte von Schenkelhalsschaft- und Antetorsionswinkel eine Differenz von wenigen Graden zwischen beiden Seiten ergebe, so könne diese jedoch auf keinen Fall ursächlich für die erheblich stärkere Innendrehfähigkeit sein (?). Die Kammer folgt den überzeugenden Ausführungen des Sachverständigen. Begründete Zweifel daran, daß sich ein technischer Fehler nicht feststellen läßt, können sich nicht aus dem Einwand der Beklagten, ihr Becken sei nicht fachgerecht gelagert gewesen, ergeben, da - wie oben ausgeführt - das Operationsziel zunächst erreicht worden war (?).

Es besteht um so mehr keine Veranlassung zu der Vermutung, der Sachverständige habe bei seiner Begutachtung irgendwelche Erkenntnismöglichkeiten übersehen, als er eine in sich schlüssige, nachvollziehbare und fallbezogene (?) Begründung dafür gibt, warum der gewünschte dauerhafte Heilerfolg nicht eingetreten ist (?), obwohl die Operation nach den Regeln der ärztlichen Kunst ausgeführt worden ist (?).

Die mehrfachen Voroperationen - fünf seit 1971 - seien immer wieder mit einer teilweisen Ablösung der Muskulatur verbunden gewesen, die wahrscheinlich (?) im Bereich der Vorderseite des Hüftgelenks geschrumpft sei und Narben gebildet habe. Diese Schrumpfungen bedingten eine Verringerung der Kontraktilität der Muskulatur und beeinflußten, da gelenknah gelegen, die Funktion, so daß daraus die Beugekontraktur (?), die Einschränkung der Abspreizung, die Einschränkung der Außendrehfähigkeit und - infolge dieser - auch die Vermehrung der Innendrehfähigkeit (!) zurückzuführen sei (?). Auch das Gangbild der Beklagten, in dem nicht mit parallel gestellten Beinen das Becken in seiner Ebene gehalten werden könne, werde durch die Schrumpfungskontrakturen (?) verursacht, was sich dadurch zeige, daß - wenn durch eine gezielte Lagerung (?) die Muskulatur entspannt werde - das linke Bein wieder flach auf einer Unterlage zu liegen komme (?). Damit ist ein Behandlungsfehler des Klägers in Form eines ärztlichen Kunstfehlers während der Operation (?) nicht feststellbar.

III.

Der Kläger hat auch die geeigneten diagnostischen Maßnahmen durchgeführt. Er hat in geeigneter Art und Weise und durch der ärztlichen Kunst entsprechende vor- und intraoperative Maßnahmen sichergestellt, daß das Ziel der Operation (?) erreicht werden konnte. Dies hat der Sachverständige Professor ... sowohl in seinem schriftlichen Gutachten ... als auch ergänzend in der mündlichen Verhandlung ... überzeugend dargelegt:

Der Kläger habe die Beklagte röntgenologisch und klinisch untersucht; darüber hinaus sei anhand des Röntgenbild-Betrachters (?) simuliert worden, was durch die Operation habe erreicht werden sollen (?). Es sei üblich, anhand einer einzigen Röntgenaufnahme im pfeilgerechten Strahlengang (a-p-Aufnahme) mit Hilfe des projizierten Schenkelhalsschaftwinkels und der klinisch meßbaren Innendrehfähigkeit eine Schätzung (?) des Antetorsionswinkels vorzunehmen (z. B. nach der Tabelle I., S. 17 der Monographie Bl. 246 d.A.) (?), die aber jedenfalls eine Streubreite von plus/minus 5 Grad enthalten könne. Da man - bei der Beklagten besonders durch die Fehlstellung (?) bedingte ungenaue Lagerung - die röntgenologischen Messungen nur annähernd exakt durchführen könne, sei es unumgänglich, durch klinische Untersuchungen die Innen- und Außendrehfähigkeit zu überprüfen, um das Ausmaß der Korrektur des Antetorsionswinkel festzustellen. Schließlich müsse sich der operierende Arzt auch während der Operation - vor der abschließenden Fixation der Knochenfragmente - von der Innen- und Außendrehfähigkeit überzeugen. Diesen Verpflichtungen sei der Kläger - ausweislich des Operationsberichtes (?) - nachgekommen.

Die Kammer folgt den Ausführungen des Sachverständigen Professor ... Der Einwand der Beklagten, der Sachverständige habe bei der Begutachtung seine eigene Monographie ... und auch die Fachliteratur unberücksichtigt gelassen, vermag nicht zu überzeugen. Der Sachverständige hat sein Gutachten auch insoweit in der mündlichen Verhandlung vom ... noch einmal erläutert und ausdrücklich klargestellt, daß ein Untersuchungsfehler selbst dann nicht vorliegen würde, wenn eine Röntgenaufnahme nach der Rippstein-Methode nicht gemacht worden wäre, da dem klinischen Befund der absolute Vorrang zu geben sei (?). Zudem berge die Rippstein-Methode bei Erwachsenen wegen der vorgegeben Lagerungstechnik größere Ungenauigkeitsquellen in sich, so daß die Diagnose ausschließlich (?) mit einer Rippstein-Aufnahme einen ärztlichen Fehler darstellen würde. Daß sich der Kläger auf die Röntgendiagnostik nach dieser Methode beschränkt hätte, hat aber die Beklagte selbst nicht vorgetragen.

Es war nicht geboten, dem Antrag der Beklagten entsprechend ein weiteres Gutachten einzuholen. Grundsätzlich ist das Gericht zur Einholung eines Obergutachtens nur ausnahmsweise verpflichtet, wenn etwa grobe Mängel des vorhandenen Gutachters erkennbar sind, wenn die Sachkunde des früheren Gutachters zweifelhaft ist, wenn das Gutachten Widersprüche enthält oder wenn der neue Gutachter über überlegene Forschungsmittel verfügt ...

Der Bundesgerichtshof hat die Anforderungen bei Arzthaftpflichtprozessen modifiziert, wonach an die Substatiierungspflicht der Partei (?) in derartigen Fällen nur maßvoll und verständige Anforderungen zu stellen seien ... Die Kammer hat der Beklagten Gelegenheit gegeben, ihre schriftlich vorgetragenen Einwände dem Sachverständigen im Termin ... vorzuhalten, zu dem der Sachverständige geladen war. Soweit Unklarheiten des Gerichts bestanden, hat der Sachverständige sein Gutachten auf Befragen des Gerichts mit dem Prozeßbevollmächtigten der Beklagten erläutert. Auch die Beklagte hat dem Gutachter eine Reihe ihrer schon zuvor schriftsätzlich vorgebrachten Einwendungen entgegengehalten und Erläuterung erbeten und erhalten, so daß sie schließlich unter Hinweis auf vorbereitend notierte Fragen erklärte, „diese nun nicht mehr stellen zu wollen." (?).

Tatsächlich sind auch Anhaltspunkte nicht - mehr - gegeben, warum dem in seinen Ergebnissen und Begründungen beachtliche Einwendungen entgegenstehen sollten (?), die eine weitere Beweiserhebung notwendig machten.

Daß ein ärztlicher Kunstfehler des Klägers nicht festzustellen ist, geht zu Lasten der Beklagten. Der Eingriff vom 15.11.1977 war zulässig (?). Bei einer solchen Fallgestaltung trägt der Patient die Beweislast für einen Kunstfehler ...

Gründe für eine Beweislastumkehr ... liegen nicht vor (?). Der Kläger hat die erforderlichen Behandlungsunterlagen geführt und diese dem gerichtlich bestellten Sachverständigen zugänglich gemacht, der sie auf ihre Vollständigkeit und ordnungsgemäße Erstellung überprüft und nicht beanstandet hat.

IV.

Der Beklagten steht gegen den Kläger kein Anspruch auf Schmerzensgeld ... wegen Verletzung der ärztlichen Aufklärungspflicht zu.

a) Die Beklagte ist über Art und Umfang der Operation in Kenntnis gesetzt worden ebenso wie über die Gefahren und nachteiligen Folgen. Dies ergibt sich zum einen aus der von ihr unterschriebenen Einverständniserklärung. Diese mußte aus Sicht eines verständigen, unvoreingenommenen Lesers dahin verstanden werden, daß der Beklagten die bekannte Eingriff-Osteotomie im einzelnen dargelegt, ihren Verlauf geschildert und mögliche Komplikationen erklärt wurden. Die Auslegung wird bestätigt durch die Aussage des Zeugen Dr. .... Dieser hat bekundet, nach einer ausführlichen Untersuchung (?) mit Durchleuchtung (?) am 13. oder (?) 14.11.1977 hätten die Parteien in seiner Gegenwart über den Befundbericht (?) gesprochen. Danach sei detailliert die therapeutische Planung zur Sprache gekommen, die den damaligen Zustand des Hüftgelenkes und der Beckenstatik, den operativen Plan mit der Stellungsänderung des Schenkelhalses, dessen Technik und die Aussichten der Operation einschließlich der allgemeinen Risiken bei operationstechnischem Verlauf zum Gegenstand gehabt habe. Dabei seien die Röntgenbilder an einem Bildschirm aufgehängt gewesen. Er selbst habe - in seiner Eigenschaft als Stationsarzt und Operationsassistent - noch zwei weitere Gespräche mit der Beklagten geführt, wobei er bei einer Gelegenheit anhand der Röntgenaufnahmen nochmals dargelegt habe, wie es bei ihr aussehe und welche Ziele mit der Operation verfolgt würden, d. h. er habe mittels eines Röntgengerätes (?) und der Aufnahmen das Operationsziel simuliert (?).

Die Aussagen und der vermittelte Eindruck von der Persönlichkeit des Zeugen Dr. ... geben keinen Anlaß, an seiner Glaubwürdigkeit zu zweifeln (?). Seine Darstellung war in sich widerspruchsfrei, eindeutig und bestimmt (?). Der Zeuge vermochte sich auch an den gerichtsbekannten Umstand (?) zu erinnern, daß die Beklagte detaillierte Kenntnisse als ein Laie (?) besaß und daß sie medizinische Fachausdrücke benutzte (?).

Da sie gut Bescheid gewußt habe - so hat der Zeuge geschildert (?) - habe sie großen Wert darauf gelegt, umfassend aufgeklärt zu werden. Ihm sei auch im Gedächtnis haften geblieben, daß es nicht leicht gewesen sei, die Beklagte von der dem gesicherten medizinischen Fachwissen entsprechenden Anatomie des Schenkelhalses zu überzeugen (?).

Aufgrund seiner beruflichen Tätigkeit war es dem Zeugen (?) im Gegensatz zur Zeugin H. ... auch möglich, der Diskussion der Parteien zu folgen und ihren sachlichen Gehalt zu verstehen (?). Zwar steht (?) er aufgrund seiner Tätigkeit im Krankenhaus - insbesondere als Operationsassistent (?) dem Rechtsstreit nicht völlig unbeteiligt gegenüber; doch ist ein Interesse am Ausgang des Rechtsstreits bei ihm nicht ersichtlich, da gegen ihn selbst keine Ansprüche geltend gemacht werden.

Auch arbeitet er seit einiger Zeit nicht mehr mit dem Kläger zusammen (?). Durch die Einverständniserklärung und die Aussage des Zeugen Dr. ... ist die Einlassung der Beklagten, ein Aufklärungsgespräch habe nicht stattgefunden, widerlegt. Wie aus ihren Schreiben hervorgeht, hat sie stets eine umfassende Aufklärung für notwendig gehalten. So hat sie einmal eine von ihr aufgesuchte Klinik verlassen, als sie feststellte, daß die Ärzte sie auf eine von ihr, selbst nicht gewünschte Operation vorbereiteten (?). Die mißglückten Voroperationen hatten bei ihr einen nachhaltigen Eindruck hinterlassen, der - wie der Zeuge Dr. ... meinte - bewirkte, daß sie ärztlichen Maßnahmen skeptisch gegenüberstand. Jedenfalls spricht schon der handschriftliche Zusatz unter der Einverständniserklärung gegen ihre Version, es habe überhaupt keine Aufklärung stattgefunden. Er bezeugt, daß die Beklagte umfassend Bescheid wußte (?).

b) Der Kläger ist auch der weiteren Aufklärungspflicht gerecht geworden, wie sie bei nicht vital indizierten Eingriffen erforderlich ist (vgl. BGH VI ZR 168/79, S. 10 = NJW 1981, 633, NJW 1977, 337, VersR 1968, 558). Nach der Rechtssprechung des BGH ist in solchen Fällen eine detaillierte, für den medizinischen Laien verständliche Darlegung des Für und Wider notwendig (?), um sicher zu gehen, daß sich der Patient über die Erfolgschancen einer Operation und über das, was er im Falle eines Fehlschlages unter Umständen auf sich nehmen muß, keine Illusionen macht. Dabei ist zu berücksichtigen, ob der Patient operationserfahren ist und bereits vorher von anderen Ärzten ausreichend aufgeklärt wurde (?).

Wie bereits dargelegt, war die Beklagte auf die Möglichkeiten eines Fehlschlages der Operation (?) hingewiesen worden. Bei objektiver Würdigung des Erklärungsinhaltes (?) mußte sie daraus folgern (?), daß es nicht sicher war, daß sich ein dauerhafter Heilungserfolg einstellen würde. Zu der speziellen Aufklärung hat der Zeuge Dr. ... bekundet, der Kläger habe erläutert, daß die Voroperationen das Risiko erhöhen würden, weil dort, wo schon operiert worden sei, mit größeren Schwierigkeiten zu rechnen sei. Der Sachverständige Professor ... hat als typische Risiken der Operation die Verschiebung der Knochenfragmente (?), eine unkorrekte Lage der Winkel Metallplatte, die Ablösung des kleinen

Rollhügels, die Beachtung von Narbenbildung und eine erhöhte Infektionsgefahr beschrieben. Angesichts der vorher vorhandenen Feststellungen am linken Oberschenkel der Beklagten (?) hat er das Risiko der nicht dauerhaften Heilung durch eine Schrumpfkontraktur als unvorhersehbar bezeichnet. Mit der verbalen Aufklärung, wie vom Zeugen Dr. ... im einzelnen ausgeführt, und der Simulation am Röntgen-Bildbetrachter (?) habe der Kläger vom medizinischen Standpunkt aus seiner Aufklärungspflicht in umfangreichem Maß (?) genügt, eine Aufklärungspflichtverletzung des Klägers ist somit nicht gegeben.

Hinzu kommt folgendes: Nach den Umständen des Einzelfalles hätte sich die Beklagte durch weitere Fragen informieren können, wenn ihr in einem Punkt die Aufklärung ungenügend oder unverständlich erschienen wäre. Die Beklagte hat im Laufe ihrer Krankengeschichte umfangreiche Erfahrungen auf dem Gebiet der fachorthopädischen Korrektur-Operationen gesammelt. Sie wußte um die Gefahren, die mit jeder Operation verbunden sind. So trägt sie selbst vor, die Operation sei ihr „annähernd bekannt" gewesen (?). Noch im August 1977 hatte sie sich anläßlich eines Besuches bei Dr. ... über eine Korrekturosteotomie beraten lassen (?). Wie sich aus den in Ablichtung bei den Akten befindlichen Schreiben an Herrn Dr. ... vom 28.08.1977 und an den Kläger vom 23.10.1977 ergibt, hat sie ihrem Leiden und den sich daraus ergebenden Fragen viel Aufmerksamkeit gewidmet (?). Dies bestätigen auch die an den Kläger gerichteten Schreiben nach der Operation und die Aussagen des Zeugen Dr. ..., der bestimmte Kenntnisse (?) als „detailliert" bezeichnet hat, insbesondere in Bezug auf die Winkelverhältnisse am Oberschenkel (?) und die Verwendung von Fachausdrücken (?). Ohne diese Kenntnisse hätte es auch nicht zu einer Diskussion kommen können, in deren Verlauf die Beklagte „hartnäckig" eine Meinung vertreten hat, die folgerichtig vom Kläger zu widerlegen war. In solchen Fällen ist es dem normal gebildeten und intelligenten Patienten, weil er erhebliche Erfahrungen hat (?), zuzumuten, durch entsprechende Nachfragen zum Ausdruck zu bringen, daß ihm die Aufklärung nicht umfassend genug erscheint (?).

Auch im Hinblick auf den Zeitpunkt der Aufklärung ergeben sich keine Bedenken gegen die Wirksamkeit der Einwilligung. Grundsätzlich ist eine Aufklärung am Vorabend der Operation ausreichend (Deutsch, NJW 1979, 1905 ff., 1907) (?). Dies gilt auch für den vorliegenden Fall. Die Beklagte hatte bereits ein Vierteljahr vor der Operation Herrn Dr. ... aufgesucht, um mit ihm (?) über die Korrekturosteotomie zu beraten. Sie hatte also Gelegenheit, die Alternativen (?), insbesondere einen Verzicht auf die Operation, ohne Situationsdruck zu überdenken (?). Die ihr am 13. oder 14.09.1977 zuteil gewordene Aufklärung (?) ermöglichte ihr noch eine Wahl, ohne daß diese schon durch die Situation präjudiziert worden wäre (?). Die Beklagte hätte durch bloße Verweigerung ihrer Unterschrift auf der Einverständniserklärung die Operation jederzeit verhindern können (?). Inwiefern auf sie „Druck" ausgeübt worden ist, legt sie nicht dar; ihr Vorbringen ist insoweit unsubstantiiert und unverständlich (?).

Da nach der Auffassung der Kammer eine rechtlich nicht zu beanstandende Aufklärung durch den Kläger erfolgt ist (?), kann der Gesichtspunkt des rechtmäßigen Alternativverhaltens, der unter Berücksichtigung der persönlichen Willenslage der Beklagten - wie sie besonders aus ihrer Korrespondenz unmittelbar vor (?) und nach der Operation hervorgeht - zu würdigen wäre, dahingestellt bleiben (?).

Aus den vorgenannten Gründen war der Klage bezüglich der Hauptforderung stattzugeben; die Widerklage war abzuweisen.

OLG Köln   Aktenzeichen: 7 U 9/82
Urteil vom 24.10.1983   Abschrift:

„... hat der 7. Zivilsenat ... für Recht erkannt:
Das am 30.11.1981 verkündete Urteil der 10. Zivilkammer des LG Bonn 10 O 44/80 - ist wirkungslos, soweit die Beklagte zur Zahlung von Mehrwertsteuer auf die Zinsen verurteilt worden ist.

Im übrigen wird die Berufung der Beklagten gegen das genannte Urteil auf ihre Kosten zurückgewiesen.

Die Widerklage wird auch insoweit zurückgewiesen, als sie im Berufungsrechtszug erhöht (Schmerzensgeld) bzw. erweitert (Feststellungsantrag) gestellt hat.

... Tatbestand wie oben; ... Nach wie vor konnte die Beklagte nicht beschwerdefrei gehen, stehen oder länger sitzen. Sie begab sich deshalb 1977 in die orthopädische Universitätsklinik in E., deren Direktor der Kläger ist. Nach einer Vorbesprechung mit dem Assistenzarzt Dr. Sch. ... im August 1977 und Schriftwechsel mit diesem und dem Kläger ... wurde sie am 07.11.1977 stationär aufgenommen. Es wurden Röntgenaufnahmen gefertigt, u. a. am 08.11.1977 eine sogen. Rippstein-Aufnahme und eine Beckenübersichts-Aufnahme ...

... führte der Kläger am 15.11.1977 eine Derotations-Medialisierungsosteotomie links unterhalb des großen Rollhügels durch.

Dabei wurde das distale Fragment um ca. 15 Grad nach innen gedreht und der Muskel ileo-psoas entspannt (?).

... Am 15.12.1977 wurde die Beklagte aus der stationären Behandlung entlassen. Schon vorher hatte sie sich, teils schriftlich ..., beim Kläger über das ihrer Ansicht nach schlechte Resultat der Operation beschwert; das tat sie auch nach ihrer Entlassung ...

Der Kläger, mit dem die Beklagte einen privat-ärztlichen Behandlungsvertrag abgeschlossen hat, hält die von ihm durchgeführte Operation für fehlerfrei und verlangt Zahlung des mit ... errechneten Honorars.

Die Beklagte hat behauptet, das Ziel der Operation - Korrektur der durch die früheren Operationen angeblich verursachten Innendrehung des linken Beins - sei völlig verfehlt worden. Ihr jetziger Zustand sei sehr viel schlimmer als der frühere. Dies sei nicht weiter verwunderlich, weil der Kläger das Gegenteil dessen getan habe, was erforderlich gewesen sei.

Zur Korrektur der Innendrehung sei notwendig gewesen, bei der Osteotomie das distale Fragment nach außen zu drehen; statt dessen habe der Kläger es nach innen gedreht und dadurch die schon vorher bestehende Innendrehung von ca. 35 Grad vergrößert. Ursache dieses Fehlgriffs sei eine nicht ordnungsgemäße Voruntersuchung. Die Operation habe eine korrekte Ermittlung des Schenkelhals- und Antetorsionswinkels vorausgesetzt. Die vom Kläger für die Bestimmung des letzteren angewandte Rippstein-Technik sei ungeeignet gewesen; zudem sei die bei dieser Technik vorgeschriebene Lagerung des Patienten in ihrem Fall nicht beachtet worden. Dasselbe gelte für die am 08.11.1977 angefertigte Beckenübersichtsaufnahme.

Ferner hat die Beklagte geltend gemacht, sie sei vor der Operation über deren Ziele und Risiken nicht ordnungsgemäß aufgeklärt worden. Die oben wiedergegebene Einverständniserklärung habe sie unter dem psychischen Druck der unmittelbar bevorstehenden Operation an deren Vorabend unterzeichnet. Hätte sie insbesondere von der beabsichtigten Innendrehung gewußt, hätte sie der Operation niemals zugestimmt.

Klagebegründung des Klägers, siehe LG Bonn ...
... Sie (die Beklagte) wiederholt ihr erstinstanzliches Vorbringen ... und wendet sich gegen die Beweiswürdigung im angefochtenen Urteil, und zwar sowohl in Bezug darauf, daß das Landgericht, gestützt auf das Gutachten des Sachverständigen Professor..., einen Behandlungsfehler verneint hat, als auch in Bezug auf die durch den Zeugen Dr. Sch. bestätigte Aufklärung. Insbesondere meint sie, das Gutachten weise Widersprüche auf, der Sachverständige habe sich bei der Begutachtung nicht an die Regeln gehalten, die er in seiner eigenen wissenschaftlichen Veröffentlichung selbst aufgestellt habe, und schließlich sei das Gutachten im entscheidenden Punkt lückenhaft, weil der Sachverständige die

vom Kläger gefertigten bzw. veranlaßten Röntgenaufnahmen nicht ausgewertet habe.

Der Kläger wiederholt sein erstinstanzliches Vorbringen und verteidigt das angefochtene Urteil sowie die Ausführungen des Sachverständigen.

Der Senat hat die Krankenunterlagen beigezogen ... eine ergänzende gutachterliche Stellungnahme des Professor ... eingeholt; auf dessen Ergänzungsgutachten ... wird verwiesen.

Die Beklagte hat in ihren Schriftsätzen vom ... eine Reihe von Einwendungen gegen das Ergänzungsgutachten erhoben.

Im Termin vom ... hat der Sachverständige sein Gutachten mündlich erläutert, die anatomischen Verhältnisse im Operationsbereich anhand eines Oberschenkelknochens demonstriert (?) und zu den Einwendungen der Beklagten Stellung genommen, dabei auch Röntgenaufnahmen aus der Sammlung der Beklagten, die diese zum Teil mitgebracht hatte und anhand derer sie die angebliche Fehlerhaftigkeit des Vorgehens des Klägers dartun wollte, ausgewertet und erläutert. Mit Schriftsatz vom ... hat die Beklagte die Wiedereröffnung der mündlichen Verhandlung beantragt.

Entscheidungsgründe:
Die zulässige Berufung ist nicht begründet.
Davon abgesehen hat der Senat unter Berücksichtigung der Schwierigkeit (?) der in Rede stehenden Operation und der fachlichen Qualifikation des Klägers - Professor und Direktor einer Universitätsklinik - keine Bedenken, die Angemessenheit der auf dem 6-fachen Satz der damals geltenden GOÄ basierenden Liquidation auch positiv festzustellen.

Die Beklagte hat in die Operation vom 15.11.1977 wirksam eingewilligt. An der ordnungsgemäßen Aufklärung kann schon aufgrund der von ihr unterzeichneten, oben wiedergegebenen Einverständniserklärung kein ernsthafter Zweifel bestehen. Die Behauptung, sie habe diese Erklärung unter dem Druck der bevorstehenden Operation unterschrieben, ohne zu wissen, was sie dort unterschreibe, ist bereits wegen der von ihr auf das Formular handschriftlich gesetzten Zusätze unglaubhaft (?). Diese Zusätze lassen erkennen, daß die Beklagte sich sehr wohl sorgfältig Gedanken über die bevorstehende Operation gemacht (?) und keineswegs blindlings etwas unterschrieben hat, was sie nicht zuvor gelesen hat (?). Es kommt hinzu, daß sie nicht erst nach der Operation vom 15.11.1977, sondern auch schon vorher konkrete Vorstellungen darüber entwickelt hatte, wie sie sich die Durchführung der Operation vorstellte (!?). Das ergibt sich aus ihrem Schreiben an Dr. Sch. ... und an den Kläger vom ...

Danach ist es ganz unwahrscheinlich, daß sich die Beklagte vom Kläger mit einer nichtssagenden oder von ihr in wesentlichen Punkten nicht verstandenen Aufklärung hat abspeisen lassen, erst recht, daß sie die Einverständniserklärung ohne jede vorherige Aufklärung unterzeichnet hat (?). Sie ist gerade nicht der Typ, der sich gewissermaßen gläubig ohne weiteres mit dem zufrieden gibt, was der Arzt vorschlägt, sondern entwickelt eigene Vorstellungen - und ist (?) durchaus in der Lage, sich nicht nur schriftlich, sondern auch mündlich zu artikulieren und gegenüber dem medizinischen Fachmann ihren Standpunkt zu verfechten. Dies beweist nicht zuletzt der Prozeßverlauf, und davon hat sich der Senat in der mündlichen Verhandlung vom ... überzeugen können (?).

Bereits deshalb ist die nochmalige Vernehmung des Zeugen Dr. Sch. nicht veranlaßt. Davon abgesehen hat der Senat trotz der Ausführungen Seite ... der Berufungsbegründung ... keine Zweifel an der Glaubwürdigkeit der Bekundung des Zeugen in erster Instanz ... Wenn sich der Zeuge in seinem Schreiben an das Sozialgericht Köln vom ... in dem Punkt geirrt hat, daß die Beklagte ein Kunstgelenk links wünschte, so gestattet das nicht den Rückschluß, daß auch seine Darstellung zur Aufklärung in entscheidenden Punkten durch Irrtum beeinflußt ist (?). Es liegt nahe, daß er sich gerade deshalb an das Aufklärungsgespräch mit der Beklagten erinnern konnte, weil diese - im Gegensatz zu anderen Patienten - ein den Zeugen „erstaunendes Wissen über ihr Leiden mitbrachte" ... (?), großen Wert darauf legte, umfassend aufgeklärt zu werden (?), nicht leicht zu überzeugen war (?) und dem, was der Kläger (?) ihr sagte, skeptisch gegenüberstand (?), weil sie wohl ein anderes Verständnis über die normalen anatomischen Verhältnisse eines gesunden Menschen hatte (?), als es dem gesicherten medizinischen Fachwissen entsprach ... (?).

Unter Berücksichtigung dessen besteht kein zureichender Grund, aus der Tatsache, daß sich der Zeuge in einem Nebenpunkt (?) geirrt hat, zu schließen, auch der Kern seiner Aussage (?) sei unzuverlässig. Seine Bekundung bestätigt mithin das aus der Unterzeichnung der Einverständniserklärung seitens der Beklagten gewonnene Ergebnis (?).

Ebensowenig trifft den Kläger der Vorwurf eines Behandlungsfehlers. Mithin kann die Beklagte dem Honoraranspruch nicht den Einwand der Aufrechnung wegen eines ihr angeblich zustehenden Schadenersatzanspruchs entgegensetzen, und ist die Widerklage in vollem Umfang unbegründet.

Aufgrund der Ausführung des Sachverständigen Prof. ... steht fest, daß es richtig war, bei der Operation vom ... das distale Fragment nach innen zu drehen, denn bei der Beklagten lag damals - entgegen ihrer Ansicht eine vermehrte knöcherne Außendrehung vor. Bei Abfassung des Ergänzungsgutachtens vom ... haben dem Sachverständigen die Krankenunterlagen ... und die vom Kläger gefertigten Röntgenaufnahmen vom 08.11.1977 und 29.11.1977 vorgelegen -

Antetorsionsaufnahmen in Rippsteintechnik. Danach bestand bei der Beklagten links eine unphysiologische, der Norm nicht entsprechende Retrotorsion (projizierter Retrotorsionswinkel ca. 6 Grad) (?), die der Kläger operativ behoben und eine physiologische Antetorsion des Schenkelhals geschaffen hat (projizierter Antetorsionswinkel von 12 Grad (?), was einem reellen Antetorsionswinkel von ca. 16 Grad entspricht (?)).

Eine Retrotorsion ist eine knöcherne Fehlstellung des Schenkelhalses, und zwar im Sinne einer Außenverdrehung. Die Behauptung der Beklagten ..., trotz Retrotorsion habe bei ihr eine knöcherne Innenverdrehung (Antetorsion) von ca. 35 Grad vorgelegen, ist deshalb ein Widerspruch in sich ... Denkbar ist nur, daß trotz Retrotorsion aus anderen, z. B. muskulären Gründen (?) eine vermehrte Innen- statt Außendrehung vorliegt, wie der Sachverständige im Termin vom ... ausgeführt hat (?). Im Falle der Beklagten stand jedoch - bezogen auf den Zeitpunkt der Operation - eine vermehrte Außenrotation zumindest im Vordergrund (?). Die klinische Untersuchung (?) des Klägers bestätigt die vermehrte Außendrehfähigkeit links (?), wie der Sachverständige schon Seite 5 des Ergänzungsgutachtens ... hervorgehoben und im Termin vom ... nochmals bestätigt hat (?). Danach ergaben sich für das linke Hüftgelenk folgende Werte ... (?).

Ausweislich des Operationsberichts vom 15.11.1977 ... ist die Drehfähigkeit auch intraoperativ geprüft worden (?). Dabei ergab sich - vor dem eigentlichen Eingriff - eine gegenüber der Innenrotation um ca. 15 Grad vermehrte Außenrotation (?).

Daneben bestand offenbar beim Gehen eine Einwärtsdrehstellung des linken Beines der der Kläger, wie aus dem Operationsbericht hervorgeht (?), durch Entspannung des Muskels ileo psoas (?) zu begegnen versucht hat, vgl. ferner ... des Gutachtens des Prof. M. vom 05.08.1976, ...: Vorschieben des Beckens beim Gehen (?), dem die Beklagte durch Einwärtsdrehen des linken Beines begegnet; funktionelle Fehlstellung beim Gehen, die offenbar kompensatorisch eingenommen wird (?).

An sich sei die Außenverdrehung des linken Beins im Vergleich zur Einwärtsdrehung eher möglich (?) als normalerweise. Siehe ferner ... das Gutachtern Prof. C. vom 03.02.1978 - Untersuchung am 04.01.1977 -: Keine auffällige Innendrehfehlstellung, jedoch werde im Gangbild das linke Bein mit erheblicher Einwärtsdrehung der Fußspitze geführt, dabei würden das linke Hüft- und Kniegelenk nicht durchgestreckt; ...: Röntgenologisch links keine vermehrte Antetorsion, die eine Innendrehfehlstellung des linken Beins bedingen könnte, im Gegenteil O-Stellung (?) des Schenkelhalses gegenüber der Femurachse (?).

Diese im Gangbild hervortretende Einwärtsdrehung (?) änderte aber nichts daran, daß nicht nur nach dem Röntgen, sondern auch nach dem klinischen, intraoperativ bestätigten Befund die knöchern bedingte (Retrotorsion) vermehrte Außendrehung (?) im Vordergrund stand. Es kann deshalb keine Rede davon sein, daß bei der Osteotomie zur Behebung einer vermehrten Innendrehfähigkeit eine Außen- statt Innendrehung des distalen Fragments angezeigt gewesen wäre. Eine solche hätte die schon vorhandene unphysiologische Retrotorsion (?) nur noch verstärkt, war deshalb kontraindiziert (?).

Fraglich kann deshalb nur noch sein, ob die sich aus den Röntgenaufnahmen ergebenden und durch die klinische Untersuchung bestätigten Werte (?) falsch ermittelt worden sind. Dies ist nicht nur nicht bewiesen, sondern widerlegt.

Was den Einwand der Beklagten angeht, die angewandte Rippstein-Technik sei generell ungeeignet, so hat der Sachverständige im Termin vom ... überzeugend ausgeführt, daß es sich um ein allgemein anerkanntes Verfahren handelt, sogar die gängigste Methode zur Bestimmung der hier bedeutsamen Winkel (?). Die Vorschriften über die Lagerung des Patienten konnten im Falle der Beklagten wegen deren Erkrankung (?) nicht voll eingehalten werden, wie der Kläger selbst ausgeführt hat; die wesentlichen Bedingungen, von denen die korrekte Bestimmung des Ante- bzw. Retrotorsionswinkels abhängt, sind aber beachtet worden (?).

Die Beklagte hat im Termin vom ... die Umstände, die nach ihrer Ansicht einer korrekten Winkelbestimmung entgegengestanden haben sollen, vorgetragen. Der Sachverständige hat hierzu im einzelnen Stellung genommen und überzeugend ausgeführt, daß die behaupteten Umstände keine bzw. keine nennenswerte Bedeutung für die richtige Winkelbestimmung gehabt haben können (?). Daß die Winkelmessung anhand von Röntgenaufnahmen niemals mit gewissermaßen mathematischer Sicherheit erfolgen kann (?), hat der Sachverständige schon ... ausgeführt - Streubreiten plus minus 5 Grad, die durch Lagerungsungenauigkeit entstehen können, sind dem mit Arzthaftungssachen ständig befaßten Senat im übrigen auch aus anderen Verfahren im Zusammenhang mit Osteotomien wegen Epiphysenlösung bei Jugendlichen bekannt (?), und zwar sogar unabhängig von Ungenauigkeit bei der Lagerung (?). Schon aus diesem Grund geht auch der Einwand der Beklagten fehl, aus den unterschiedlichen Ergebnissen bei der Auswertung der Röntgenaufnahmen ergebe sich, daß jedenfalls in ihrem Fall die Rippstein-Technik ungeeignet gewesen sei, und der Kläger die maßgebenden Winkel anders hätte ermitteln müssen bzw., daß er die Rippstein-Technik falsch angewandt habe.

Die unterschiedliche Antetorsionswinkelbestimmung bezüglich der postoperativen Rippstein-Aufnahme vom 29.11.1977 zwischen einerseits dem Kläger, andererseits dem Sachverständigen ist minimal. Letzterer hat, wie schon oben gesagt, einen projizierten Antetorsionswinkel von 12 Grad errechnet, der Kläger einen solchen von 5 bis 10 Grad (?) - daß es sich hierbei um den projizierten und nicht den (etwas größeren(?)) reellen Antetorsionswinkel handelt, ergibt sich aus Seite 3 unten der Krankengeschichte ...: Antetorsionsaufnahme vom 29.11.1997 zeigt eine Antetorsion von ca. 5 bis 10 Grad. Die Röntgenaufnahmen ergeben nämlich nur den projizierten Winkel, der reelle muß daraus anhand mathematischer Formeln errechnet werden -. Wenn die Beklagte ... den vom Kläger ermittelten Wert mit 5 Grad angibt, so greift sie damit, eventuell um die tatsächlich vorhandene Diskrepanz größer erscheinen zu lassen (?), willkürlich den untersten Wert, den der Kläger für möglich gehalten (?) hat, heraus. Ähnliches gilt für die von der Beklagten a.a.O. herausgestellte angebliche Diskrepanz zwischen dem „Rippstein-Wert" laut Aufnahme vom 29.11.1977 und dem der vom Sachverständigen am 09.10.1980 gefertigten Aufnahme - gemessener projizierter Antetorsionswinkel von 20 Grad ... Dem Wert von 20 Grad ist der vom Sachverständigen für die Aufnahme vom 29.11.1977 ermittelte von 12 Grad gegenüberzustellen. Unabhängig von der Frage, ob sich inzwischen der Antetorsionswinkel geändert haben kann (?), obwohl eine weitere Operation nicht stattgefunden hatte, ergibt sich damit ein Unterschied innerhalb der normalen Streubreite von plus minus 5 Grad, bezogen auf jede Aufnahme (?); erst bei Diskrepanzen über zehn Grad wäre diese Streubreite überschritten (?). Hierauf hat der Sachverständige im Termin vom ... hingewiesen. Dasselbe gilt, wenn auf den reellen statt den projizierten Antetorsionswinkel abgestellt wird. Die Werte betragen dann ca. 24,5 Grad ... und ca. 16 Grad (?).

Bezüglich der präoperativen Röntgenaufnahmen vom 08.11.1977 behauptet auch die Beklagte keine nennenswerte Diskrepanz in der Auswertung einerseits des Klägers, andererseits des Sachverständigen (?).

Röntgenaufnahmen aus der Zeit vor der F.-Operation vom 16.09.1975 sind nicht geeignet, Aussagen über die Richtigkeit oder Unrichtigkeit der Winkelbestimmung seitens des Klägers zu machen (?). Ausweislich des von der Beklagten vorgelegten Operationsberichts vom 16.09.1975 ... ist bei der damaligen Osteotomie zwecks Korrektur einer - seinerzeit wirklich vorhandenen - Innendrehfehlstellung eine Außendrehung vorgenommen worden (?). Es liegt auf der Hand, daß damit die Verhältnisse im linken Oberschenkelbereich so verändert worden sind, daß früher gemachte Röntgenaufnahmen zur Bestimmung der Verhältnisse zur Zeit der Operation vom 15.11.1977 nicht herangezogen werden können (?).

Soweit sich die Beklagte auf sogenannte Lauenstein-Aufnahmen stützt, um die Diagnose des Klägers in Zweifel zu ziehen, geht das fehl. Der Sachverständige hat im Termin vom ... überzeugend ausgeführt, daß solche Aufnahmen einen anderen Zweck als den der Winkelbestimmung verfolgen und auf einer ganz anderen Lagerungstechnik beruhen. Entsprechendes gilt entgegen ... des

Schriftsatzes der Beklagten vom ... - für Aufnahmen nach Lequene. Diese betreffen das Verhältnis zwischen Hüftkopf und Hüftpfanne (?), wie der Sachverständige im Termin ... erläutert hat. In der Unterlassung einer solchen Röntgendiagnostik kann deshalb kein Fehler gefunden werden, ganz abgesehen davon, daß nichts dafür spricht, daß sich alsdann ein von der Rippstein-Aufnahme abweichendes Resultat ergeben hätte (?).

Schließlich kann die Richtigkeit der Diagnose des Klägers und der darauf basierenden Operation nicht deshalb ernsthaft in Frage gestellt werden, weil, wie im Schriftsatz vom ... mehrfach ausgeführt, bei der Beklagten ein „anoperierter Knick" vorgelegen habe. Es spricht alles dafür, daß die betreffenden Angaben auf einem Mißverständnis beruhen (?). Anhand einer der von ihr mitgebrachten Röntgenaufnahmen hat die Beklagte im Termin vom ... gezeigt, was sie mit besagtem Knick meine. Dabei hat der Sachverständige festgestellt, daß es sich um eben die Retrotorsion handelt (?), die dem Kläger Veranlassung gab, so wie geschehen zu operieren ... (?). Im übrigen hat der Sachverständige ausgeführt, wenn tatsächlich bei einer der früheren Operationen - in Betracht kommt speziell die F.-Operation aus dem Jahre 1975 - ein Knick oberhalb der Osteotomiestelle geschaffen worden sei, so könne dieser nicht erheblich gewesen sein (?), habe deshalb keinen Einfluß auf die Beurteilung der Fehlerfreiheit bzw. Fehlerhaftigkeit der vom Kläger durchgeführten Operation (?). Wenn ein Knick geschaffen worden sei, dann wohl zwecks Beseitigung einer bei der Beklagten vorhandenen Beugekontraktur = Einschränkung der Streckfähigkeit im linken Hüftgelenk. Diese Beugekontraktur hat der Sachverständige selbst festgestellt. Die gegenseitige Behauptung der Beklagten ... ist damit widerlegt (?): Der Kläger und der Sachverständige sind übrigens nicht die einzigen, die diese Beugekontraktion festgestellt haben. Auf Seite ... des von der Beklagten vorgelegten Gutachtens des Prof. C. ... ist ausgeführt, daß es bei der Beklagten im Anschluß (?) an die F.-Operation durch fehlerhaftes Gehen (?) und fehlerhafte Haltung (?) zu einer Beugekontraktur im linken Hüftgelenk gekommen sei (?), die dieser Sachverständige darauf zurückgeführt hat, daß die Beklagte nicht bereit gewesen sei (?), die nach einer solchen Operation erforderliche krankengymnastische Übungsbehandlung durchzuführen (?) - hierzu war die Beklagte auch im Anschluß an die hier in Rede stehende Operation vom 15.11.1977 nicht bereit (?). Übrigens hat auch Prof. C. eine knöcherne Innendrehfehlstellung nicht festgestellt (?). Seite ... seines Gutachtens ... usw. ist ausgeführt, daß sich aus einer Röntgenaufnahme vom 30.08.1976 ein Antetorsionswinkel von 0 Grad - also ebenfalls deutlich unter der Norm - ergebe (?). Daß die Beklagte auch nach der F.-Operation, bei der eine Außendrehung des Beines von 30 Grad durchgeführt wurde (?) ..., weiter das linke Bein einwärts drehte, führte dieser Sachverständige auf die schon erwähnte mangelhafte Bereitschaft der Beklagten zurück, an krankengymnastischen Übungen teilzunehmen (?).

Auch das von der Beklagten vorgelegte Gutachten des Prof. M. vom 05.08.1976 gibt für eine knöcherne Innendrehfehlstellung nichts her (?). Im Gegenteil hat dieser Sachverständige, wie schon oben hervorgehoben ..., ausgeführt, die Außendrehung des linken Beines sei im Vergleich zur Einwärtsdrehung eher möglich als normalerweise, es liege also keine das Bein in Einwärtsstellung fixierende Kontraktur (?), sondern eine funktionelle Fehlstellung beim Gehen vor, die offenbar lediglich beim Gehen kompensatorisch eingenommen werde. Auch dieser Sachverständige hat eine intensive krankengymnastische Behandlung der Gehbehinderung für erforderlich gehalten ...

Worauf die bei der Beklagten um die Zeit der F.-Operation und auch jetzt bestehende vermehrte Innendrehfähigkeit ... - der von der Beklagten gegen den Sachverständigen (Prof. K.) erhobene Vorwurf, dieser habe die vermehrte Innendrehung verharmlost, ist angesichts der aa0. getroffenen Feststellungen aus der Luft gegriffen - beruht, bedarf vorliegend keiner Entscheidung (?). Jedenfalls, kann nach dem Ergebnis der Beweisaufnahme nicht davon ausgegangen werden, daß diese durch die Operation vom 15.11.1977 verursacht oder verschlimmert worden ist (?), vielmehr erweist sich die Operation aus damaliger Sicht (?) auf der Grundlage der damals richtig getroffenen diagnostischen Feststellungen als fehlerfrei. Die Ausführungen im Schriftsatz vom 11.10.1983 geben keinen Anlaß, die mündliche Verhandlung wiederzueröffnen.

LG Frankfurt   Aktenzeichen: 2/4 O 193/78
Urteil vom 31.03.1982   Abschrift:

„... hat das LG Frankfurt im schriftlichen Verfahren für Recht erkannt:
Die Klage wird abgewiesen.

Tatbestand:

Die Klägerin erlitt im Alter von 13 Jahren eine Knochenmarkseiterung des rechten Oberschenkels. Es entwickelte sich eine chronische (?) Osteomyelitis mit Spontanfraktur des rechten Oberschenkels. In der Folgezeit wurden in den Jahren 1946 und 1947 zahlreiche (?) Operationen durchgeführt. Schließlich kam die Knochenmarksvereiterung unter Versteifung des rechten Kniegelenks und einer Beinverkürzung von 14 cm zur Ausheilung. Wegen Schwielenbildung im Vorfußbereich ließ (?) die Klägerin im Jahre 1971 unter anderem (?) eine Beinverkürzung (?) von 8 cm am gesunden linken Bein vornehmen.

Wegen einer ausgebliebenen knöchernen Festigung des temporär (?) abgelösten kleinen Rollhügels mußte sich die Klägerin im April 1972 einer erneuten Operation unterziehen. Im Juni 1972 wurde wegen einer bestehenden Varusfehlstellung (!?) der Schenkelhals wieder operativ aufgerichtet und der immer noch nicht gefestigte Trochanter minor erneut mit zwei Schrauben fixiert. Im August 1973 wurde in K. wegen der schlechten Gehfähigkeit der Klägerin erneut eine Aufrichtung des coxalen Femurendes mit gleichzeitiger Korrektur der Torsionsstellung vorgenommen. Am 26.02.1975 wurden in F. in der Orthopädischen Universitätsklinik die Metallimplantate und der Trochanter minor entfernt.

Da sich die Innendrehfehlstellung des linken Beines nicht besserte und die Beschwerden im linken Knie und Fußgelenk zunahmen, wurde die Klägerin am 16.09.1975 erneut operiert. Die Operation wurde, ebenso wie diejenige vom 26.02.1975, von dem Beklagten in der Orthopädischen Universitätsklinik in F. vorgenommen. Er führte eine dreidimensionale Korrekturosteotomie des linken coxalen Femurendes durch. Dabei wurde der Schenkelhalswinkel durch Entnahme eines medialen Keiles um 10 Grad verringert, die Beugekontraktur (?) durch Entnahme eines dorsalen Keiles von 20 Grad ausgeglichen und außerdem die Innenrotationsfehlstellung durch Außendrehung des Beines um 30 Grad korrigiert. Die Osteosynthese erfolgte mit einer 90 Grad-Winkelplatte.

Bezüglich beider in F. vorgenommenen Operationen hat die Klägerin schriftliche Aufklärungserklärungen abgegeben.

Am 15.11.1977 ließ sich die Klägerin nach zwischenzeitlicher Entfernung der Metallimplantate in der Orthopädischen Universitätsklinik in E. ein weiteres Mal an der linken Hüfte operieren.

Die Klägerin behauptet, die Operation in E. sei erforderlich gewesen, um die von dem Beklagten zu 1) bei der Operation vom 16.09.1975 vorgenommenen Fehler zu korrigieren. Sie trägt hierzu im wesentlichen vor, der Beklagte zu 1) habe es unterlassen, eine für die Operation erforderliche sorgfältige röntgenologische Diagnose vorzunehmen. Auch habe er es versäumt, den Drehfehler ihres linken Beines durch eine Axialaufnahme zu bestimmen. Ferner habe er bei der Operation durch Herunterschieben des Beckens die gesunde Hüftpfanne falsch gelagert. Dadurch habe er einen viel zu kleinen Schenkelhals (?) geschaffen.

Die Klägerin behauptet weiter, ihr sei die gesamte Operation vom 26.02./16.09.1975 zudem nicht erläutert worden.

Die Klägerin vertritt die Auffassung, daß ihr jetziger Zustand - das Bein ist um etwa 45 ° innenverdreht, die Hüfte ist 25 ° gebeugt, die Klägerin kann sich nur unter starken Schmerzen im Knie und Oberschenkel an 2 Krücken fortbewegen, die Wirbelsäule ist schwer geschädigt - von dem Beklagten zu 1) bzw. „neuverursacht" sei.

Sie behauptet, ihr seien durch die Operation vom 16.09.1975 Kosten in Höhe von insgesamt 15.715,40 DM (Korrekturoperation in E., Aufstellung gem. Anlage 1 zum Klägerschriftsatz vom 02.12.1978) entstanden.

Sie weist darauf hin, daß sie nun zu 100 % erwerbsunfähig sei, was bei dem zuzubilligenden Schmerzensgeld zu berücksichtigen sei.

Die Beklagten behaupten, die Operation vom 16.09.1975 sei lege artis durchgeführt worden. Insbesondere bestünden keine Anhaltspunkte dafür, daß die Klägerin falsch gelagert worden sei. Auch seien die erforderlichen Röntgenaufnahmen gemacht worden. Bei der Vorbereitung zur Röntgenaufnahme sei die Innenrotation des linken Beines der Klägerin ausgeglichen worden (?). Da bei der Vornahme der 2. Röntgenaufnahme - der Rippsteinaufnahme - die Körperhaltung der Klägerin durch die Verwendung eines Gestells (?) fixiert worden sei, könne auch nicht der Unterschenkel des linken Beines zu weit nach außen geschwenkt worden sein.

Schließlich vertreten die Beklagten die Auffassung daß das Bein der Klägerin bei der in E. erfolgten Operation nach innen gedreht worden sein müsse, wenn sich die vorhandene (?) Innendrehung nach dieser Operation um 10 ° vergrößert habe.

Zu der Frage der Erläuterung der Operation vom 26.02./16.09.1975 behaupten die Beklagten, daß der Klägerin die von ihr dringend gewünschte Operation (?) nicht nur von dem Beklagten zu 1), sondern noch von 3 weiteren namentlich benannten Ärzten in allen Einzelheiten erläutert worden sei (?).

Wegen der weiteren Einzelheiten des Parteivorbringens wird auf die gewechselten Schriftsätze nebst Anlagen Bezug genommen.

Das Gericht hat gemäß Beschluß vom 24.01.1979 ... Beweis erhoben durch Einholung eines schriftlichen Sachverständigengutachtens. Wegen des Ergebnisses der Beweisaufnahme wird auf den Inhalt des schriftlichen Gutachtens des Prof. K., Städtische Orthopädische Klinik in M. vom 27.05.1981/ 25.01.1982 ... Bezug genommen.

Entscheidungsgründe:
Die Klage ist unbegründet.
Der Klägerin steht der gegen die Beklagten geltend gemachte Schadensersatzanspruch nicht zu.

Soweit die Klägerin die von ihr erhobenen Ansprüche darauf stützt, daß ihr die am 26.02. und 16.09.1975 durchgeführten Operationen nicht erläutert worden seien, ist diese Behauptung durch die von ihr unterzeichneten Erklärungen vom 12.02. und 15.09.1975 ... widerlegt.

In diesen Erklärungen ist die jeweilige Art (?) des Eingriffs ausdrücklich aufgeführt. In der Erklärung vom 15.09.1975 ist sogar ein handschriftlicher Zusatz der Klägerin des Inhalts enthalten, daß sie mit einer Hüftversteifung oder Endoprothese nicht einverstanden sei. Hieraus ergibt sich (?), daß ein entsprechendes Gespräch mit der Klägerin geführt wurde. Im übrigen trägt die Klägerin mit Schriftsatz ... selbst (?) vor, daß sie sehr präzise Vorstellungen über Art und Umfang des geplanten (?) Eingriffs hatte. Das Gericht hält es daher für erwiesen, daß die Klägerin die schriftlichen Bestätigungen der Aufklärung und der Einwilligung in die Operation in hinreichender Kenntnis der medizinischen Situation (?) erteilt hat.

Soweit die Klägerin behauptet, die Operation vom 16.09.1975 sei entgegen den Regeln der ärztlichen Kunst erfolgt, hat die durchgeführte Beweisaufnahme diesen Vortrag nicht bestätigt.

So hat der Gutachter Prof. ... in seinem schriftlichen Gutachten vom .../... in Kenntnis des gesamten Akteninhalts, insbesondere sämtlicher von der Klägerin vorgelegter Operationsberichte, ausführlich und überzeugend dargelegt, daß weder bei der am 16.09.1975 vorgenommenen Operation selbst noch bei den davor durchgeführten röntgenologischen Untersuchungen ein fehlerhaftes oder nicht sachgemäßes Vorgehen zu erkennen sei.

So hat der Gutachter insbesondere festgestellt, daß sowohl bei der Aufnahmeuntersuchung am 12.02.1975 als auch bei der späteren Kontrolluntersuchung am 26.08.1975 ausführliche klinische (?) Befunderhebungen vorgenommen worden seien. Auch sei bei allen Befunderhebungen auf die Bewegungseinschränkung (?) des linken Hüftgelenkes hingewiesen worden.

Der Gutachter führt weiter aus, daß neben der klinischen Untersuchung auch wiederholt ausführliche röntgenologische Befunderhebungen vorgenommen worden seien. Insbesondere seien auch noch Schrägaufnahmen des Beckens (?) unter Berücksichtigung (?) der Innenrotationskontraktur (?) der linken Hüfte und Achsenaufnahmen (?) beider Beine (?) unter Ausgleich der Beinlängendifferenz (?) ausgeführt worden.

Der kompetente Sachverständige führt sodann weiter aus, daß der Schenkelhalsschaft- und Antetorsionswinkel korrekt ermittelt worden sei (?). Er weist insbesondere darauf hin, daß sich keine Anhaltspunkte für die von der Klägerin aufgestellte Behauptung, sie sei falsch gelagert worden, ergäben.

Der Gutachter kommt zu dem Ergebnis, daß die operativen Eingriffe, die der Beklagte zu 1) an der Klägerin vorgenommen habe, sorgfältig geplant und durchgeführt worden seien (?). So seien die klinischen Befunde (?) und damit die Operationsindikation (?) auch intraoperativ (?) nochmals überprüft worden.

Die hüftnahe (?) Umstellungsosteotomie sei schließlich nach anerkannten (?) Grundsätzen der operativen Orthopädie vorgenommen worden.

Abschließend stellt der Gutachter fest, daß bei der Klägerin die operative Indikationsstellung (!) nicht auf dem Röntgenbild, sondern auf dem klinischen Befund beruht habe (?) und daß die korrekt (?) durchgeführten Röntgenaufnahmen deshalb für die Indikationsstellung nicht entscheidend gewesen seien (?).

Die Kammer schließt sich diesen in sich widerspruchsfreien und überzeugenden Ausführungen des kompetenten Sachverständigen an.

Da somit eine Haftung der Beklagten bereits dem Grunde nach nicht nachgewiesen wurde, war die Klage ohne ein Eingehen auf die Höhe des Klageantrages zu 1) insgesamt abzuweisen.

OLG Frankfurt
Urteil vom 14.04.1983

Aktenzeichen: 1 U 124/82
Abschrift:

„... hat der 1. Zivilsenat des OLG Frankfurt ... für Recht erkannt:

1) Die Berufung wird zurückgewiesen.

Tatbestand siehe oben, LG. Urteil, sowie: Die Klägerin war über viele Jahre mit einer Verkürzungsausgleichsprothese ohne Stockstützen gehfähig. Wegen rezidivierender Schwielenbildung im Vorfußbereich erstrebte sie eine Beinlängenangleichung (?). Es wurde ihr eine Verkürzungsosteotomie des gesunden linken Beines empfohlen (?). Dieser Eingriff wurde am 06.10.1971 in S. von Dr. ... durchgeführt. Dabei wurde der linke Oberschenkel subtrochantär (?) um 6 cm verkürzt und gleichzeitig eine Umlagerungsosteotomie (?) des coxalen Femurendes durchgeführt, die mit einer weiteren Beinverkürzung verbunden war; die Gesamtverkürzung betrug 8 cm.

In den Jahren 1972 und 1973 unterzog sich die Klägerin 5 weiteren Operationen, bei denen der Trochanter minor operativ fixiert, der Schenkelhals wieder aufgerichtet und die Torsionsstellung des Femur korrigiert wurden. Als Folge der in K. am 13.08.1973 ausgeführten Operation stellte sich eine Innendrehstellung des linken Beines ein, die zu zunehmenden Schmerzen im linken Knie und Sprunggelenk führte.

Am 26.02.1975 siehe oben; auf eine Derotationsosteotomie wurde zunächst verzichtet.

Am 16.09.1975 ... siehe oben. Die vorausgegangene Untersuchung (06.09.1974) hatte folgende Befunde ergeben:

a) Das linke Bein wies eine deutliche Innendrehstellung auf,

b) das linke Bein konnte im Hüftgelenk nicht gestreckt werden;

c) die Projektion des Schenkelhalsschaftswinkel betrug mehr als 130 Grad.

Nach dem Operationsbericht vom 16.09.1975, siehe oben...

Die Klägerin hat vorgetragen, Zweck der Operation vom 16.09.1975 sei es gewesen, die durch die vorausgegangenen Operationen eingetretene Innendrehung des linken Beines zu korrigieren und damit ein normales Gangbild herzustellen. Die Operation vom 16.09.1975 habe dieses Ziel verfehlt. Der Drehfehler sei nicht beseitigt, vielmehr eine Neigung von 20 Grad vorgenommen und der Schaft nach außen versetzt worden; hierdurch und durch die Schaffung eines zu kleinen (?) Schenkelhalses sei die Bewegungsmöglichkeit der Klägerin noch eingeschränkter und schmerzhafter geworden und die Wirbelsäule schwer geschädigt worden. Sie (die Klägerin) könne nicht mehr sitzen und müsse beim Liegen den Oberschenkel abstützen ...

Ursache des operativen Mißerfolges sei eine falsche röntgenologische Diagnose. Das Becken und das linke Bein seien nach der Rippstein-Methode geröntgt worden. Diese Methode sei nicht geeignet, den Schenkelhalsschaftwinkel exakt zu bestimmen.. Darüber hinaus seien die Röntgenaufnahmen aber auch falsch angefertig,t worden ... Außerdem sei durch die Innenrotation des linken Beines eine Beugekontraktur (?) entstanden, da beim Röntgen die Hüfte einfach gestreckt worden sei, habe die Aufnahme nur ein gedrehtes Becken (und eine verdrehte Wirbelsäule) wiedergeben können... Nur wenn das Bein um 35 Grad nach innen gedreht und gestreckt gelagert worden wäre, hätte der Hüftwinkel und die Lage des Hüftkopfes zutreffend bestimmt werden können ... Auch die Rippstein-Aufnahme sei so angefertigt worden, daß die Innenrotation des linken Beines röntgenologisch nicht erfaßbar gewesen sei ...

Da der Beklagte zu 1) von einer unrichtigen röntgenologischen Diagnose ausgegangen sei, sei die durchgeführte Operation weder indiziert gewesen noch von ihrer (der Klägerin) Zustimmung gedeckt worden. Sie sei im übrigen über Einzelheiten des operativen Vorgehens nicht aufgeklärt worden.

Die Beklagten haben um Klageabweisung gebeten und geltend gemacht, die lege artis ausgeführte Operation habe nicht auf einer unrichtigen röntgenologischen Diagnose beruht. Bei den Röntgenaufnahmen sei die Klägerin so gelagert worden, daß zutreffende Befunde erhoben werden konnten und erhoben worden seien. Darüber hinaus übersehe die Klägerin, daß es für die Beurteilung der operativ notwendigen Maßnahmen erst in zweiter Linie auf die röntgenologischen Befunde ankomme; entscheidend seien vielmehr die klinischen Befunde (?), die die Operation in der durchgeführten Art erfordert hatten.

Die Klägerin sei auch wiederholt ... aufgeklärt worden, siehe oben.
Das Landgericht hat ... die Klage ... abgewiesen und ausgeführt, nach dem Gutachten des Sachverständigen Prof. ... sei sowohl die röntgenologische Befunderhebung (?) als auch die Durchführung der Operation nicht zu beanstanden (?). Die klinischen Befunde (?) hätten die Indikation der durchgeführten Operation bestätigt. Diesen überzeugenden gutachterlichen Darlegungen (?) sei zu folgen. Ein Schadensersatzanspruch der Klägerin bestehe daher nicht.

Gegen dieses Urteil hat (die Klägerin) Berufung eingelegt ... Unter Wiederholung ihres bisherigen Vorbringens macht die Klägerin geltend, das Gutachten des Prof. ... basiere auf einer unzureichenden medizinischen Dokumentation; es seien die Operationsberichte des Dr. B. nicht einbezogen worden. Dem Gutachter ermangele auch die erforderliche Sachkunde, da er fälschlich Rippstein-Röntgenaufnahmen als Lauenstein-Aufnahmen bezeichnet habe. Die Einholung eines weiteren Sachverständigengutachtens sei darüber hinaus auch deshalb erforderlich, weil Prof. ... den Befund des rechten Beines mit dem linken verwechselt habe. Das linke Bein habe nämlich niemals eine Innenrotation von 80 Grad und eine Außenrotation von 20 Grad aufgewiesen; derartige Rotationsgrade hätten - wenn überhaupt - nur beim rechten Bein vorliegen können (?).
Da das Bein lediglich um 35 Grad „knöchern innenverdreht" gewesen sei, habe darüber hinaus eine operative Verkleinerung des Schenkelhalswinkels nicht durchgeführt werden dürfen.
Schließlich sei es unterlassen worden, eine in jedem Fall gebotene dritte Röntgenaufnahme, wie sie im Schrifttum bei Müller ... vorgeschlagen werde, anzufertigen. Demgemäß sei auch die Operationsplanung fehlerhaft gewesen.
Eine Verletzung der ärztlichen Aufklärungspflicht sei darin zu erblicken, daß sich der Beklagte zu 2) nicht die Anamnesen der „Voroperateure" verschafft und erörtert habe und daß er die Klägerin nicht über die Fehlerquote von Röntgenaufnahmen nach der Rippstein-Methode informiert habe.

Die Beklagten beanstanden, daß sich die Klägerin in Theorien und Spekulationen ergehe, ohne konkret die Schadensursache zu bezeichnen (?), und machen weitergehend geltend, die Richtigkeit der röntgenologischen Untersuchung werde nicht durch das Gutachten des Prof. ..., sondern auch durch das von der Klägerin selbst vorgelegte Gutachten des Prof. M... bestätigt (?).

Die voroperative Planung könne nicht beanstandet werden. Die Klägerin sei nicht nur geröntgt worden, sondern es seien auch die Verhältnisse im Oberschenkel- und Hüftbereich, zudem unter einem sogenannten Bildwandler (?) überprüft worden. Auch dabei sei keine knöcherne Innenrotation festgestellt worden. Die Innenrotation sei vielmehr funktionell (?) bedingt gewesen. Die funktionell bedingte Innenrotation - wie mit der Klägerin praeoperativ abgesprochen - sei durch die Operation bseitigt worden (?).

Entscheidungsgründe:
Die Berufung ist form- und fristgerecht eingelegt und begründet worden; sie ist zulässig.
Eine vom Prozeßbevollmächtigten der Klägerin im Senatstermin vom ... angeregte Aussetzung der Verhandlung bis zur Entscheidung des vor dem OLG Hamm anhängigen Rechtsstreits der Klägerin gegen Dr. B... konnte nicht angeordnet werden. Nach dem vom Vertreter der Klägerin vorgelegten Beweisbeschluß des OLG Hamm ... soll unter anderem geklärt werden, ob die Operation der Klägerin in den Jahren 1973 bis 1977, also auch die hier streitgegenständliche Operation durch ..., durch die Behandlung (und Operation) des Dr. B. indiziert worden sind. Die Entscheidung dieser Frage ist für den gegebenen Rechtsstreit nicht vorgreiflich (§ 148 ZPO); denn vorliegend sind nicht die Folgewirkungen einer vermeintlich fehlerhaften Behandlung durch Dr. B. zu ermitteln, sondern es ist zu klären, ob die von Prof. ... am 16.09.1975 durchgeführte Operation nicht indiziert war oder fehlerhaft ausgeführt worden ist.

Diese Untersuchung führt zu einem für die Klägerin negativen Ergebnis. Der Klägerin stehen gegen die Beklagten Schadensersatzansprüche weder aus Vertrag noch aus unerlaubter Handlung zu. Eine fehlerhafte Diagnostik, eine nicht indizierte Operation oder eine Verletzung der ärztlichen Aufklärungspflicht kann nicht festgestellt werden.
Selbst wenn die wiederholt pauschalen Bezugnahmen in den Schriftsätzen des Prozeßbevollmächtigten der Klägerin auf deren selbst abgefaßte Schreiben, Eingaben und Erläuterungen als nach § 130 ZPO noch zulässig erachtet werden, so kann nur folgende Argumentationskette als Auffassung der Klägerin angesehen werden: Die röntgenologische Befunderhebung sei unzureichend und fehlerhaft gewesen; demgemäß sei die Operation vom 16.09.1975 nach Art und Umfang nicht indiziert gewesen. Das habe wiederum zur Konsequenz, daß auch die ärztliche Aufklärung - infolge einer falschen Diagnose - unvollständig und unrichtig gewesen sei.
Der Prozeßbevollmächtigte der Klägerin hat im Senatstermin vom 14.04.1983 bestätigt, daß diese Kausalkette die Grundlage der geltend ge-

machten Schadensersatzansprüche darstellte. Dieses Vorbringen kann das Klagebegehren der Klägerin jedoch nicht stützen.

1. Die Klägerin hat dargetan, vor der Operation durch den Beklagten zu 1) sei das linke Bein um 35 Grad innenverdreht und das Hüftgelenk, nur bei einer 30-Grad-Beugung des Körpers frei beweglich gewesen ... Zweck der Operation vom 16.09.1975 sei es gewesen, die Innenrotation des Beines zu korrigieren und damit ein normales Gangbild herzustellen. Die operativen Maßnahmen haben sich nach dem Operationsbericht vom 16.09.1975 ... auf einer Veränderung der Fehlstellung des Schenkelhalses und einer bestehenden Beugekontraktur (?) sowie auf die Beseitigung einer Innendrehfehlstellung erstreckt. Es sind mithin Maßnahmen ergriffen worden, die zur Beseitigung des bei der Klägerin bestehenden Syndroms (?) geeignet waren (so auch der Gutachter ...) (?):
Daß die Durchführung dieser operativen Maßnahme aufgrund einer - vermeintlich - fehlerhaften Röntgendiagnose nicht indiziert gewesen sei, hat die Klägerin nicht substantiiert dargelegt (?). Ihr Vorbringen erstreckt sich fast ausschließlich auf die Darstellung einer nach ihrer Ansicht fehlerhaft durchgeführten und ausgewerteten Röntgendiagnostik. Selbst wenn ihrer Ansicht gefolgt werden könnte, so folgte daraus noch nicht zwingend der Schluß, die Operation sei nicht indiziert gewesen oder sei fehlerhaft ausgeführt worden. Denn die Röntgendiagnose ist durch klinische Befunderhebungen (?) ergänzt und überprüft worden, sie ist zudem während des operativen Eingriffs durch Benutzung eines Bildwandlers (?) erneut einer Überprüfung unterzogen worden (?). Es müßten daher sämtliche Befunderhebungen unrichtig gewesen sein, wenn eine Indikation der Operation mit den bei ihr vorgenommenen Maßnahmen als nicht gegeben erachtet werden könnte. Das trägt die Klägerin aber nicht vor (?).
Es fehlt mithin an einem schlüssigen Sachvortrag der Klägerin über das Bestehen einer Kausalität zwischen einer - vermeintlich - fehlerhaften Röntgendiagnostik und einer nicht indizierten oder kunstfehlerhaft ausgeführten Operation.
Ein derartiges Vorbringen der Klägerin kann nicht durch den Hinweis auf eine Umkehr der Beweislast in Arzthaftungsprozessen ersetzt werden. Die gegenteilige Auffassung der Klägerin beruht auf einer Fehlinterpretation der Rechtsprechung des Bundesgerichtshofs. Auch aus der von der Klägerin vorgelegten BGH-Entscheidung ... folgt nicht, daß ein Patient von der Darlegungspflicht in Ansehung des medizinischen Fehlers entbunden sei. Diese Entscheidung hebt vielmehr - in Übereinstimmung mit der ständigen Rechtsprechung des BGH - nur hervor, daß die Beweislast für das Nichtbestehen eines Kausalzusammenhanges zwischen dem Handeln des Arztes und einem dadurch bedingten Fehler bei dem Arzt liegt; sie besagt nicht, daß ein Kläger lediglich ei-

nen seiner Meinung nach vorliegenden Mißerfolg einer Operation darzutun braucht und dem Arzt dann bereits die Beweislast obliegt, die Behandlung (bzw. Operation) kunstfehlerfrei durchgeführt zu haben. Die Darlegungs- und Beweislast für das Vorliegen eines Kunstfehlers obliegt vielmehr dem jeweiligen Kläger.

2. Das Vorbringen der Klägerin vermag darüber hinaus aber auch nicht eine Feststellung zu rechtfertigen, die Röntgenbefunde seien fehlerhaft erhoben oder ausgewertet worden. Die Darlegungen hierzu sind teils nicht nachvollziehbar, teils beruhen sie auf nicht verifizierbaren Prämissen; sie rechtfertigen nicht die Folgerung, die Operation vom 16.09.1975 sei - auch nach Art und Umfang - nicht indiziert gewesen.

a) Der Hinweis der Klägerin, bei einer Rippstein-Aufnahme sei nur die Antetorsion zu ermitteln, nicht aber auch eine Innendrehung des Beines, läßt selbst dann keine Schlußfolgerung auf eine fehlende Indikation der Operation zu, wenn dieser Hinweis als richtig unterstellt wird. Denn zur Feststellung der Innenrotation des linken Beines hätte es keiner röntgenologischen Befunderhebung (mehr) bedurft (?), da das Ausmaß der Innendrehstellung des Beines bereits im Februar 1975 festgestellt worden war ...

b) Die Darlegung der Klägerin, es sei bei der präoperativen röntgenologischen Befunderhebung unterlassen worden, das linke Bein um 35 Grad innengedreht zu lagern und in dieser Position zu röntgen - mit der Folge, daß diese Unterlassung zu einer Fehldiagnose geführt habe -, findet in den vorliegenden medizinischen Unterlagen keine Stütze (?): Der Sachverständige Prof. ... hat in seinem Gutachten vielmehr hervorgehoben ..., daß bei dem a.p-Röntgenbild vom 10.03.1975 die Innenrotationsfehlstellung des linken Beines ausgeglichen worden war (?), so daß der Schenkelhalswinkel bemessen werden konnte (?). Da diese Röntgenbefunde bei der Beklagten zu 2) erhoben worden waren und dem Beklagten zu 1) vor der Operation vom 16.09.1975 vorlagen, ist nicht ersichtlich, aus welchen Gründen die präoperative Röntgenuntersuchung zu einer Fehldiagnose hätte führen können (?). Denn selbst wenn die letztgenannte Untersuchung - wegen vermeintlicher Fehlerhaftigkeit ihrer Durchführung - zu abweichenden Ergebnissen in Bezug auf früher erhobene Befunde geführt hätte, so bestand vor der Operation eine weitere Überprüfungsmöglichkeit durch Erhebung weiterer Befunde (?). Daß diese erforderlich gewesen wäre und schuldhaft unterlassen worden ist, ist nicht ersichtlich.

c) Soweit die Klägerin darauf abhebt, es habe eine knöchern bedingte Innenrotation des linken Beines bestanden, und soweit sie aus einem derartigen Status offenbar die Folgerung ableitet, das Nichterkennen eines derartigen Befundes stelle bereits einen relevanten Fehler dar, findet ihr Vorbringen in den

Krankenpapieren keine Stütze (?). Der Sachverständige Prof. ... hat einen derartigen - von der Klägerin behaupteten - Befund negiert. Auch in dem von der Klägerin im gegebenen Rechtsstreit vorgelegten Gutachten des Prof. ... vom 05.08.1976 ... ist eine knöcherne Veränderung (?) des Kniegelenkes (?) verneint und für das Hüftgelenk nicht festgestellt worden (?).

d) Soweit die Klägerin unter Wiedergabe medizinischen Schrifttums die Ansicht vertritt, bei Anwendung einer anderen - vom Beklagten zu 1) nicht angewandte - Röntgenmethode seien fehlerfreie Befunde zu erheben gewesen, bewegen sich die Darlegungen der Klägerin im theoretisch-abstrakten Bereich (?). Sie lassen nicht erkennen, daß die Anwendung der sogenannten Rippstein-Methode durch den Beklagten zu 1) zwangsläufig zu einer fehlerhaften Diagnose hätte führen müssen (?). Im übrigen ist darauf zu verweisen, daß in dem von der Klägerin in Bezug genommenen medizinischen Schrifttum, welches sich mit anderen röntgenologischen Untersuchungsmethoden befaßt, ebenfalls von der Rippstein-Methode ausgegangen wird, vgl. Müller „Die Standart-Röntgenaufnahmen", Seite 27 = Bl. 493) (?). Es ist deshalb nicht ersichtlich, daß in der Beschränkung einer Untersuchung entsprechend einem gegebenen „Standard" bereits ein ärztlicher Fehler liegen kann (?), der zwangsläufig eine fehlerhafte Operationsplanung und Operationsausführung bedinge.

3. Die unabhängige von der Rüge einer fehlerhaften Röntgendiagnose erhobenen Beanstandungen der Klägerin vermögen gleichfalls nicht zu überzeugen.

a) Die Klägerin erblickt eine Fehlerhaftigkeit der medizinischen Diagnose darin, daß - nach ihrer Meinung - eine nicht bestehende Beugekontraktur operativ hätte beseitigt werden sollen (?). Diese Auffassung findet - jedenfalls in der verkürzten Darstellung der Klägerin - in dem vorliegenden Befundmaterial keine Stütze (?). In den von Prof. M. dargestellten Befunden, die zeitlich nach der Operation vom 16.09.1975, aber vor der im Jahre 1977 in E. durchgeführten „Korrekturoperation" erhoben worden sind, wird im Gegenteil das Bestehen einer Beugekontraktur von etwa 20 bis 25 Grad ... bestätigt (?). Fakten dafür, daß sich diese Beugekontraktur erst nach der Operation vom 16.09.1975 manifestiert hat, sind weder dargetan worden noch ersichtlich (?).

b) Die Nichtanfertigung einer dritten präoperativen Röntgenaufnahme, wie sie im medizinischen Schrifttum von Müller ... empfohlen wird, kann im gegebenen Fall nicht als Fehler in der Befunderhebung in Betracht gezogen werden (?). Denn aus dem Gutachten des Sachverständigen Prof. K. geht hervor, daß die Röntgenbefunde durch eine Bildwandleruntersuchung ergänzt worden sind (?). Die Klägerin bestreite das auch nicht ..., meint aber, diese Untersuchung habe dem Beklagten zu 1) „keine Diagnose liefern" können (?). Diese Auffassung basiert nicht auf verifizierbaren Fakten (?).

4. Die Einwände der Klägerin gegen das Gutachten des Sachverständigen Prof. K... greifen nicht durch.

a) Entgegen der Auffassung der Klägerin ... ist nichts dafür ersichtlich, daß Prof. K... bei seiner Begutachtung die Befunde über das rechte und linke Bein verwechselt habe. Der Sachverständige hat vielmehr seiner gutachterlichen Beurteilung die von dem Beklagten zu 1) erhobene und von Prof. M.... erneut ermittelten Befunde zugrunde gelegt; diese sind nahezu identisch (?). Nach dem klinischen Befund des Beklagten zu 1) betrug die Rotation des linken Beines 30-0-10 Grad; in dem Gutachten des Prof. M. ist die Rotation für das linke Bein mit 30-0-15 Grad verzeichnet worden (?). Davon ist auch Prof. K. ausgegangen (?). Für die Annahme einer Verwechslung der Befunde ist danach kein Anhaltspunkt ersichtlich.

b) Die Klägerin beanstandet im Ergebnis zu Unrecht, der Sachverständige Prof. K... habe die Operationsberichte der „Voroperateure" nicht berücksichtigt. Es trifft zwar zu, daß diese Berichte des Dr. B. und Prof. L. dem Sachverständigen vor Abfassung seines Gutachtens vom 27.05.1981 ... nicht vorlagen; sie sind aber von der Klägerin selbst vorgelegt und dem Sachverständigen zur Prüfung einer eventuellen Ergänzungsbedürftigkeit seines Gutachtens zugeleitet worden ... Daß der Sachverständige in seiner Äußerung vom 25.01.1982 ..., wonach das ihm zugeleitete schriftliche Material keine wesentlich neuen Gesichtspunkte enthalte, keine ins Einzelne gehende Erläuterung dargetan hat, kann nicht beanstandet werden (?). Es ist schon fraglich, ob aus der Darstellung vorangegangener operativer Maßnahmen überhaupt Folgerungen aus der Richtigkeit einer Befunderhebung durch den Beklagten zu 1) abgeleitet werden können.

c) Der Ansicht der Klägerin, das Gutachten des Prof. K. sei auch deshalb unzureichend, weil dem Sachverständigen nicht die vor einer „Korrekturoperation" in E. (im Jahre 1977) angefertigten Röntgenaufnahmen vorgelegen haben und er deshalb keine Rückschlüsse auf die Befunderhebung und die Indikation der vom Beklagten zu 1) durchgeführten Operation habe ziehen können, kann nicht gefolgt werden. Aus dem medizinischen Status der Klägerin im Jahre 1977 hätten nur Rückschlüsse auf den durch die Operation vom 16.09.1975 geschaffenen Status, nicht aber auf die der Operation vorangegangenen Befunderhebungen gezogen werden können (?). Eine Folgerung dahingehend, daß die Operation vom 16.09.1975 nicht indiziert gewesen sein könnte, wäre nur dann denkbar, wenn sich der postoperative Status der Klägerin 1977 als irregulär dargestellt hätte, das behauptet die Klägerin aber selbst nicht (?).

Die Klägerin hat darüber hinaus ihre Argumentation selbst in Zweifel gezogen. Denn sie hat in ihrer selbst abgefaßten Stellungnahme ... dargelegt, das Röntgenmaterial des „Nachoperateurs" Prof. H. (E. 1977) sei für eine Begutachtung - und damit auch für eine rückschließende Bewertung - ungeeignet, weil bei seiner Erstellung eine unbrauchbare Röntgentechnik- angewandt worden sei (?).

5. Aus den dargelegten Erwägungen folgt, daß keine durchgreifenden Bedenken gegen das Gutachten des Prof. K... bestehen.

Es kann daher auch nicht die Richtigkeit der gutachterlichen Feststellung verneint werden, daß sich nämlich die Indikation zum operativen Vorgehen im wesentlichen aus klinischen Gesichtspunkten ergab (?) und die Auswertung der Röntgenbilder für die Indikationsstellung nur „zweitrangig" war (?). Diese aus dem präoperativen Status der Klägerin (1975) gewonnene Epikrise ist die entscheidende Aussage in dem Gutachten des Prof. K. (?). Sie ist von der Klägerin weder in den von ihr selbst verfaßten umfangreichen Stellungnahmen noch in den Schriftsätzen ihrer Prozeßbevollmächtigten in Zweifel gezogen worden (?).

Nach alledem steht zur Überzeugung des Senats fest, daß die Operation vom 16.09.1975 indiziert war und daß sie nicht fehlerhaft ausgeführt worden ist (?).

6. Eine fehlerhaft oder unzureichende Aufklärung der Klägerin über die durchzuführenden operativen Maßnahmen kann nicht festgestellt werden. Wie bereits dargelegt worden ist, war die Operation vom 16.09.1975 nach Art und Umfang indiziert. Über die Art und den Umfang des operativen Eingriffs ist die Klägerin ausweislich der von ihr am 15.09.1975 unterzeichneten Einverständniserklärung ... detailliert aufgeklärt worden. Es sind ihr sogar die Streckungs- und Rotationsgrade mitgeteilt worden, die operativ verändert werden sollten. Daß der Klägerin auch die unterschiedlichen Möglichkeiten einer das Syndrom (?) der Klägerin verändernden Eingriffes dargelegt worden sind, folgt aus den handschriftlichen Ergänzungen der Klägerin auf der vorgelegten Einverständniserklärung (?). Die Klägerin hat dort ausdrücklich ihre Zustimmung zu ebenfalls syndrombezogenen (?), anderweitigen Eingriffen - wie Hüftversteifung und Endoprothese - versagt (?).

Entgegen der Auffassung der Klägerin bedurfte es nicht auch einer Erläuterung der zur Befunderhebung angewendeten Röntgenmethodik (?). Erst die Operationsplanung selbst - und nicht die vorbereitenden Maßnahmen bestimmt Art und Umfang des Eingriffs (?) und damit etwaiger Risiken für den Patienten (?).

Deshalb braucht nur das Ergebnis der Operationsplanung dem Patienten mitgeteilt und erläutert zu werden, da er erst anhand dieses Ergebnissen in den

Stand versetzt wird, eine ihm sachgerecht erscheinende Entscheidung zu treffen (?).
Der Berufung mußte nach alledem der Erfolg versagt bleiben.

LG Göttingen   Aktenzeichen: 8 O 258/81,
Urteil vom 14.07.1982   Abschrift:

„... hat die 8. Zivilkammer ... für Recht erkannt: Die Klage wird abgewiesen ...

Tatbestand:
Die Klägerin begehrt von den Beklagten Schadensersatz in Höhe von ..., ein
angemessenes Schmerzensgeld sowie die Verpflichtung der Beklagten, allen
der Klägerin aus einem Vorfall vom 21.11.1978 entstehenden zukünftigen
Schaden zu ersetzen, und zwar wegen angeblicher Sorgfaltspflichtverletzungen
der Beklagten bei der Vorbereitung eines Sachverständigengutachtens, welches
der Beklagte zu 1) mit Hilfe des Beklagten zu 2) für das Oberlandgericht
Hamm in einem dort geführten Schadensersatzprozeß der Klägerin erstellt werden sollte.

Die Klägerin betrieb einen Arzthaftungsprozeß wegen einer - wie sie dort
behauptet - mißlungenen Beinoperation vor dem OLG Hamm. Das OLG erließ
unter dem 31.01.1978 Beweisbeschluß. Zur weiteren Sachdarstellung der Beweisfragen, wird auf die Beiakten des Ermittlungsverfahrens 6 Ja 129/79
Staatsanwaltschaft Göttingen ... Bezug genommen. Im Zuge der Begutachtung
wurde die Klägerin am 21.11.1978 von dem Beklagten zu 2) der zuvor alle
Unterlagen der Klägerin (Krankenblätter etc.) durchgearbeitet hatte, 8 mal geröntgt. Die Klägerin, die unstreitig in den vorangegangenen Jahren ca. 150 mal
geröntgt worden war, hatte zunächst Bedenken gegen die Art der von dem Beklagten zu 2) angeordneten (?) Röntgenaufnahmen. Nach einem längeren Gespräch mit dem Beklagten zu 2) war die Klägerin jedoch mit der Anfertigung (?) der Aufnahmen einverstanden. Nach den Aufnahmen hatte die Klägerin erneut Bedenken. Daraufhin ließ der Beklagte zu 2) die Klägerin eine Einverständniserklärung unterschreiben, wonach die Klägerin mit den angefertigten Röntgenaufnahmen hinsichtlich der Röntgentechnik einverstanden war.
Diese widerrief die Klägerin einen Tag später telegraphisch. Das Gutachten
wurde von den Beklagten nicht erstellt.

Die Klägerin trägt vor, unmittelbar nach den Röntgenaufnahmen des Beklagten zu 2) habe sie mehrere Wochen starke Schmerzen und starkes Ohrenjucken gehabt. Diese Folgen der Röntgenaufnahmen bestünden heute noch.

Außerdem sei inzwischen eine Verminderung der Sehschärfe der Augen eingetreten.

Zudem seien die 8 Röntgenaufnahmen des Beklagten zu 2) für die Fragestellung des Beweisbeschlusses des OLG Hamm ungeeignet gewesen. Die erforderliche Winkelbestimmung der Hüftgelenke und des Beckens (?) sei nach den via Methode „Lauenstein" angefertigten Röntgenaufnahmen nicht möglich gewesen. Der Beklagte zu 2) hätte vielmehr zunächst Voruntersuchungen und dann 2 a.p. -Aufnahmen machen müssen (?).

Die Klägerin stützt ihren Schmerzensgeldanspruch auch darauf, daß sie - wie sie vorträgt - vor Anfertigung der Röntgenaufnahmen längere Zeit habe sitzend warten müssen und deshalb Schmerzen bekommen habe.

Hinsichtlich ihres Feststellungsantrages trägt die Klägerin vor, inzwischen sei eine Augenlinsentrübung bei ihr eingetreten. Zudem müsse sie nach den 8 Röntgenaufnahmen mit den allgemein möglichen Strahlenschäden rechnen. Die Klägerin beantragt ...

Die Beklagten tragen vor, die von den Beklagten zu 2) angeordneten Röntgenaufnahmen seien zur Vorbereitung des zu erstellenden Gutachtens notwendig gewesen. Die Beklagten bestreiten, daß die Röntgenaufnahmen für den Gutachterauftrag ungeeignet und daher unbrauchbar gewesen seien, daß die Klägerin infolge der Röntgenaufnahmen Augenschmerzen und Ohrenjucken bekommen habe und daß sich eine Verminderung der Sehschärfe eingestellt habe. Unter Bezugnahme auf das Sachverständigengutachten Prof. H. (?) behaupten die Beklagen, die von dem Beklagten zu 2) angewandte Röntgentechnik sei nicht zu beanstanden. Die Aufnahmen entsprechen dem Gutachterauftrag (?) und seien nach dem neuesten (?) Stand der Technik gefertigt worden.

Entscheidungsgründe:
Die Klage ist unbegründet. Der Klägerin stehen keine Ansprüche auf Schadensersatz zu.

1. Soweit die Klägerin auf eine ärztliche Sorgfaltspflichtverletzung abstellt, die darin liegen soll, daß der Beklagte zu 2) eine verfehlte Röntgentechnikaufnahme hergestellt hat, die für den bestellten Gutachterauftrag unbrauchbar seien, kann dahingestellt bleiben, ob die von der Klägerin nach längerer und eingehender Aufklärung (?) gegenüber dem Beklagten zu 2) abgegebene Einwilligung nicht von vornherein entgegensteht. Nach den insoweit überzeugenden Ausführungen des Gutachters Prof. H... entsprach die von dem Beklagten zu 2) durchgeführte Röntgenuntersuchung vom 21.11.1978 der Übung, wie sie im Rahmen von diagnostischen und gutachterlichen Problemen (?) ständig (?) durchgeführt wird. Zwar ist auch in diesem Gutachten ausgeführt, daß bei der

Fragestellung nach Lageveränderungen und Winkeldifferenzen an Oberschenkeln bzw. Becken- und Hüftpfannen (?) nicht selten mehrere Röntgenaufnahmen erforderlich sind, weil die genannten Skeletteile nicht dreidimensional dargestellt werden können, sondern auf die Filmebene projiziert werden. Selbst wenn im vorliegenden Fall bei der Klägerin derartige Aufnahmen auch im Hinblick auf den Gutachterauftrag erforderlich gewesen sein sollten, ergibt sich daraus mangels differenzierten Vorbringens der Klägerin (?) noch nicht, daß die von dem Beklagten zu 2) angeordneten Röntgenaufnahmen nicht gleichwohl erforderlich waren, um den Gutachterauftrag zu erfüllen (?).

2. Soweit die Klägerin behauptet, sie sei bei Anfertigung der 8 Röntgenaufnahmen aus großer Höhe und ungeschützt „mitten ins Gesicht" geröntgt worden, kann ihr Klagebegehren ebenfalls nicht erfolgreich sein.

Für den Fall, daß tatsächlich eine Sorgfaltspflichtverletzung insoweit vorgelegen haben sollte, scheitert das Klagebegehren daran, daß die Klägerin nicht im einzelnen dargelegten unter Beweis gestellt hat, daß gerade die 8 von dem Beklagten zu 2) angeordneten (?) Röntgenaufnahmen zu den von der Klägerin behaupteten Schäden geführt haben (?). Im Hinblick darauf, daß die Klägerin unstreitig in den vorangegangenen Jahren ca. 150 mal geröntgt worden ist (!), war es ihre Aufgabe, die Kausalität zwischen den hier streitbefangenen Schäden darzulegen. Ihr bisheriges Vorbringen reicht dazu nicht aus. Die Klägerin war auch in der mündlichen Verhandlung vom 12.05.1982 nicht in der Lage, dazu näheres vorzutragen (?). Die Klägerin kann sich für die darzulegende objektive Pflichtverletzung und die daraus entstandenen Schäden auch nicht auf einen prima facie Beweis berufen. Von einem solchen ist schon deshalb nicht auszugehen, weil die Ausführungen des Sachverständigengutachtens Prof. H... einen derartigen typischen Geschehensablauf nicht bestätigt haben.

3. Schließlich kann die Klägerin ihr Begehren nach Schmerzensgeld auch nicht darauf stützen, daß sie vor Anfertigung der Röntgenaufnahmen längere Zeit (?) in sitzender Stellung habe warten müssen und dabei Schmerzen erlitten habe. Es wäre in der damaligen Situation Sache der Klägerin gewesen, nach einer Liege zu verlangen, um auf dieser liegend die Wartezeit zu überbrücken. Anhaltspunkte dafür, daß trotz eines derartigen Verlangens der Klägerin keine Liege zur Verfügung gestellt worden wäre, sind nicht ersichtlich.

Nach alledem war die Klage abzuweisen ...""

OLG Celle   Aktenzeichen: 1 U 47/82
Urteil vom 02.05.1983   Abschrift:

„... hat der 1. Zivilsenat ... für Recht erkannt: Die Berufung der Klägerin gegen das am 14.07.1982 verkündete Urteil ... wird auf ihre Kosten zurückgewiesen.

Entscheidungsgründe:
Die Berufung ist unbegründet.
Die Klägerin hat jedenfalls deshalb keine Schadensersatzansprüche gegen die Beklagten, weil sie nicht bewiesen hat, daß der Beklagte zu 1) als gerichtlich bestellter Sachverständiger und der Beklagte zu 2) als dessen Helfer ihre Pflichten verletzt haben.
    1.   Der vom Senat als Sachverständiger gehörte Privatdozent (?), .. Dr. F. aus B., an dessen Sachkunde (?) keine Zweifel bestehen, weil er selbst vielfach eine Verkürzungsosteotomie (?) erfolgreich durchgeführt hat, hat sein Gutachten dahingehend erstattet, daß alle acht Röntgenaufnahmen, deren Notwendigkeit (?) zur Beantwortung der Fragen des OLG Hamm in dessen Beweisbeschluß vom 31.01.1978 die Klägerin in Zweifel gezogen hat, erforderlich waren (?). Es sei eine Untersuchung im Knochenbereich erforderlich gewesen und dazu gehörten zur Ergänzung des klinischen Befundes (?) Röntgenaufnahmen (?). Diese seien geboten gewesen, um den seinerzeitigen (?) Zustand der Klägerin nach der von Dr. B. aus S. durchgeführten Verkürzungsosteotomie (?) festzustellen und um diesen so festgestellten Zustand mit dem sich aus früheren Aufnahmen ergebenden zu vergleichen, um die Fragen des OLG Hamm beantworten zu können (?). Da das OLG Hamm in seinem Beweisbeschluß auch die Frage nach Verschleißerscheinungen im Bereich der Wirbelsäule gestellt habe (?), seien auch die Aufnahmen der Brust- und Lendenwirbelsäule erforderlich (?) gewesen. Die technische Durchführung der Aufnahmen sei nicht zu beanstanden. Es seien auch lediglich Standardaufnahmen (?), also nur die notwendigsten (?) Aufnahmen gemacht worden. Insgesamt hat der Beklagte zu 2) die Erstattung des Gutachtens durch den Beklagten zu 1) (?) mit den Röntgenaufnahmen sachgemäß und sorgfältig vorbereitet gehabt (?). Röntgenaufnahmen im Sitzen oder im Stehen seien unter Umständen erst dann notwendig, wenn das Röntgen in der Standardlagerung (?) nicht ausgereicht hätte, um den Gutachterauftrag zu erfüllen (?).
    Die acht Röntgenaufnahmen waren auch unter Berücksichtigung der Strahlenvorbelastung der Klägerin (?) notwendig und vertretbar. Der Sachverständige hat hierzu ausgeführt, ohne die neuen Röntgenaufnahmen hätte das Gutachten nicht erstattet werden können, weil eben der derzeitige Zustand der Klägerin habe festgestellt werden müssen und dazu der klinische Befund (?) nicht

215

ausgereicht habe. Die Strahlenbelastung durch die Röntgendiagnostik sei so gering gewesen (?), daß dadurch keine Schäden entstanden seien (?). Röntgenschäden erkenne man durch eine Hautentzündung und durch Ausfall der kleinen Härchen an der Stelle, wo übermäßig geröntgt worden sei (?).
Solche Symptome behauptet die Klägerin aber nicht.

Die Klägerin hat nicht bewiesen, daß ihr Augenschmerzen und das Ohrenjucken etwas mit dem Röntgen zu tun haben.

Der Sachverständige hat diese Beschwerden als Folgen des Röntgens noch nicht erlebt (?), und solche Folgen sind auch in der wissenschaftlichen Literatur nicht beschrieben (?). Es ist ferner ausgeschlossen, daß der Kopf der Klägerin, also auch ihre Augen und Ohren, den Röntgenstrahlen unmittelbar ausgesetzt gewesen sind, denn auf den Röntgenbildern ist der Kopf (Schädel) der Klägerin nicht abgebildet (?), was aber notwendigerweise geschehen wäre, wenn ihr Kopf den Röntgenstrahlen direkt ausgesetzt gewesen wäre (?). Anhaltspunkte dafür, daß die Klägerin infolge eines Defektes des Röntgenapparates eine Streustrahlung (!) oder reflektierenden Strahlen ausgesetzt gewesen ist, sind nicht ersichtlich. Die Qualität (?) der Röntgenaufnahmen ist einwandfrei, was ein Hinweis auf einen einwandfrei funktionierenden Röntgenapparat ist (?). Im übrigen ist es - wie der Sachverständige ebenfalls dargelegt hat - ausgeschlossen, daß ständige oder reflektierende Strahlen die behaupteten Schäden verursachen können.

Die Vorwürfe gegen die Röntgentechnik des Beklagten zu 2) sind hiernach (?) insgesamt unbegründet. Sie erklären sich offenbar dadurch, daß die Klägerin sich in ihrer Fixierung (?) auf ihr bedauerliches Leiden (?) ungewöhnlich viel mit medizinischem Schrifttum beschäftigt, dabei als Laie jedoch manches mißverstanden hat (?).

2.   Soweit die Klägerin den Beklagten zur Last legt, sie habe in der Orthopädischen Universitätsklinik in G. unangemessen lange warten und sitzen müssen, was im Rahmen der bekannten Beschwerden zu nicht mehr zumutbare Schmerzen geführt habe, und die Klägerin daraus einen Anspruch auf Schmerzensgeld herleitet, ist ebenfalls eine Pflichtverletzung der Beklagten nicht erkennbar (?). Der verhältnismäßig lange Aufenthalt der Klägerin in der Universitätsklinik ist zunächst einmal wesentlich durch ihre letztlich überflüssige Diskussion mit dem Beklagten zu 2) über die richtige Röntgendiagnostik verursacht worden (?). Im übrigen hätte die Klägerin, wenn ihr das Sitzen zu beschwerlich war und ihr bekannt war, daß ihre Schmerzen durch Liegen gelindert werden können, aus eigenem Antrieb um eine Liege bitten müssen (?), die sie ohne Zweifel sofort bekommen hätte (?).

Soweit es die eingeklagten 329,50 DM betrifft, die die Gerichtskasse Münster dem Beklagten zu 1) als Sachverständigen angewiesen und die die Klägerin bereits an die Gerichtskasse Münster gezahlt hat, fehlt es im Hinblick auf § 5 GKG an einem Rechtsschutzbedürfnis für die Klage. Die Gerichtskosten sind eine öffentlich-rechtliche Abgabe. Der vom Gesetz gegebene Rechtsbehelf ist die Erinnerung, d. h. die gegen den Kostenansatz erhobene Vorstellung, die zur Nachprüfung des Ansatzes durch das Gericht führt, bei dem die Kosten angesetzt worden sind.

***

Abschriften von Schreiben des ehemaligen Beklagten zu 2) Prof. N., welcher als ehemals von dem OLG Hamm beauftragten Gutachters Prof. W., in dem Verfahren gegen den Erstchirurgen, die wesentliche Mitarbeit des Gutachtens verrichten sollte. Er hat den Gutachterauftrag unerledigt eigenhändig an das OLG Hamm zurückgegeben. Und auf die Bitte um Zusendung der acht von mir gefertigten Röntgenaufnahmen oder von Duplikaten davon, hat er folgendes geantwortet:

Am 31.10.1984 an Richter D. des 3. Zivilsenat des OLG Hamm:
„... auf Ihr Schreiben vom 19.10.1984 teile ich Ihnen mit, daß die Röntgenaufnahmen der Frau R. Damberg vom 21.11.1978 in unserem Archiv zur Zeit nicht auffindbar sind. Durch den kürzlich erfolgten Umzug unserer orthopädischen Poliklinik in das Hauptklinikum ist es durchaus möglich, daß sie bei der Umarchivierung evtl. falsch abgehängt wurden. Sobald sich die Röntgenaufnahmen anfinden sollten, werde ich sie Ihnen unverzüglich zusenden."

Am 21.06.1985 an mich:
Ihr an das Gutachterbüro unserer Klinik gerichtetes Schreiben vom 18.06.1985 ist ja wohl indirekt an mich persönlich gerichtet. Sie führen darin aus, ich sei zu keiner Zeit bereit gewesen, die am 21.11.1978 in unserer Klinik gefertigten Röntgenaufnahmen im Duplikat herauszugeben. Dies ist eine komplette Lüge, ich hatte Ihnen in mehreren Schreiben angeboten, Ihnen Duplikate gegen entsprechende Kostenübernahme per Nachnahme auf unser Klinikkonto zuzuschicken.
Wenn nun Ihre Röntgenaufnahmen nach so langer Zeit jetzt nicht auffindbar sind, so ist dies keinesfalls meine Schuld, da ich nicht für das Archiv unserer Klinik verantwortlich bin. Die Röntgenaufnahmen waren bekanntlich noch bis

zum Verhandlungstermin vor dem OLG in Celle zur Verfügung, so daß sie offensichtlich nach der Rücksendung von dort im Archiv falsch abgehängt worden sein müssen. Bei einem derartig großen Klinikarchiv können falsch abgehängte Röntgenaufnahmen nur durch Zufall mal wieder in einer falschen Röntgentüte entdeckt werden.

Für den Fall, daß Sie sich in irgendeiner Publikation unter Nennung meines Namens dahingehend äußern sollten, daß dies als Beleidigung gegen mich, im Sinne der üblen Nachrede über mich oder als Begünstigung eines unmenschlichen Verbrechens an Ihrer Gesundheit durch mich auszulegen wäre, würde ich unverzüglich gerichtliche Schritte gegen Sie einleiten. Bekanntlich wurde meinem Verhalten durch Gerichtsentscheidungen des LG Göttingen und des OLG Celle in vollem Umfange Recht gegeben."

Am 28.01.1986 an mich:

„... Ich bedanke mich ganz herzlich für Ihren Brief vom 23.01.1986, habe mich wirklich darüber gefreut, daß Sie mal wieder an mich gedacht haben.

Wie schon mehrfach erinnern Sie auch jetzt wieder an die von Ihnen gefertigten Röntgenaufnahmen vom 21.06.1978. Ich habe nun gar nicht mehr in diese Richtung weitergeforscht, weil mich diese Sache ja eigentlich gar nichts angeht. Diese Röntgenaufnahmen sind nicht mein Eigentum, sondern Eigentum der Universitätsklinik; sie wurden seinerzeit lediglich auf meine Veranlassung hin gefertigt. Ob Ihnen nun die Originalaufnahmen oder Duplikate davon zugeschickt werden können, muß somit der Leiter des hiesigen Archivs entscheiden. Wenden Sie sich doch bitte diesbezüglich an Herrn M. vom Zentralarchiv der Universitätsklinik.

Ihren Brief vom 23.01.1986 habe ich absichtlich nicht an Herrn M. vom hiesigen Zentralarchiv weitergegeben, der Brief enthält so viele Hinweise auf Paragraphen und juristische Ausführungen, daß dies Herrn M. meines Erachtens wohl nur verwirren würde.

Sollten Sie mir bei Gelegenheit nochmals Schreiben und von mir auch eine Rückantwort erwarten, darf ich doch um Beifügung eines Freiumschlags bitten, da die Portokosten inzwischen doch schon recht erheblich sind. Ich würde mich sonst außerstande sehen, Ihnen auf eventuelle weitere Briefe zu antworten, was natürlich sehr bedauerlich wäre.

XVIII. Medizinische Fachausdrücke:

ABDUKTION heißt: von der Mitte nach außen führen

ADDUKTION heißt: von außen zur Mitte führen

MEDIAL heißt: in Richtung zum Körper

DORSAL heißt: in Richtung zum Rücken

VENTRAL heißt: in Richtung zur Bauchseite

KRANIAL heißt: kopfwärts gelegen

KAUDAL heißt: fußwärts gelegen

PROXIMAL heißt: nahe der Körpermitte

DISTAL heißt: von der Körpermitte entfernt

LATERAL heißt: seitlich, seitwärts

FLEXION heißt: Biegung, Beugung

EXTENSION heißt: Streckung

RETROVERSION heißt: nach rückwärts

ANTEVERSION heißt: das Bein (z. B. achtzig Grad) beugen

ANTETORSION heißt: der Hüftkopf steht gegenüber dem Oberschenkelschaft nach vorne. Unter Berücksichtigung der Tragelinie des Beines, welche senkrecht durch Hüftkopfmittelpunkt, das Knie- und Sprunggelenk verläuft, heißt Antetorsion, daß der Oberschenkelknochen gegenüber dem Hüftkopfmittelpunkt etwas nach hinten steht, verbunden durch den Schenkelhals, dessen Stellung gemeint ist.

CORTICALIS heißt: Knochenhaut, Rinde

ANTAGONIST heißt: Gegenspieler

a p. heißt: anterior-posterior, von vorne nach hinten

PATHOLOGISCH heißt: krankhaft

Fußnoten

1)   Cambell's Operative Orthopaedics, The C. V. Mosby Company 1980, Fig. 16 - 106, S. 1546.

2)   Zimmer, Brossy, Röntgenfehleinstellung erkennen, vermeiden, Springer Verlag 1976.

3)   Zimmer, Brossy, Lehrbuch der röntgendiagnostischen Technik, Springer Verlag 1962.

4)   M. E. Müller, Die hüftnahen Femurosteotomien, Thieme Verlag 1957, 1971.

5)   Therapeutische Rundschau, Band 32, 1975, Heft 5

6)   M. E. Müller, Manual der Osteosynthese, Springer Verlag 1969

7)   Ruprecht Bernbeck, Die pathologischen Femurtorsion und coxa valga, 1949

8)   H. Wagner, Technik und Indikation der operativen Verkürzung und Verlängerung- von Ober- und Unterschenkel, Der Orthopäde 1, Springer Verlag 1972

9)   G. König und W. Schult, Der Antetorsions- und Schenkelhalsschaftwinkel des Femur, Enke Verlag 1973

10)   Verhandlungen der Deutschen Gesellschaft für Orthopädie und Traumatologie, 56 Kongress, 1969,1970

11)   Voss-Herlinger, Taschenbuch der Anatomie, Fischer Verlag 1971

12)   Lislotte Bappert, Arzt und Patient als Rechtssuchende, Rowohlt Verlag 1980, Fall Nr. 19

13)   Steffen P. Berg, Rechtsmedizin, Verlag Müller & Steinicke 1973, 10. Auflage

14)   BFH, Urteil vom 29.10.1963, VI 290/62 U, Bundessteuerblatt 1964, Teil III, Seite 12

15)   Südwest 3, Baden-Baden, „Alles was Recht ist" vom 20.12.1996